D1535091

POUR EN FINIR AVEC LES RÉGIMES!

Note sur l'auteur :

Phillip C. McGraw, Ph. D., est l'auteur de bestsellers primés par le New York Times, entre autres *Stratégies de vie, Et moi alors !* et *Sauvez votre couple*. Il anime la série télévisée *Dr. Phil*, une émission quotidienne d'une heure distribuée sous licence à travers les États-Unis. Cofondateur de Courtroom Sciences, Inc., la plus importante firme de consultants en litiges au monde, le docteur McGraw est l'un des spécialistes mondiaux en matière de comportement humain. Il vit avec son épouse et ses deux fils à Los Angeles, en Californie.

Dr Phil McGraw

Pour en finir
avec les régimes!

*Les 7 clés pour atteindre
et maintenir votre poids santé*

Traduit de l'anglais par
Sylvie Fortier

du
Roseau

Catalogage avant publication de Bibliothèque et Archives Canada

McGraw, Phillip C., 1950-
    Pour en finir avec les régimes: les 7 clés pour atteindre et maintenir votre poids
santé
    Traduction de: The ultimate weight solution.
    Comprend des réf. bibliogr. et un index.
    ISBN 2-89466-106-1
    1. Perte de poids. 2. Obésité - Traitement. 3. Obésité - Prévention. I. Titre.
RM222.2.M3214 2004   613.7'12 C2004-941803-3

Les Éditions du Roseau bénéficient du soutien financier des institutions suivantes
pour leurs activités d'édition:
• Gouvernement du Canada par l'entremise du Programme d'aide au développe-
  ment de l'industrie de l'édition (PADIÉ)
• Société de développement des entreprises culturelles du Québec (SODEC)
• Programme de crédit d'impôt pour l'édition de livres du gouvernement du
  Québec

Conception graphique
de la page couverture: Campbell-Ewald
Photographie de la couverture: Danny Turner
Graphisme: Carl Lemyre
Infographie: René Jacob, 15ᵉ avenue
Titre original: *The Ultimate Weight Solution: The 7 Keys to Weight Loss Freedom*
                The Free Press, une division de Simon & Schuster, New York
Copyright © 2003 Phillip C. McGraw
Copyright © 2004 Éditions du Roseau, Montréal
                pour la traduction française
Tous droits de traduction, de reproduction
et d'adaptation réservés pour tous pays.
ISBN 2-89466-106-1
Dépôt légal: Bibliothèque nationale du Québec, 2004
            Bibliothèque nationale du Canada, 2004
Distribution: Diffusion Raffin
              29, rue Royal
              Le Gardeur (Québec)
              J5Z 4Z3
              Courriel: diffusionraffin@qc.aira.com
Site Internet: http://www.roseau.ca
Imprimé au Canada

À Robin, mon épouse et mon inséparable compagne,
qui a créé pour elle et notre famille
le mode de vie que ce livre cherche précisément à inspirer ;
à nos fils, Jay et Jordan,
représentations exactes de la santé et de l'énergie ;
à ma mère, « Grandma Jerry », et à Joe,
mon père aujourd'hui décédé,
pour m'avoir montré à ne jamais me contenter de moins que mes rêves.

Et surtout,

À toutes les personnes qui en ont assez de l'incessante torture des
« montagnes russes du régime », qui vient avec la poursuite
du rêve inaccessible d'un corps mince et en santé.

NOTE :

La notion de «poids santé» dont il est question dans cet ouvrage ne réfère pas à l'appellation courante attribuée à l'indice de masse corporelle (IMC), mais désigne plutôt un «poids réaliste», établi par le Dr Phil, pour se maintenir en bonne santé. Ce dernier propose en effet ses propres «normes de poids corporel» auxquelles il ajoute des «normes de forme corporelle», afin de compenser certaines lacunes qu'il a identifiées dans la méthode de l'IMC (poids santé), et aussi dans les tableaux classiques de poids idéal (voir explications en page 42).

REMERCIEMENTS

Pour en finir avec les régimes ! est le résultat de trente années de travail sur l'obésité, au cours desquelles j'ai poursuivi mon projet avec passion : j'ai étudié et fait des recherches sur le sujet, traité des obèses et vécu moi-même les défis soulevés par la question. J'ai eu le privilège de travailler avec une équipe absolument incroyable de gens dévoués et aimants qui ont œuvré sans relâche à matérialiser un ouvrage qui constitue, selon moi, un texte primordial sur le contrôle de l'obésité.

Je veux d'abord remercier Robin, mon épouse. Tu vis et gères ton existence de façon tellement inspirante ! (Je me suis marié bien au-dessus de ma condition !) Tu es la preuve vivante que le respect de soi et les choix qui en découlent appellent naturellement la santé, la forme physique et une évolution élégante, dans un cadre de vie stimulant et réjouissant, plutôt qu'ennuyeux et lesté de sacrifices. Le regard que tu poses sur ton corps et ton esprit, ces cadeaux dont il faut jouir dignement, a permis aux trois hommes de ta vie de se surpasser, simplement en essayant de rester à ta hauteur !

Merci à nos fils, Jay et Jordan. Vous m'avez toujours soutenu et vous avez toujours été fiers de moi. Votre lumière et votre énergie me gardent jeune et me poussent à me dépasser, à tendre vers le prochain palier, le prochain « gros projet ». Il est facile pour moi d'être fier de vous. Jordan, merci d'être devenu assez bon à la guitare électrique pour que ce ne soit plus une torture de t'écouter quand j'écris ! Ton frère et toi, vous êtes ma raison d'être.

Merci encore à ma chère amie Oprah, qui n'a jamais manqué de m'aider à véhiculer mon message sur le comportement humain. Merci de m'avoir toujours passionnément soutenu et de m'avoir donné franchement ton opinion. J'apprécie ton amitié et ta bonté plus que tu ne le sauras jamais. Ta foi en mon succès et ton engagement à me le voir atteindre ont été et restent sans prix. Merci en particulier pour tes judicieux commentaires sur mon manuscrit et ta formidable idée de titre ! Oprah comme réviseure, ce n'est pas une si mauvaise affaire !

Un merci tout particulier à G. Frank Lawlis, Ph. D., pour son travail inlassable sur ce livre, dès sa conception. Le docteur Lawlis est, selon moi, le plus grand psychologue de notre époque ; il demeure depuis près de trente ans une inspiration personnelle et professionnelle. Frank, tes connaissances de la psychologie en général, et des approches médicales comportementales dans le traitement de l'obésité en particulier, sont encyclopédiques et extrêmement précieuses. Ta capacité à tisser des liens entre les dimensions multiples et complexes de l'esprit et des émotions m'a aidé à clarifier ma pensée et à rédiger un guide « pratique ». Ta pensée créative et la traduction de tes idées en écrits font partie de tes nombreuses compétences reconnues internationalement. Merci de m'avoir aidé à faire le recensement titanesque de plus de trente années de recherche en psychologie sur l'obésité. Et surtout, merci de ton amitié et de ton estime.

Un merci tout aussi particulier à Maggie Robinson, Ph. D. La docteure Robinson est aujourd'hui la meilleure nutritionniste en Amérique ; son apport a été extraordinaire en termes de contenu, d'organisation, de fluidité et de rédaction. Travaillant sans relâche, elle a beaucoup contribué à améliorer *Pour en finir avec les régimes !* et à en faire un meilleur livre. Si nous arrivons à nous souvenir d'une infime partie des connaissances nutritionnelles qu'elle a fournies ici, nous aurons déjà remporté la moitié de la victoire. Merci, Maggie, d'avoir « relevé la barre » et d'avoir un esprit aussi positif et passionné qu'il est contagieux. Tu as rendu ce projet divertissant et tu m'as beaucoup appris. Tu es une écrivaine de talent et je suis fier d'être ton ami.

Merci également à Tom Diaz, M.D., pour ses conseils médicaux à la fine pointe du sujet. En me mettant à la recherche d'un consultant médical pour ce projet, j'ai voulu engager le meilleur. Après avoir étudié les nombreux curriculums reçus, mon choix est devenu très clair : il y avait le docteur Diaz et… c'est tout. Le docteur Diaz est l'un de ces médecins qui traitent le patient et non seulement le désordre ou la maladie. Le docteur Diaz comprend. Tout simplement. Tom, ton expertise en matière d'obésité, de vieillissement et de longévité, m'a été incroyablement précieuse et m'a permis d'amalgamer les aspects psychologiques et médicaux du contrôle de l'obésité pour en faire un tout cohérent. Un merci particulier pour ta recension de l'abondante littérature médicale sur le sujet et pour toutes les recherches que tu as menées pour mon livre. Tu as investi un nombre incalculable d'heures dans ce projet, et ton énergie n'a jamais faibli. Merci aussi d'avoir résolu le mystère de ma chimie personnelle : tu as sans aucun doute ajouté à mon espérance de vie. Enfin, merci de toujours être là pour moi et les miens.

Merci également à P. J. Skerrett, directeur de la *Harvard Heart Letter*, revue de grande réputation de la Harvard Medical School, pour sa révision fort utile et extrêmement méticuleuse du contenu et des aspects techniques de mon manuscrit. P. J., ta connaissance et ta compréhension des dernières innovations en matière de contrôle de l'obésité ont été extrêmement utiles. Tes critiques ont confirmé l'orientation et le contenu du livre, en plus d'en raffiner certains aspects essentiels.

Merci à l'American Heart Association (AHA) et à Robert H. Eckel, M. D., professeur de médecine, physiologie et biophysique, à la University of Colorado Health Sciences Center à Denver, et président du Council on Nutrition, Physical Activity and Metabolism de l'AHA, pour sa révision et sa critique de *Pour en finir avec les régimes !* Le comité de l'AHA et le docteur Eckel ont contribué à préciser plusieurs éléments techniques. L'AHA déploie des efforts inégalés pour sensibiliser les Américains à la santé du cœur et à la nécessité de maintenir un poids santé. Contribuer à cette immense entreprise reste pour moi un privilège.

Merci à Jan Miller, agente littéraire extraordinaire, et à tous les membres de son équipe chez Dupree Miller and Associates, à Dallas, au Texas. La priorité absolue de Jan semble être de s'assurer que presque tous les habitants de cette planète liront mes livres. À mon avis, si quelqu'un peut y arriver, c'est cette femme étonnante ! Jan, ta défense inlassable de mes intérêts et ton énergie pour prendre d'assaut n'importe quel « foyer de résistance » pour voir à ce que les choses soient faites et bien faites ont été une bénédiction. Qui plus est, tu possèdes une « arme secrète » incroyablement puissante en la personne de Shannon Miser-Marven. Professionnelle jusqu'au bout des ongles, Shannon est unique. Votre insistance pour que les choses soient toujours faites comme il se doit, exactement et précisément, a amélioré ce livre de façon appréciable. Merci à vous deux de vous être investies avec tant de cœur dans mon projet.

Comme toujours, merci à Gary Dobbs, mon meilleur ami, mon partenaire et mon confident. Tu es toujours à mes côtés, tu me soutiens dans tout ce que je fais et tu prends soin de moi et de ma famille. Je n'aurais jamais pu faire tout cela sans toi, sans les multiples facettes de ton amitié et de tes commentaires. Merci d'avoir révisé mon manuscrit dès le début et par la suite, et merci de toutes tes précieuses suggestions pour l'améliorer. Je t'estime vraiment beaucoup.

Merci à Scott Madsen, mon ami et associé, qui fait toujours tout ce qu'il faut pour mener les choses à bien. Je te suis reconnaissant de ton caractère avenant et de ton énergie inépuisable, deux qualités qui m'ont permis de me réserver le temps nécessaire pour mener mon projet à terme. Merci aussi à Dave Khan; ton travail acharné a gardé la machine en mouvement pendant que j'écrivais.

Merci à Terry Wood, Carla Pennington, Gwynne Thomas, Kandi Amelon et Angie Kraus, mon équipe d'associés imbattables, responsables de la création du *Dr. Phil Show*, mon émission de télé quotidienne. Merci de vos commentaires sur mes premières ébauches. Et merci de tenir fonction de mon « côté féminin ».

Ma reconnaissance va aussi à Carolyn Reidy, présidente de Simon & Schuster Adult Publishing Group, et à Dominick Anfuso, mon éditeur maison, qui ont partagé avec moi leur rêve de concevoir un livre destiné à juguler l'épidémie d'obésité en Amérique. Merci de vous être engagés à mettre ce livre entre les mains des personnes qui le liront et agiront dans le sens qu'il propose.

Comment atteindre et maintenir votre poids santé

1

Il est temps de regarder
la vérité en face

Le changement survient principalement de deux façons :
ou vous commencez à agir positivement,
ou vous arrêtez de vous comporter négativement.

Dr Phil

Vous avez une décision à prendre.

Vous le savez et je le sais. En ce moment même, vous feuilletez ce livre, debout dans une librairie ou un aéroport, ou bien assis à la maison. Vous réfléchissez à vos kilos en trop et aux millions de moyens préjudiciables que vous avez utilisés pour les perdre. Vous vous demandez s'il n'y aurait pas peut-être ici – peut-être – quelque chose pour vous, quelque chose que vous souhaitez depuis très longtemps. Vous vous questionnez aussi : « Et si c'est le cas, devrais-je l'essayer ? »

Comprenez-moi bien : la décision que vous tournez et retournez dans votre tête ne porte pas sur un nouveau « régime ». Vous avez déjà fait ce choix bien intentionné mais tout à fait désastreux des dizaines de fois. Tout ce temps, votre poids a continué d'augmenter insidieusement. Ou alors il a soudainement affiché une hausse exponentielle et il est de plus en plus difficile à surveiller d'année en année.

La décision que vous devez prendre est la suivante : continuer ou non à vous raconter des histoires et à croire ce que vous aimeriez tant être la vérité, à savoir que le plus récent régime promet des résultats rapides et faciles. Alors, choisissez : voulez-vous continuer à croire à ces sornettes ? Voulez-vous continuer à courir après le régime « miracle », *le* produit minceur et la perte de poids « instantanée » ? Voulez-vous continuer à vous laisser séduire ? Vous savez déjà depuis un bon moment que vous aurez un jour à regarder votre obésité en face, ou à garder votre excès de poids. Si vous aviez déjà fait ce que je m'apprête à vous demander de faire – plutôt que de commencer ce nouveau régime ou de vous inscrire à ce programme à la mode –, la décision serait maintenant chose du passé.

Je vais être très clair : en dépit des millions investis en publicité pour vous convaincre du contraire, perdre du poids et ne pas le regagner n'est ni « rapide », ni « facile ». Vous le savez pertinemment. Vous savez aussi bien que moi que je n'énonce que des faits. Vous le savez parce que vous avez fait tous les régimes possibles et imaginables, de la soupe au chou à l'eau, et qu'aucun d'entre eux n'a réussi à vous garder mince et en forme. Vous avez toujours su que ces solutions minute ne fonctionnent pas. C'était amusant d'y croire, du moins au début, mais maintenant, vous constatez que tout ce que vous avez essayé vous ramène toujours au même point de départ lamentable.

Je vais être d'une absolue franchise : je sais que vous êtes à la recherche d'un truc que vous pourrez prendre ce soir pour vous réveiller mince demain. Je sais que vous cherchez quelque chose qui fera fondre votre graisse comme la glace au soleil. Je sais que vous voulez tout cela. Sachez cependant que vous ne récolterez que frustration, douleurs et remords si vous poursuivez dans cette voie. Vous continuerez de vous sous-estimer, vous resterez englué dans votre routine, vous continuerez de vous débattre jour après jour, prisonnier de votre obésité et de vos tendances boulimiques, et vous n'entreprendrez jamais quoi que ce soit de constructif à ce sujet.

Arrêtons-nous un moment ! Je vous suggère ceci : si vous mettez en pratique tout ce que je vous propose ici, vous viendrez à bout des défis et des combats que vous inflige votre obésité. Rien ne pourra plus vous empêcher d'être en santé et en forme, vibrant d'enthousiasme et pleinement maître de vous-même, de vos pensées, de vos actions et de vos émotions. Cela sera parce que vous le créerez. Et cela sera parce que vous aurez décidé de faire le premier pas et de poser les gestes qu'il faut pour obtenir ce que vous désirez.

À mesure que vous avancerez dans votre lecture, vous découvrirez que, contrairement à ce que suggèrent la plupart des programmes de perte de poids actuels, il n'existe pas de solution universelle conduisant à une perte de poids réfléchie et permanente. Les choses ne fonctionnent pas ainsi. Vous êtes un être unique, tout comme l'est la problématique du contrôle de votre poids. Pour générer des résultats durables et permanents, un plan spécifique devra être conçu pour vous et par vous, en collaboration avec quelqu'un qui a fait son travail et déchiffré le code de tout ce qui est nécessaire pour maigrir et rester mince. Ce collaborateur, c'est moi.

Depuis plus de trente ans, je conseille des gens comme vous, aux prises avec des problèmes d'excédent de poids qui vont de l'obésité chronique aux troubles de l'alimentation potentiellement mortels. Je sais combien ce problème affecte leur vie, non seulement du point de vue professionnel, mais aussi personnel. En 1995, mon père s'effondrait en enseignant le catéchisme, un dimanche matin, dans sa paroisse. Souffrant depuis des années d'une cardiopathie due à son excès de poids, il est mort subitement d'une crise cardiaque. L'obésité lui a dérobé de précieuses années de vie, en plus d'affecter gravement la santé de plusieurs autres membres de ma famille. Pour tout dire, j'ai été douloureusement conscient de la façon dont l'obésité peut hypothéquer tous les aspects de la vie et de la santé d'une personne. Ces années à venir en aide à mes patients obèses m'ont permis de cerner les éléments qui génèrent des résultats. Cela signifie que je sais comment vous aider à résoudre vos problèmes de poids et à retrouver la maîtrise de votre vie pour toujours.

Suivez mes instructions et agissez de la manière décisive et efficace que je propose : votre vie deviendra complètement différente ; vous vous sentirez en santé, rempli de vitalité et d'énergie, et pleinement maître de vous-même. Vous n'aurez plus jamais – jamais – à retourner dans votre enveloppe d'obèse. Faites-moi confiance ! Vous allez vous rendre beaucoup plus rapidement à bon port avec cette approche qu'en suivant tous les régimes à la mode l'un après l'autre. Votre poids actuel et vos antécédents en matière de régimes sont sans importance : je vous propose quelque chose qui est à votre portée. Tout ce que vous devez faire, c'est garder l'esprit ouvert et faire preuve de bonne volonté.

Je ne suis pas du genre à chanter mes propres louanges, mais au cours de ma carrière, principalement pendant huit ans, j'ai travaillé avec des obèses qui voulaient perdre 45, 90, 135 kilos et même plus, des femmes et des hommes habituellement considérés comme «cas désespérés», la plupart totalement dénués de l'espoir de jamais retrouver un poids normal. J'ai utilisé avec ces personnes les mêmes stratégies de perte de poids réalistes dont vous apprendrez à vous servir ici. Cela dit, je vais sauter à la conclusion de mon anecdote et vous révéler que plus de 80 pour cent de mes patients ont non seulement perdu leurs kilos excédentaires mais, fait significatif, ne les ont pas repris. (Pour ce qui est du taux de succès de 80 pour cent, sachez que ce genre de résultat est extrêmement rare, même qu'il bat en brèche les résultats des programmes de régimes conventionnels, lesquels ne se réclament que d'un taux de «succès» de 5 pour cent, ce qui est plutôt embarrassant. Autrement dit, le taux d'échec des régimes est de 95 pour cent. Cela signifie que 95 pour cent des gens qui perdent du poids le regagnent, avec intérêt, en quelques années. Une cote plutôt médiocre, vous ne trouvez pas? Imaginez: s'il était question de jeu, avec une cote pareille, vous perdriez systématiquement 95 tours de roulette, de coups de dés ou de mains au poker, sur cent. Vous feriez faillite. Même chose ici: arrêtez de jouer avec votre poids et votre santé.)

J'ai entièrement confiance dans le matériel que je vous propose, non seulement parce qu'il procède de mon expérience professionnelle, mais parce qu'il prend en compte les plus récentes découvertes de la recherche en matière de perte de poids. J'ai lu toute la documentation que j'ai pu trouver concernant les recherches sérieuses menées dans le domaine psychologique et médical. Vous allez prendre connaissance de vérités scientifiques probantes, vous allez enfin connaître la réalité des faits et savoir ce qu'il en est des outils qui peuvent véritablement vous aider à agir dans le sens qui s'impose. L'industrie des régimes et les gourous des diètes ne vous fourniront pas cette information parce qu'elle est impossible à transformer en occasions d'affaires rentables. J'ai colligé toutes les données dont vous avez besoin – autant les informations qui proviennent de ma pratique clinique que les conclusions de recherche sur ceux qui réussissent à maintenir leur poids et ceux qui n'y arrivent pas –, et je les ai organisées en un plan cohérent et réalisable qui vous aidera à réussir dès maintenant, en un seul essai. Jusqu'à présent, il vous manquait les réponses, le savoir, les outils et les informations privilégiées dont vous avez besoin pour initier et maintenir un changement durable. Désormais, c'est possible. À partir de maintenant, vous pourrez obtenir ce que vous voulez. Mais pour réussir, vous devrez traduire connaissances et conscience en gestes et en actes. Je vais vous indiquer la marche à suivre étape par étape. Il n'est pas question de chirurgie du cerveau – nous en sommes loin – mais notre dossier comporte une facette scientifique. Et la science, c'est mon domaine. Aussi, si vous agissez comme je vous le suggère, vous perdrez du poids et vous ne reprendrez pas les kilos perdus. Sinon, vous ne maigrirez pas. C'est aussi simple que ça. Par ailleurs, ce que vous vous préparez à faire ne fonctionne pas de temps à autre. Mon plan fonctionne chaque fois. À coup sûr.

Je vous mets en garde, cependant : je ne vais pas vous dire ce que vous voulez entendre. Je vais vous dire les choses comme elles sont, même si elles sont difficiles à accepter. Je vais vous dire la vérité. Ce faisant, je vais arrêter le mouvement de ces ridicules montagnes russes qui vous trimballent depuis beaucoup trop longtemps. L'expérience m'a appris qu'il n'est jamais ni « rapide » ni « facile » de contrôler son poids de façon efficace. Par contre, c'est faisable. La raison pour laquelle on vous a toujours menti est simple : les ventes sont bien meilleures avec « rapide et facile » qu'avec « faisable » ! Je vous promets que « faisable » fonctionne : le chemin le plus court entre A et Z, de votre poids actuel à celui que vous vous fixez, ne peut être parcouru fiévreusement, dans un état de précipitation et de panique. Pour obtenir les résultats dont vous rêvez, suivez le chemin le plus rapide, celui du plan que je trace ici pour vous.

En ce moment même, à la lecture de ces mots, vous vous sentez peut-être revitalisé, émotionnellement énergisé, motivé au maximum : vous voulez vous y mettre *illico*. C'est bien. Permettez-moi toutefois une petite mise en garde : malgré tout votre désir et en dépit de la meilleure volonté du monde, vous n'arriverez à rien si vous ne savez pas « quoi » faire et « comment » le faire. Imaginez que vous vous retrouviez soudainement dans le cockpit d'un Boeing 777 volant à 12 000 mètres d'altitude et qu'il vous fallait « atterrir ou mourir », vous seriez extrêmement motivé à réussir. Mais, avec la meilleure volonté du monde, vous ne réussiriez pas à ramener l'avion à terre en un morceau. À moins que vous ne possédiez des connaissances précises en vélocité, réglage de puissance et procédures de pilotage, l'avion s'écraserait. C'est la même chose ici !

Par contre, il se peut aussi que vous soyez complètement découragé et frustré à la suite de votre dernière tentative pour maigrir. Vous vous sentez démoralisé, vous avez peut-être même honte de votre taille. Votre obésité draine jour après jour toute votre énergie vitale ; elle vous rend misérable et vous fait appréhender l'avenir. Vous avez intériorisé un lourd sentiment d'impuissance, et chaque fois que vous essayez et échouez, vous le renforcez. Si la situation dure depuis longtemps, vous vivez dans un état latent de désespoir intérieur. Eh bien, ne vous laissez pas abattre ! Qu'importe le nombre de vos régimes et celui de vos échecs, qu'importe si vous n'avez pas vu vos pieds depuis 40 ans, je veux que vous cessiez de vous sous-estimer et que vous vous investissiez avec maturité et de façon stratégique dans tout ce que vous êtes capable d'être, de faire et d'avoir.

Pour vous engager sur la voie d'un réel changement, vous devez répondre à un préalable essentiel : vous devez vous défaire de ces sentiments oppressants et destructeurs d'urgence et de panique qui semblent ressurgir, comme des fourmis gâchant un pique-nique, chaque fois que vous décidez de maigrir ou de vous remettre en forme. Vous connaissez ces sentiments ; ils vous rongent avec des pensées comme *tu dois être mince cet été… il faut que tu aies fondu à ton anniversaire… tu dois avoir maigri pour cette entrevue d'embauche… tu dois faire ceci ou cela…* et ainsi de suite. Elles vous tourmentent sans relâche, au point où vous voulez abandonner avant même d'avoir commencé. Actionnez la sonnette d'alarme : voilà un discours de perdant ! Prêtez-y seulement l'oreille, continuez de répéter, sans poser d'action, que vous devez faire quelque chose pour changer, et vous nuirez à coup sûr à vos propres intérêts. Chaque jour qui passe rendra la perspective de maigrir et d'être en meilleure santé de moins en moins agréable à envisager et de plus en plus difficile à concrétiser.

Maintenant, écoutez attentivement. Vous n'êtes pas obligé à quoi que ce soit. Vous avez le choix. Vous avez l'alternative d'être obsédé par votre embonpoint ou non. Vous pouvez choisir de vous en inquiéter ou non. Vous pouvez décider de paniquer devant votre situation ou non. En choisissant votre comportement et vos pensées, vous choisissez d'assumer les conséquences qui en découlent. Vous devez donc poser de nouveaux choix, ici et maintenant, en vous ouvrant au contenu de ce livre.

Cessez de vous dire que vous « devez » absolument perdre du poids. C'est un mensonge. Vous ne « devez » pas maigrir. Vous pouvez vouloir le faire, il est même possible que ce soit nécessaire, mais rien ne vous y oblige. Ce serait bien si vous le pouviez, mais ce n'est pas quelque chose que vous « devez » faire. Vous avez choisi de vous répéter cette rengaine parce que vous avez pensé qu'elle vous motiverait. Fiez-vous à moi : se mentir à soi-même n'aide en rien. Vous devez à tout prix respirer – vous n'avez pas le choix – mais vous ne « devez » pas maigrir. Donc, en guise de substitut aux mélodrames et récriminations, je vous demande de choisir d'être très calme et très détendu. Chaque matin, levez-vous et regardez-vous dans le miroir : voyez non pas le reflet d'un obèse en piètre forme physique, mais l'image de la personne que vous êtes en train de devenir, plus digne et plus consciente de sa valeur, une personne qui finira par réussir, probablement pour la première fois, et pour le reste de sa vie.

Comme le dit si sagement mon amie Maya Angelou : « Tu as fait ce que tu savais ; quand tu as su davantage, tu as fait mieux. » Voilà où je veux vous voir à ce stade-ci de votre vie. Qu'importe ce que vous avez fait pour maigrir : vous avez agi en fonction de ce que vous saviez. Or, à mesure que nous avancerons ensemble, vous en apprendrez plus ; vous réussirez donc mieux – beaucoup, beaucoup mieux !

Faites-moi confiance, vous réussirez – vous ferez ce qu'il faut, pour une fois – parce que vous allez intensifier vos efforts pour contrôler réellement votre poids, et vous allez atteindre un stade où votre pouvoir personnel pourra exercer une maîtrise consciente et totale sur vos pensées, vos actions et vos émotions. Il ne s'agit pas de simplement couper des calories, de faire davantage de *push-ups* ou de prendre des comprimés pour maigrir. Il ne s'agit pas de devenir « maigre ». Il s'agit de transformer votre alimentation – autant ce que vous mangez, que pourquoi, où, quand et comment vous le mangez – et de le faire d'une façon qui vous convient parfaitement et qui est naturelle pour *vous*. Il s'agit de vous transformer de l'intérieur, de manière que ce qui est sain et bon pour vous soit aussi naturel et normal que respirer.

En vous transformant de l'intérieur, vous parviendrez à maigrir et à maintenir de façon permanente ce que j'appelle votre *poids réaliste*. Il me faut établir ici une définition claire de ce que j'entends par là. Essentiellement, cela signifie un poids sain et réaliste par rapport à votre âge, votre génétique et votre constitution physique, un poids qui vous rend heureux et avec lequel vous vous sentez en paix, et un poids qui reste stable parce que vous avez maîtrisé les facteurs de votre vie qui assurent cette stabilité. En passant, il est possible que ce ne soit pas du tout le poids que vous croyez devoir être le vôtre. Par exemple, si vous êtes postménopausée, mère de trois enfants, et que vous voulez redevenir la jeune femme filiforme que vous étiez à vingt-trois ans, un certain réalisme voudra que vous vous trouviez un autre but. Votre poids réaliste est un état de santé et de bien-être adéquat, s'harmonisant avec votre configuration physique et génétique. C'est le poids le plus « juste » pour vous : un poids stable où vous vous sentez bien. C'est le poids où vous serez en mesure d'apprécier votre apparence, de vous sentir à l'aise, et de vous accepter pleinement, dans un mouvement d'amour allant de l'intérieur vers l'extérieur.

LES SEPT CLÉS POUR ATTEINDRE ET MAINTENIR VOTRE POIDS SANTÉ

Je vous le dis d'emblée : ce que vous vous apprêtez à faire pour atteindre votre poids santé – ou poids réaliste – ne ressemble en rien aux régimes et programmes de transformation que vous avez pu suivre à ce jour. Je vais vous donner sept éléments importants – je les appelle des « clés » – pour réaligner et transformer votre vie intérieurement et extérieurement, et vous faire perdre du poids de façon efficace et permanente.

Je vous invite à considérer les clés de la façon suivante : vous vous tenez au bas d'un long corridor ascendant ; sept portes verrouillées bloquent votre progression au sommet. Chaque porte est une ouverture, un passage vers certains aspects précis et essentiels du processus de perte de poids. Certaines de ces portes vous sont restées fermées à ce jour. Elles vous font obstacle et vous empêchent de réussir, soit parce que vous avez essayé plusieurs clés différentes mais toutes inadéquates, soit parce que vous n'avez pas utilisé celles qu'il fallait.

Les portes ne pourront être déverrouillées que grâce à certaines clés. Ce sont ces clés que je vous offre, afin que vous puissiez ouvrir chacune de ces portes et poser les gestes qui vous feront progresser le long du corridor. Chaque porte ouverte vous rapprochera de la maîtrise permanente et individualisée de votre poids. Votre mission consiste évidemment à déverrouiller chaque porte, à vous engager à changer en la franchissant, et à continuer d'avancer jusqu'à ce que vous ayez traversé le corridor. Chaque pas exige un effort d'ascension ; si vous échouez pour ouvrir l'un des portails, vous dégringolerez jusqu'à votre point de départ. Même si vous avez franchi deux, quatre ou même six des sept portes, vous retomberez au point de départ, ou pire encore. Mais, si vous réussissez à traverser les sept portes, vous obtiendrez de ce périple tout ce que vous avez toujours voulu atteindre et préserver sans jamais y arriver.

Mon livre décrit ces sept portes que vous devez franchir, et vous donne les clés qui les ouvriront. Tous les lecteurs sont au même point de départ : certaines informations sembleront familières, mais la plupart seront inconnues. Il se peut que vous possédiez déjà certaines clés. Si c'est le cas, bravo ! Nous verrons à maximiser vos acquis, à bâtir sur les fondations déjà en place. Par contre, nombre d'entre vous ne possèdent aucune clé : vous n'êtes peut-être même pas sur le seuil de la première porte, et c'est parfait ainsi. Mon livre est conçu pour vous prendre exactement là où vous êtes. Même si vous pensez bien connaître l'une des sept clés, étudiez-la pour vous encourager et vous renforcer, en posant d'autres gestes importants à vos yeux, afin de consolider votre succès. Il est tout à fait possible que vous passiez plus de temps sur une et même sur plusieurs clés ; sachez cependant que c'est en les maîtrisant toutes que vous serez en mesure d'agir cette fois-ci de la bonne façon, en commençant maintenant.

Je sais que vous aimeriez passer tout de suite à la section où je vous dis quoi manger et comment faire de l'exercice. Voilà des exemples du sentiment d'urgence et du besoin de gratification immédiate qui vous ont tant de fois mis dans le pétrin. Suivez la progression logique du processus, sinon vous gâcherez l'occasion de maîtriser toutes les clés. Ayez la patience de faire le travail dans l'ordre où il vous est présenté : vous pourrez alors escompter le succès sans crainte. Résistez à l'envie de sauter des étapes. Vous parviendrez au but bien assez tôt et vous y arriverez avec des résultats supérieurs.

N'oubliez pas ceci : la différence entre ceux qui regagnent les kilos perdus et ceux qui réussissent à maintenir leur poids santé tient dans les sept clés. Le vingt pour cent qui, à long terme, ne réussit pas à maigrir, n'a pas ou n'utilise pas toutes les clés ; le quatre-vingts pour cent qui y arrive, oui. J'ai une loi de vie qui s'énonce ainsi : « Tu l'as, ou tu l'as pas ! » Le quatre-vingts pour cent l'a. Et vous vous apprêtez à devenir l'un d'eux. Nous allons finalement le poser, cet avion !

Voici un résumé des sept clés.

PREMIÈRE CLÉ : LA PENSÉE JUSTE

Pour en arriver à vaincre les défis posés par l'obésité, vous devez d'abord savoir d'où vous partez. Votre point de vue face à votre problème de poids, votre personnalité et votre comportement, se fonde sur ce que j'appelle votre *vérité personnelle*. Par vérité personnelle, j'entends ce que vous en êtes arrivé à croire sur vous et votre excès de poids. Comme elle porte sur votre poids et donc sur l'ensemble de votre vie, cette vérité personnelle est extrêmement importante : en effet, puisque vous y croyez, c'est réel pour vous ; c'est donc précisément la réalité dont vous faites l'expérience chaque jour.

Ainsi, si vous êtes persuadé que vous allez échouer et que vous ne pourrez jamais, au grand jamais, régler votre problème de poids, votre vérité personnelle vous intimera de matérialiser l'échec. Cela s'accompagnera d'une bonne dose de dégoût, de honte, de culpabilité, de souffrance, de haine de soi, et d'autres voix critiques s'élèveront, qui ne feront rien d'autre que vous enfoncer un peu plus. Toute cette bouillie viendra imprégner la compréhension intime de votre être et de vos possibilités d'accomplissement, avec pour conséquence de vous programmer de façon spécifique. Peu importe votre façon de penser, votre vérité personnelle provoque en effet un changement physiologique. Chacune de vos pensées entraîne une réaction physique correspondante, pouvant en l'occurrence vous couper de votre énergie et vous empêcher d'obtenir ce que vous voulez vraiment.

Si votre vérité personnelle est truffée de pensées et de croyances qui vont à l'encontre de vos buts avoués, ma tâche – notre tâche – consiste à faire preuve de réalisme face aux aspects de vos croyances qui vous nuisent, de façon que vous puissiez enfin contrôler réellement votre poids. C'est précisément ce que la première clé – la pensée juste – vous aide à faire ; elle ouvre la porte à la *maîtrise de soi*. Puisque vous créez votre vie de l'intérieur vers l'extérieur, vous devez d'abord vous réconcilier avec vous-même. Grâce aux outils et aux exercices proposés, vous laisserez votre passé derrière vous et affronterez votre vérité personnelle à propos de votre poids.

Cette étape franchie, vous accédez à votre véritable pouvoir et vous vous donnez les moyens pour agir sur votre problématique de poids. Cette clé vous permet de vous défaire des messages toxiques que vous avez intégrés, de les remplacer par des pensées réalistes et positives, et d'agir en fonction de cette nouvelle façon constructive de vivre en société.

Franchir cette première porte s'avérera un défi ; ce sera un voyage inaugural qui exigera que vous délaissiez les puissantes forces qui gouvernent votre vie depuis longtemps. Mais, une fois que vous aurez agi et franchi la porte, vous vous serez réapproprié une grande partie de votre maîtrise de soi. Une fois accompli le travail primordial de cette première clé, vous serez en mesure de complètement renverser la vapeur par rapport au mouvement négatif de votre passé et de vos antécédents, et de briser définitivement le cercle vicieux de l'obésité.

DEUXIÈME CLÉ : LA GUÉRISON DE VOS ÉMOTIONS

Je ne vous apprendrai rien en vous disant que plusieurs personnes – vous y compris – mangent pour se soigner, généralement en réponse aux assauts d'émotions négatives comme la colère, la culpabilité, la solitude, le stress ou l'ennui. Il est également possible que vous mangiez en réaction à des émotions positives comme la joie et le bonheur, utilisant ainsi les aliments comme une forme de célébration. Vous avez tissé de solides liens émotionnels avec la nourriture et c'est l'une des raisons pour lesquelles vous vous tournez vers elle quand vous avez faim d'amour et de soutien affectif. Manger vos émotions est l'une des principales causes de votre obésité.

À l'aide de cette deuxième clé, vous allez franchir la porte de la *maîtrise émotionnelle* et apprendre à briser le cycle d'excès alimentaires où vous sombrez pour répondre au stress et à vos émotions. Vous ne pouvez pas éliminer les déclencheurs émotionnels ou le stress – ils font partie de la vie – mais vous pouvez apprendre à traiter les réponses contre-productives que vous opposez aux défis du quotidien, et acquérir un sentiment tout neuf de maîtrise sur votre comportement alimentaire.

Minimiser l'importance de cette clé, ou nier vos difficultés émotionnelles en rapport avec la nourriture, suffira à invalider notre marché. Tant que vous ne cesserez pas d'abuser de la nourriture pour évacuer vos émotions, vous ne maigrirez pas et vous ne serez jamais en meilleure santé. Cette deuxième clé vous aide à cerner les raisons de votre comportement et vous propose un processus divisé en étapes faciles à intégrer, en vue de faire émerger un meilleur contrôle de votre comportement alimentaire.

TROISIÈME CLÉ :
UN ENVIRONNEMENT GAGNANT

Cette troisième clé ouvre la porte à la *maîtrise sur l'extérieur*, à savoir la capacité de modeler, de concevoir et de gérer votre environnement de telle sorte que l'échec devienne virtuellement impossible. Cette clé vous propose de vous concentrer sur votre environnement, autant familial que professionnel. Vous vous pencherez donc sur les zones qui doivent être « nettoyées » de manière à favoriser votre perte de poids.

Cette clé vous invite à brûler tous les ponts derrière vous : minimiser les occasions vous incitant à grignoter, faire des excès ou vous empiffrer à outrance ; vous défaire de vos vêtements « taille forte » ; et réorganiser votre environnement afin qu'il vous soutienne. Grâce à cette clé, vous vous débarrasserez de tout ce qui risque d'entamer votre détermination et vous faire croire, si vous vous laissez tenter, que ce serait plus simple de retomber dans vos mauvaises habitudes. Si vous comptez réussir, il est inutile de penser retourner en arrière ou recouvrer vos anciens modes de pensée et de comportement.

Cette clé est stupéfiante : elle change immédiatement votre façon d'agir, de penser, de vivre et de vous sentir. Elle vous permet de transformer votre vie de fond en comble. Croyez-moi, quand vous aurez commencé à faire les choses différemment, vous serez poussé à agir positivement. Et tout ce temps, vous vous sentirez de mieux en mieux, vous aurez l'esprit vif et serez rempli d'énergie.

QUATRIÈME CLÉ : LE CONTRÔLE DE VOS FRINGALES ET DE VOS IMPULSIONS

Si vous vous entêtez à faire des excès, à vous empiffrer et à perpétuer des habitudes et des comportements autodestructeurs, il serait non seulement intéressant mais essentiel de découvrir les raisons qui vous poussent à agir ainsi, afin de pouvoir perdre du poids et atteindre un poids santé. La quatrième clé – Le contrôle de vos fringales et de vos impulsions – ouvre la porte à la *maîtrise de vos mauvaises habitudes*. Vous apprendrez à surveiller et à modifier votre comportement, en saisissant d'abord la raison pour laquelle vous persistez dans ces mauvaises habitudes, et en leur substituant ensuite des gestes qui auront pour effet de vous libérer graduellement de leur emprise.

Sur le plan conscient et rationnel, vous savez qu'il est extrêmement malsain et contre-productif de faire des excès, de céder à la boulimie ou de vous « soigner » en mangeant. Mais, sur un autre plan, vous trouvez que ces comportements vous gratifient suffisamment pour que vous les répétiez. Autrement dit, votre comportement vous rapporte des « gains ». C'est une loi de la vie que « les gens tendent à reproduire ce qui fonctionne » et, d'une certaine manière, vos comportements fonctionnent pour vous. Vous comblez une forme de besoin, ou peut-être un ensemble de besoins. Aussi longtemps que vous les portez en vous, vous devez les satisfaire. Tant que vous vivez ainsi, vous renforcez vos habitudes et vos comportements, qui deviennent alors de plus en plus difficiles à abandonner. À l'aide de la quatrième clé, vous pouvez déceler la nature de ces «gains», apprendre à les contrôler, puis vous en dissocier et abandonner tout comportement autodestructeur.

Nous étudierons aussi les moyens spécifiques que vous employez pour saboter vos efforts pour perdre du poids, à savoir les comportements malsains que vous entretenez dans vos interactions avec la nourriture. Vous apprendrez comment vous débarrasser des mauvaises habitudes qui vous font engraisser et comment les remplacer par des comportements gagnants, d'une portée autrement plus positive. Vous comprendrez aussi comment prendre votre alimentation en charge de manière à ne plus être mené par le bout du nez par vos fringales et vos envies. Si vous arrivez à intégrer cette clé, vous augmenterez considérablement votre pouvoir de gestion de votre comportement alimentaire.

CINQUIÈME CLÉ : UNE ALIMENTATION À HAUTE DÉPENSE ÉNERGÉTIQUE ET À RENDEMENT ÉLEVÉ

Vous êtes suffisamment intelligent pour comprendre que, si vous ingérez plus de calories que vous n'en dépensez, vous prendrez du poids de manière aussi malsaine que disgracieuse. Pourtant, vous continuez à manger ce qu'il faut éviter, en trop grande quantité, privilégiant le goût et la facilité plutôt que la nutrition. Résultat : nul besoin, de secouer les draps pour vous retrouver. Ma cinquième clé – Une alimentation à haute dépense énergétique et à rendement élevé – ouvre la porte à la *maîtrise de votre alimentation :* une approche révolutionnaire de l'équilibre nutritionnel, extraordinairement efficace dans sa simplicité.

Ni calories ni grammes à compter, pas de mesures, nul besoin de mémoriser de longues listes d'aliments ou d'équivalences. Vous étudierez les aliments dans un contexte inédit, selon un angle jamais abordé ou mis en pratique par quiconque sur une aussi large échelle. L'approche que je propose est la plus efficace pour vous faire prendre votre alimentation en charge. Comme vous le verrez, vous n'aurez que deux choses à apprendre. Deux ! Grâce à cette clé, vous programmerez votre corps afin qu'il perde des kilos et des centimètres au rythme que vous aurez choisi. Cette clé vous servira toute votre vie; vous en aurez enfin terminé avec l'épuisante guerre des régimes, et vous pourrez vivre en exerçant enfin un contrôle efficace sur votre alimentation.

SIXIÈME CLÉ : L'EXERCICE PHYSIQUE

L'exercice est aujourd'hui considéré comme une activité de choix pour favoriser la perte de poids. Hélas! la majorité des gens sont allergiques à l'exercice; aucun danger qu'ils se noient dans leur propre sueur. Si le chapeau vous fait, soyez assuré que je ne vous demanderai pas de passer des heures interminables au gym, ni de suivre un entraînement de calibre olympique, ou de vous rendre près de votre dernier souffle en vous imposant des exercices aérobiques de style militaire. Bien au contraire! La sixième clé vous ouvre la porte à la *maîtrise corporelle*, c'est-à-dire la capacité de maintenir votre poids santé par un programme d'exercice dont la stratégie garantit un résultat optimal, et qui peut être abordé lentement et poursuivi à votre rythme.

La pire chose que je constate chez certaines personnes qui essaient de maigrir, c'est l'apparition d'une forme d'obsession pour l'exercice, caractérisée par un comportement désordonné et stérile qui peut causer beaucoup de dommages physiques et psychologiques. Je vous propose plutôt une approche équilibrée consistant en une série d'exercices de renforcement et de conditionnement cardiaque, qui permettront de brûler une quantité considérable de calories. Vous devrez fournir quelques efforts, mais vous vous sentirez revitalisé et vous serez étonné de constater ce que votre corps peut faire.

Grâce à certains outils précis de motivation, vous découvrirez comment l'exercice peut servir à regrouper en faisceau vos énergies – et ce, de façon permanente dans votre vie. Ce sera là l'occasion d'acquérir la maîtrise véritable de votre corps, indépendamment du temps écoulé depuis votre dernière séance d'exercice.

SEPTIÈME CLÉ:
VOTRE CERCLE DE SOUTIEN

Finalement, grâce à la septième et dernière clé, vous ouvrirez la porte à la *maîtrise relationnelle*: vous rassemblerez autour de vous un cercle de gens pour vous encourager et vous soutenir dans le processus de responsabilisation qui vous permettra d'atteindre vos objectifs. Il vous faudra forger des liens d'entraide avec ceux de votre famille et de vos amis dont l'énergie est motivante. Si vous voulez vraiment perdre du poids, vous devrez vous entourer de personnes qui pensent comme vous et qui souhaitent votre réussite. Le soutien de ces personnes, vos partisans, augmentera vos chances de succès d'autant.

AVERTISSEMENT: Je crois savoir ce à quoi vous pensez en ce moment. De prime abord, certaines clés n'auront aucune «valeur nominale» pour vous; elles pourront vous sembler de fort peu d'importance. Certaines paraîtront même si évidentes que vous aurez l'impression de pouvoir sauter par-dessus. Ne commettez pas cette erreur! Souvenez-vous que la différence entre les personnes qui conservent un poids santé et celles qui n'y arrivent pas, c'est que *les premières utilisent les sept clés*. Alors, si vous voulez véritablement en finir avec l'obésité, si vous luttez depuis des années et êtes fatigué d'acheter et de porter des vêtements informes que rien ne réussira jamais à rendre seyants, si vous n'en pouvez plus d'échouer – je veux dire si vous n'en pouvez *réellement* plus –, décidez de changer tout cela dès maintenant, en utilisant les clés que je vous donne pour contrôler votre poids une fois pour toutes.

POURQUOI LES SEPT CLÉS FONCTIONNENT LÀ OÙ LES AUTRES PROGRAMMES ÉCHOUENT

Les sept clés proposent sans contredit un plan dynamique, où chaque étape est orientée vers l'action. À chaque clé, vous commencez par vous concentrer sur la définition et le diagnostic de votre comportement actuel, à l'aide de questionnaires d'auto-évaluation et de travaux pratiques. Vous ne pourrez en effet jamais changer ce dont vous niez l'existence. Ce travail interactif vous aidera à enfin cerner ce qui va de travers dans votre vie mentale, émotionnelle, comportementale et relationnelle. Lorsque vous aurez compris quels sont les plus grands obstacles au contrôle de votre poids, vous serez en mesure de leur trouver des solutions fonctionnelles et viables. Vous devrez jouer un rôle actif. Une fois que vous aurez complété l'étape cruciale du diagnostic, vous suivrez des instructions précises que vous pourrez mettre en pratique immédiatement – « les pas pour franchir la porte » – quant à ce que vous devez faire et à la manière dont vous devez le faire pour commencer à obtenir des résultats. Et, croyez-moi, des résultats, vous en aurez ! Je ne vous propose pas un plan où vous atteindrez votre poids idéal dans deux ou trois ans, tout en pédalant ensuite pour vous y maintenir. Vous obtenez des résultats aussitôt que vous commencez à utiliser les sept clés et à faire les activités proposées ; vous programmez automatiquement votre univers pour qu'il assure la stabilité à long terme de votre poids.

Vous pouvez laisser définitivement derrière vous vos aliénants combats contre l'obésité, si vous adoptez les outils que je vous propose, restez responsable et tourné vers l'action, et procédez aux changements qui s'imposent. Personne n'a jamais dit que perdre du poids serait facile. Persévérer peut se révéler exigeant, mais j'ai pour vous des nouvelles formidables : les sept clés pour atteindre et maintenir votre poids santé sont conçues pour vous aider à persévérer, même quand vous n'en avez pas envie. Voilà pourquoi elles fonctionnent là où les autres programmes échouent. Les sept clés s'appuient sur deux prémisses essentielles qui vous donnent la motivation et l'énergie nécessaire pour maigrir et rester mince pour de bon. Les voici.

La volonté est inutile

À ce stade, vous avez peut-être l'impression que je vais vous demander de rassembler «toutes les forces de votre volonté» pour changer. Faux! Admettez-le : chaque fois que vous avez commencé un nouveau régime, vous avez essayé d'y arriver à force de volonté, n'est-ce pas? Et plus vous y mettiez d'efforts, plus vous désiriez intensément ce dont vous veniez de vous priver! Vous pouvez peut-être résister un moment, mais vous ne pouvez le faire éternellement : à un moment donné, vous allez craquer. C'est une pulsion tout à fait naturelle et compréhensible.

Entendons-nous : l'industrie des régimes vous a menti en vous faisant croire que vous avez besoin de volonté pour réussir à maigrir. Vous avez cru à ce mensonge et il vous a battu à plate couture, vous atteignant jusqu'au fond de vous-même. Vous avez cru que votre manque de volonté était responsable de vos échecs, que certaines parties de vous étaient faibles et inadéquates.

Eh bien! Voici une information absolument libératrice que vous auriez toujours aimé savoir : vous n'avez pas à vous fier à votre volonté. De toute façon, elle n'est pas fiable. La volonté n'est qu'un mythe, et la naïveté avec laquelle vous avez cru à ce mythe sabote vos efforts depuis des années. La volonté est un combustible émotionnel volatil qui vous pousse en avant quand vous êtes excité, motivé ou énergisé. C'est l'énergie qui vous propulsera temporairement quand vous voudrez maigrir en deux semaines pour avoir fière allure aux retrouvailles de l'école, ou quand vous vous inscrivez au gym parce que vous avez pris la résolution de faire de l'exercice au Nouvel An. Au début, vous êtes tout feu tout flammes. Mais vous savez aussi bien que moi que personne ne reste dans cet état; en fait, la plupart du temps, on peut plutôt dire que le feu s'éteint. Vous vous précipitez droit vers la catastrophe si vous vous servez de votre volonté pour atteindre un certain poids et y rester. C'est la même chose peu importe le cas. Les sept clés du contrôle permanent du poids n'exigent aucune volonté pour fonctionner.

Programmez vous-même votre succès

En fait, les clés nécessitent une programmation, moyen facile, pratique et éminemment efficace de persévérer dans votre engagement quand le feu est éteint. La programmation implique de modifier légèrement et délibérément la manière dont vous vivez; elle requiert l'adoption d'un mode de vie qui favorise les comportements sains.

Je vous parlerai davantage de la programmation un peu plus loin, mais laissez-moi vous en donner quelques exemples précis. Vous programmez votre vie de l'intérieur vers l'extérieur; vous pouvez donc cesser de vous tourner vers la nourriture pour masquer vos émotions et soigner votre détresse affective. Vous programmez votre vie en réduisant vos contacts avec la nourriture lorsque vous éliminez la « malbouffe » de votre cuisine. Vous programmez votre vie en raccourcissant le temps passé à l'épicerie ou à la préparation des repas. Vous programmez votre vie en organisant votre horaire de manière à créer de l'espace pour l'exercice et d'autres activités. Bref, vous programmez votre vie pour réussir à maigrir et à rester mince : vous la rendez absolument imperméable à l'échec, de manière à pouvoir maîtriser vos pulsions, organiser votre quotidien en fonction de votre santé et de votre mieux-être, et avoir accès à du soutien quand l'énergie émotionnelle de la volonté n'est pas là pour vous faire avancer.

Quand vous faites tout cela, vous attribuez à votre vie une dominante puissante et positive, qui commande automatiquement une décisive perte de poids et son maintien à long terme. Avec la bonne programmation, vous pourrez dire adieu à vos problèmes d'obésité et commencer à vous acheminer vers un nouveau poids : votre poids santé, stable et normal. Sans programmation, il sera plus difficile de persévérer. Croyez-moi, cette méthode est beaucoup plus puissante et beaucoup plus facile d'utilisation que l'énergie volatile de la volonté.

Grâce à une programmation appropriée, à des objectifs et à un plan d'action précis, et aussi à une prise en charge personnelle complète, c'est votre vie elle-même qui aura le pouvoir de vous entraîner lorsque vous vous sentirez faible ou épuisé, que vous n'aurez pas envie d'agir avec maturité, et que vous ne voudrez surtout pas vous dire « non ». Si vous vous programmez et programmez votre environnement pour étayer vos objectifs et vos actions, c'est votre univers tout entier qui vous aidera à maigrir, à persévérer dans votre engagement et à vivre une vie dotée d'un sens et un but.

À ce point de votre lecture, je ne m'attends pas à ce que vous sachiez quoi faire avec chacune des sept clés que je viens de vous décrire brièvement. En fait, je vous soupçonne même de ne pas savoir encore quelles questions poser... Pas de problèmes! Nous ferons tout cela ensemble; ne vous sentez pas intimidé par la tâche qui vous attend. Je suis votre partenaire. Je suis prêt à vous guider pas à pas, à travers chaque porte de ce long corridor. En chemin, je vous donnerai des instructions et vous proposerai des exercices qui vous aideront à atteindre vos objectifs. N'ayez crainte, je vais vous montrer comment traverser le corridor. Je reste à vos côtés: je ne vais pas vous faire la morale, mais je vais avoir le courage de vous dire la vérité. Je vais vous guider et vous confier les sept clés du contrôle permanent du poids, afin que vous puissiez perdre du poids et vivre avec une passion et une énergie renouvelées.

Dès que vous commencerez à penser, à agir et à vous comporter différemment à l'aide des sept clés, votre esprit et votre corps agiront de concert. Vos débuts seront peut-être difficiles mais, au fil des jours, vous découvrirez, en mangeant pour vous nourrir et être en santé, que votre dépendance au sucre raffiné diminue jusqu'à disparaître. Vous vous rendrez compte que, finalement, vous n'aimez pas tellement la malbouffe, puisqu'elle aura disparu de votre vie, tant sur le plan physique que psychologique. Vous jouirez à nouveau du goût des vrais aliments. Vous n'avalerez plus un sac entier de biscuits Oreo. Vous demanderez au serveur d'emballer les restes de votre lasagne pour le dîner du lendemain. Vous cesserez de manger avant d'être rassasié. Vous ne serez plus jamais obsédé par votre poids. Vous saurez ce que signifie ne pas avoir à rentrer le ventre ou à camoufler ses cuisses. Vous en arriverez à aimer votre corps et à y vivre en paix et à l'aise. Mais surtout, plus vous parviendrez à vous débarrasser de vos kilos superflus, plus vous serez investi d'un pouvoir physique et émotionnel qui vous donnera une présence renouvelée et plus active au monde et qui, au fil du temps, fera progresser votre vie vers son plein épanouissement.

Au cours des prochaines semaines, alors que vous commencerez à maîtriser votre poids, je veux que vous vous souveniez que le nombre de kilos – 12, 25, 50 ou 100 – que vous voulez perdre n'a aucune importance. En fait, je ne souhaite pas que vous accordiez trop d'attention au nombre de kilos que vous souhaitez perdre. Je veux que vous vous concentriez plutôt sur le fait que vous allez vous en demander davantage à partir de maintenant. Ce n'est qu'à partir de ce moment-là que les kilos commenceront à disparaître. Vous pouvez y arriver si vous suivez attentivement les clés et les stratégies que je vais vous proposer, et si vous le faites un repas à la fois, un jour à la fois, un pas à la fois. C'est tout ce que je vous demande.

À vrai dire, c'est une bonne chose, car vous ne pouvez prédire l'avenir et vous ne savez pas ce qui va se produire demain. Vous ne pouvez vivre que la réalité du moment. Quand vous regardez trop loin devant, vous vous inquiétez de tous ces kilos à perdre et vous vous sentez vaincu, éparpillé, dépassé. Mais si vous vous concentrez sur le moment présent – votre ici-et-maintenant – croyez-moi, vos kilos en trop vont disparaître.

J'insiste aussi sur le fait que, quelle que soit votre décision concernant la mise en pratique de ces clés, le temps, qui est une denrée rare et précieuse, s'écoulera irrémédiablement. Mon père avait l'habitude de dire : « Quand tu tues le temps, souviens-toi qu'il ne pourra ressusciter. » Je peux donc vous certifier qu'à la même date l'an prochain, votre poids aura soit augmenté soit diminué par rapport à ce qu'il est actuellement. Il ne sera pas le même. Le choix de maigrir ou de vous laisser enrober un peu plus repose de fait entièrement entre vos mains.

Aussi, je vous prie, ne dites pas que vous allez vous y mettre demain, ou lundi prochain, ou même plus tard aujourd'hui. Décidez *immédiatement* si vous allez ou non vous approprier les sept clés pour atteindre et maintenir votre poids santé. Choisir de le faire pourrait bien s'avérer la décision la plus significative de votre existence : vous maximiserez la qualité de votre santé et changerez l'orientation de votre vie.

Pour vous aiguiller dans la bonne direction, nous allons maintenant nous pencher sur la façon de déterminer des objectifs de changement raisonnables et réalistes qui mettront à profit toutes les possibilités des sept clés, de manière à perdre les kilos indésirables, bien sûr, mais aussi à apprendre à vivre une existence plus saine et plus riche dès maintenant.

2

Ayez des buts et des attentes réalistes

Même moi, je ne ressemble pas à Cindy Crawford
quand je me réveille le matin.

CINDY CRAWFORD

Assise dans mon bureau, le visage noyé de larmes, elle avait la voix qui tremblait entre deux sanglots. Alignées sur ma table de travail comme une main de solitaire, trois photos d'elle prises quand elle était au secondaire. Elle était alors assez mince pour traverser une harpe sans en tirer un son. « Je serais tellement heureuse si je pouvais perdre du poids et être mince à nouveau. Je veux tellement maigrir. Je veux retrouver l'allure que j'avais sur ces photos, mais j'en suis incapable. »

Voici donc Catherine, une femme ayant un excédent de poids de 25 à 30 kg (de 60 à 70 lb), qui essaie désespérément de maigrir pour retrouver sa taille d'adolescente. Elle n'y arrive pas : son poids augmente, car elle n'a jamais eu la possibilité d'atteindre son but, ni même de s'en approcher. Elle veut absolument comprendre pourquoi son corps refuse de coopérer, et pourquoi, en dépit de tous les régimes qu'elle a religieusement suivis, sa silhouette ne reprend pas sa taille de jeune fille. Pourquoi ? Pourquoi ? En même temps, Catherine est persuadée qu'une fois atteint ce poids idéal qu'elle s'est fixé, tous ses problèmes disparaîtront en même temps que ses kilos en trop.

J'ai entendu la même triste histoire de la bouche de milliers de personnes à travers le pays, autant en séminaire qu'en counselling individuel. Ces personnes veulent à tout prix être minces, assez minces en fait pour devoir y regarder à deux fois avant d'apercevoir leur ombre. Elles se veulent filiformes, à l'instar des top modèles dont les photos stimulent les sens à l'excès, de toutes parts. Pour atteindre le mirage de la minceur, elles emploient des mesures extrêmes, du jeûne à la purge. Ne s'autorisant que des miettes, elles s'acharnent à faire fondre la moindre parcelle de graisse et, si elles ne perdent pas 2 kilos en une semaine, elles changent de régime, essayant sans succès de se conformer à l'illusion du corps parfait que véhicule la société. (Je m'adresse aussi aux hommes. Vous n'êtes pas entièrement à l'abri du phénomène. Il n'est plus suffisant de réussir dans la vie; vous vous devez maintenant d'avoir l'air qui vient avec – musclé, svelte et une tête de jeune premier).

Et tout ce beau monde croit réellement et absolument que maigrir résoudra tous les problèmes de leur vie. Mauvaise nouvelle: vous ne pourrez jamais, au grand jamais, vous servir de la perte de poids pour résoudre des problèmes qui n'ont aucun rapport avec l'obésité. Même si vous atteignez votre poids idéal, vous devrez continuer à vivre dans votre peau et à affronter vos problèmes. Vous aurez le même conjoint, le même travail, les mêmes enfants et la même vie. Maigrir n'est pas une cure pour vivre.

Sachez toutefois que, si vous vous servez avec confiance des sept clés pour maigrir, vous acquerrez une maîtrise accrue sur tous les aspects de votre vie. Vous serez différent, vous aurez davantage d'énergie pour affronter le quotidien, votre esprit sera plus clair et plus vif, et votre mode de vie sera à nouveau ordonné. Vous serez beaucoup mieux outillé pour affronter les hauts et les bas de la vie, parce que vous aurez oblitéré de votre existence les tendances destructrices qui entachaient votre façon de penser, de ressentir et d'agir. Vous vivrez enfin la vie que vous voulez et que vous méritez.

Pour ce faire, vous devez d'abord décider de cesser d'entretenir des chimères sur votre poids et votre vie, et entrer en contact avec certaines réalités factuelles qui vous concernent, afin de pouvoir maigrir définitivement. À mesure que nous progresserons, vous devrez être prêt à réévaluer la réalité, à savoir que vous souhaitez créer et poursuivre des buts en ce qui a trait à votre poids, qui ne sont tout simplement pas pour vous. Cela signifie que vous devrez vous regarder en face et évaluer ce que vous comptez raisonnablement réussir. Il est très important d'être capable de poursuivre vos objectifs avec des attentes réalistes. Pourquoi ? Parce que si vos attentes sont irréalistes dans ce domaine, vous pouvez échouer, et vous échouerez.

Une fois que vous aurez regardé la vérité en face, vous cesserez de vous dire que vous devez avoir une certaine allure, être parfait, faire ceci ou cela. Vous vous direz plutôt : « Je vais utiliser ce qui fonctionne pour moi, je vais ajuster ma vie pour qu'elle serve ma santé et mon mieux-être, et je vais faire des changements pertinents de façon à vivre en harmonie avec la réalité. »

Avant d'aller plus loin, laissez-moi faire une parenthèse importante : s'il y a une chose que j'ai apprise après trente ans de travail avec des personnes ayant un problème de poids, c'est qu'actuellement, vous ressentez si fortement l'urgence de vous approprier les sept clés que vous êtes prêt à traverser un mur de brique. Mais vous vous priverez de beaucoup si vous passez outre ce chapitre et plongez plus loin. La recherche de cette gratification immédiate, ce « je le veux maintenant ! » qui vous saisit quand vous êtes excité et, bouillonnant d'émotions, voilà la cause de plus de tentatives ratées de perte de poids que je ne saurais le dire ! Vous devez travailler à nourrir un état d'esprit juste si vous voulez changer de voie et vous y tenir. Ce que vous allez lire ici vous fera entrevoir certaines perspectives qui vous aideront à transformer votre capacité à contrôler votre poids. Tout ce que je vous demande, c'est de prendre vingt minutes pour lire ce chapitre. Concentrez-vous sur ce que vous devez faire, et vous serez guidé vers ce que vous voulez obtenir.

Commençons ensemble à mettre de l'avant votre être véritable, votre moi authentique, et tout ce qu'il est capable d'accomplir.

AYEZ DES ATTENTES RÉALISTES

Vous ne souffrez peut-être pas de l'obsession des régimes et des schémas de pensées récurrents que j'ai décrits au début de ce chapitre, ou alors pas encore. Mais je suis prêt à parier que vous n'aimez pas tellement votre corps, que vous n'avez pas une belle « image corporelle », et que cet état de fait va vous attirer bien des problèmes.

Avant d'aller plus loin, laissez-moi vous expliquer le concept d'image corporelle, lequel s'applique autant aux hommes qu'aux femmes. L'image corporelle, ce n'est pas ce que vous voyez quand vous vous regardez dans un miroir, c'est votre *réaction* à l'égard de ce que vous voyez. L'image corporelle englobe ce que vous pensez de votre apparence – bonne ou mauvaise, grosse ou mince, jolie ou laide – et votre satisfaction, ou insatisfaction, qui en résulte.

Comment vous vous sentez à propos de votre corps a un effet marquant sur la propre image que vous avez de vous-même – ce qu'on englobe sous le terme général d'*image de soi*, décrivant l'ensemble des croyances, des faits, des jugements et des perceptions que l'on entretient à son propre sujet. Vos croyances à propos de votre corps modèlent cette image et, jusqu'à un certain point, son expression. Si vous n'aimez pas votre corps, il y a fort à parier que ce rejet ternira l'image que vous avez de vous-même et vous donnera l'impression que vous ne vaudrez jamais rien.

Par contre, lorsque vous aimez et acceptez votre corps, vous avez davantage de confiance en vous-même et en vos possibilités. Vous êtes plus convaincu de pouvoir maigrir et améliorer votre santé. Votre image corporelle est donc d'une importance primordiale.

MAXIMISEZ VOTRE APPARENCE

Si vous entretenez une piètre image de votre corps, vous laissez probablement les médias, et peut-être certaines personnes de votre entourage, modeler votre image. Cette passivité empoisonne l'image que vous avez de vous-même. Peut-être adhérez-vous au vieux cliché selon lequel on n'est jamais ni trop riche ni trop mince. Si c'est le cas, la poursuite d'un idéal inatteignable peut littéralement vous consumer.

Si vous jugez votre corps à l'aulne des beautés retouchées, siliconées, et tout le reste, vous vivez dans un conte de fées. Dans la vraie vie, vous ne vous promenez pas en vêtements haute couture, divinement coiffée et la peau parfaitement satinée. Contrairement aux nymphes ou aux Apollons des magazines, vous avez de la cellulite sur les cuisses, vous arborez des « poignées d'amour », on aperçoit votre repousse, vos taches de rousseur et de vieillesse. Bien sûr, il vous arrive souvent d'avoir vraiment beaucoup d'allure, vous faites tourner quelques têtes, mais soyez réaliste, il y a des jours où vous avez l'air passablement esquinté. Vous êtes ici : dans la réalité.

Si vous n'êtes pas en forme et que vous vous détestez ainsi, sachez qu'il n'est pas mauvais en soi d'avoir une image corporelle négative : cela démontre que vous vous voyez au moins d'un point de vue réaliste. Cela reste un problème uniquement dans la mesure où vous ne faites rien pour changer. Le fait de ne pas aimer ce que vous voyez dans le miroir peut servir de catalyseur pour vous amener à être en meilleure santé, en meilleure forme, et améliorer votre apparence. Vous ne pouvez pas guérir ce dont vous niez l'existence. Admettre ce qui cloche physiquement constitue un pas dans la bonne direction. Auparavant, vous croyiez que c'était un constat négatif. Mais choisir le déni plutôt que la réalité, c'est là une attitude de perdant, et c'est précisément ce qui vous a empêché d'agir pour corriger la situation. Vous regarder en face, avec vos bons et vos mauvais côtés, sans complaisance mais sans vous flageller inutilement, vous incite à poser rapidement d'importantes balises pour un vrai changement. Vous vous propulsez ainsi sur la voie d'une vie nouvelle et plus saine.

Je veux vous mettre en garde à propos des normes hors de portée qu'on établit pour soi. Si vous êtes à la recherche de la perfection, inexistante parce qu'impossible, vous vous êtes créé des attentes tellement irréalistes que vous vivez dans un monde de rêves. Vous poursuivez un fantasme sans rapport avec votre véritable nature, et il finira par éroder votre image corporelle.

Dieu nous a créés dans une variété fort plaisante de formes et de tailles, et nous avons été programmés génétiquement pour être tels que nous sommes : petit ou grand, musclé et râblé ou mince comme un roseau. Vos traits et vos caractéristiques physiques, votre poids, votre musculature et votre structure osseuse définissent votre être et votre apparence physique, et vous différencient de tous les autres êtres humains de cette planète. Il n'y a jamais eu une autre personne comme vous dans l'histoire du monde, et il n'y en aura jamais d'autre. Vous êtes un exemplaire unique avec des dons uniques et votre existence a un but fondamental. C'est le plan de

Dieu. Vous n'avez pas le droit de le rejeter et de dire « Je ne suis pas satisfait de la personne que je suis » !

En ce moment même, vous êtes probablement en train de vous dire que vous avez plusieurs qualités formidables. Vous êtes un ami loyal, une personne compatissante, une femme intelligente, un homme fiable, amusant. C'est magnifique et j'en suis heureux pour vous, mais dites-moi : êtes-vous tout cela pour vous-même ? Je dis toujours que la relation la plus importante de votre vie est celle que vous avez avec vous-même. Vous devez d'abord être votre meilleur ami, vous accepter et vous aimer entièrement, si vous voulez être réellement heureux et vivre une vie passionnante qui a du sens. Croyez-moi, quand vous commencerez à apprécier votre corps, vous en prendrez mieux soin, et maigrir deviendra plus facile parce que vous vous traiterez avec respect.

Une des façons les plus efficaces pour avoir une image corporelle positive consiste à entretenir des attentes réalistes concernant vos possibilités de réalisation, et définir des objectifs tout aussi réalistes pour combler vos attentes. Voilà pourquoi, dans votre définition de buts, vous devez prendre en compte votre bagage génétique et les attributs physiques que Dieu vous a donnés. Une de mes tantes était suffisamment grande pour chasser les oies avec un râteau : elle faisait 1 m 93 (6 pi 5 po). Elle avait de gros os et des mains comme des battoirs. Elle pesait 100 kg (220 lb), un poids énorme dans la plupart des cas, mais voilà : elle avait à peine un gramme de graisse, pas plus de 10 pour cent peut-être, et elle pesait le poids correspondant à sa structure et à son bagage génétique.

C'est pourquoi il est si important que vous fassiez le bilan de vos caractéristiques physiques et de votre patrimoine génétique. Si vous êtes une femme et que vous voulez ressembler à Cindy Crawford, si vous êtes un homme et souhaitez avoir l'allure de Pierce Brosnan, et que votre silhouette est enveloppée et courte sur pattes, je vous suggère de changer d'idée et d'opter pour un autre projet.

QUEL EST VOTRE POIDS RÉALISTE ?

Si vous avez des attentes réalistes par rapport aux buts à atteindre pour être en santé, vous serez plus à même de réussir et de faire la paix avec votre corps; en effet, vous vivrez en harmonie avec des objectifs rationnels. C'est pourquoi je dois vous parler ici de ce qui constitue dans votre cas le poids santé le plus raisonnable – votre poids réaliste – parce que je sais pertinemment que vous y pensez. Il y a deux façons d'envisager la question, médicale et psychologique. Je vais aborder les deux étant donné qu'elles sont non seulement reliées, mais d'égale importance.

Sur le plan médical, chacun a un poids santé, déterminé par rapport à son bagage physique et génétique. Nous devons donc en parler puisque c'est votre santé qui est en jeu. Vous vous demandez peut-être combien vous devriez raisonnablement peser?

Il existe plusieurs méthodes pour définir un but réaliste en termes de poids, mais aucune n'est exempte de lacunes. Ainsi, plusieurs tableaux de taille et de poids s'appuient sur des formules simplifiées à l'extrême et dépassées depuis plus de vingt ans. Les poids jugés idéaux sont trop élevés pour les petites personnes et beaucoup trop bas pour les hommes et les femmes de grande taille. Prenez mon exemple: j'ai une grosse ossature et je mesure 1 m 90 (6 pi 4 po). D'après ces tableaux, je devrais peser 82 kg (181 lb). À ce poids, j'ai l'air d'un épouvantail.

Le même principe s'applique à la méthode de l'indice de masse corporelle (IMC), qui utilise le poids et la taille pour évaluer le pourcentage de graisses corporelles. Ce n'est pas une méthode précise pour évaluer son poids idéal: elle n'est pas fiable dans le cas des femmes enceintes ou qui allaitent, des patients atteints de maladies chroniques, des personnes qui font beaucoup d'exercice, des athlètes de compétition et des culturistes. En fait, si vous appliquiez cette méthode à Arnold Schwarzenegger, il serait classé comme «obèse», étant donné que l'IMC ne fait pas la différence entre graisse et muscles (plus lourds que la graisse). Vous n'aimeriez pas avoir à lui annoncer ça...

Avec l'âge, tout le monde prend du poids. C'est une progression naturelle: les gens sont plus enveloppés qu'ils ne l'étaient vingt ans auparavant; aucune méthode ne peut donc servir à calculer un poids réaliste. Elles ne s'appliquent plus. Dans mon travail avec les obèses, j'utilise deux systèmes pour établir des buts raisonnables en matière de perte de poids : les *normes de forme corporelle* et les *normes de poids corporel.*

Mes patients utilisent les normes de forme corporelle pour suivre leurs progrès en calculant périodiquement leur rapport taille-hanches. Cet élément est important puisque la distribution du poids, c'est-à-dire la région du corps où s'accumulent les graisses, influencera la santé en bien ou en mal, selon le cas. La distribution des kilos excédentaires se divise communément en type « pomme » et en type « poire ». Le type « pomme » accumule son excès pondéral dans la région de l'estomac, augmentant ainsi ses risques de cardiopathie, de diabète et de certaines formes de cancer. Le type « poire », lui, stocke son excédent de poids autour des hanches et des cuisses, intensifiant de cette façon les risques d'obésité et de problèmes articulaires, avec leur cortège de difficultés afférentes.

Calculez votre rapport taille-hanches :

À l'aide d'un mètre à ruban, mesurez votre taille à la hauteur du nombril.

Mesurez ensuite vos hanches là où elles sont le plus large. (Tenez-vous debout, les pieds légèrement écartés, dans une position détendue.)

Divisez votre tour de taille par votre tour de hanches pour obtenir votre rapport taille-hanches.

Idéalement, ce rapport devrait être de 0,80 ou moins si vous êtes une femme, et de 0,95 ou moins si vous êtes un homme. À mesure que vous perdrez du poids, vous réduirez et redistribuerez vos graisses, réduisant en conséquence votre rapport taille-hanches.

Je vous propose également un autre outil que j'ai conçu pour mes patients, les normes de poids corporel. C'est une version modifiée et plus réaliste des tableaux de taille et de poids. Bien qu'imparfaites, ces normes reflètent davantage les buts qui peuvent être raisonnablement atteints. Elles sont aussi beaucoup plus représentatives de ce que la plupart des gens devraient peser.

Servez-vous des normes de poids corporel qui suivent pour cibler des buts qui vous permettront de progresser à partir de votre situation actuelle. Le poids inférieur de chaque norme s'applique aux per-

TABLEAU 1. NORMES DE POIDS CORPOREL DU DR PHIL

TAILLE	FEMMES	HOMMES
1,47 m (4 pi 10 po)	41 – 46 – 50 kg 90 – 100 – 110 lb	52 – 58 – 64 kg 144 – 127 – 140 lb
1,50 m (4 pi 11 po)	43 – 48 – 53 kg 95 – 105 – 116 lb	54 – 60 – 66 kg 119 – 132 – 145 lb
1,53 m (5 pi)	45 – 50 – 55 kg 99 – 110 – 121 lb	56 – 62 – 68 kg 123 – 137 – 151 lb
1,55 m (5 pi 1 po)	47 – 52 – 58 kg 103 – 115 – 127 lb	58 – 64 – 70 kg 128 – 142 – 156 lb
1,58 m (5 pi 2 po)	49 – 54 – 60 kg 108 – 120 – 132 lb	60 – 67 – 74 kg 132 – 147 – 162 lb
1,60 m (5 pi 3 po)	51 – 57 – 63 kg 112 – 125 – 138 lb	62 – 69 – 76 kg 137 – 152 – 167 lb
1,62 m (5 pi 4 po)	53 – 59 – 65 kg 117 – 130 – 143 lb	64 – 72 – 79 kg 141 – 157 – 173 lb
1,65 m (5 pi 5 po)	55 – 62 – 68 kg 122 – 135 – 148 lb	66 – 74 – 81 kg 146 – 162 – 178 lb
1,68 m (5 pi 6 po)	57 – 64 – 70 kg 126 – 140 – 154 lb	68 – 76 – 84 kg 150 – 167 – 184 lb
1,70 m (5 pi 7 po)	59 – 66 – 73 kg 130 – 145 – 160 lb	70 – 78 – 86 kg 155 – 172 – 189 lb
1,73 m (5 pi 8 po)	61 – 68 – 75 kg 135 – 150 – 165 lb	72 – 80 – 89 kg 159 – 177 – 195 lb
1,75 m (5 pi 9 po)	63 – 70 – 78 kg 139 – 155 – 171 lb	74 – 83 – 91 kg 164 – 182 – 200 lb
1,77 m (5 pi 10 po)	65 – 73 – 80 kg 144 – 160 – 176 lb	76 – 85 – 94 kg 168 – 187 – 206 lb
1,80 m (5 pi 11 po)	67 – 75 – 83 kg 148 – 165 – 182 lb	78 – 87 – 96 kg 173 – 192 – 211 lb
1,83 m (6 pi)	69 – 77 – 85 kg 153 – 170 – 187 lb	80 – 89 – 99 kg 177 – 197 – 217 lb
1,85 m (6 pi 1 po)	71 – 79 – 88 kg 157 – 175 – 193 lb	82 – 92 – 101 kg 182 – 202 – 222 lb
1,87 m (6 pi 2 po)	73 – 82 – 90 kg 162 – 180 – 198 lb	84 – 94 – 104 kg 186 – 207 – 228 lb
1,90 m (6 pi 3 po)	75 – 84 – 93 kg 166 – 185 – 204 lb	86 – 96 – 106 kg 191 – 212 – 233 lb
1,93 m (6 pi 4 po)	79 – 86 – 95 kg 171 – 190 – 209 lb	88 – 99 – 109 kg 195 – 217 – 239 lb

sonnes avec petits os ; le poids supérieur, à celles qui ont une grosse ossature. Soyez honnête : n'affirmez pas que vous avez de petits os alors que c'est justement le contraire.

Sur le plan psychologique, votre poids santé n'a pas grand-chose à voir avec les chiffres qui s'affichent sur votre pèse-personne. Il signifie plutôt que :

- Vous aimez votre corps et vous l'investissez fièrement.
- Vous êtes heureux et vraiment en paix avec votre taille.
- Vous acceptez le don divin de votre unicité.
- Vous traitez votre corps avec soin, respect et amour.
- Vous aimez ce que vous voyez quotidiennement dans le miroir.
- Vous vous concentrez sur votre bien-être et non sur votre apparence.

Acceptez-vous avec amour, acceptez votre silhouette naturelle, votre taille, votre structure osseuse, votre bagage génétique dans son ensemble, et tournez-vous vers des buts en accord avec ces réalités factuelles, que vous pourrez raisonnablement atteindre. Cette image optimale de vous-même commence à prendre forme quand vous vous regardez en face et décidez d'attentes réalistes en matière de succès, quand vous devenez le top modèle ou la superstar de votre vie, selon vos conditions et vos normes personnelles de forme physique.

DONNEZ-VOUS DES BUTS STIMULANTS

Si vous êtes frustré parce que vous n'arrivez jamais à atteindre ou à maintenir le poids que vous vous êtes fixé, il est possible que vous n'ayez pas encore appris à définir des buts précis, ou que vous ayez cherché à atteindre des projections irréalistes, exagérées et inatteignables, peu importe la somme de vos efforts. À défaut de déterminer des buts réalistes et précis avant de vous lancer dans l'aventure, vous serez comme un missile sans téléguidage : assuré d'échouer systématiquement.

Pour obtenir ce que vous voulez, quand vous le voulez, vous devez définir des objectifs de perte de poids réalistes et les accompagner d'actions précises. Ne vous contentez pas de vivre chaque jour en réagissant à ce qui vous arrive. Je vous en prie, ne faites pas ça! Soyez proactif! Définissez vos objectifs et concevez les plans pour les matérialiser. On ne se donne pas un but uniquement quand on en a envie; si vous agissez ainsi vous perdrez votre élan, et le sentiment du bien-fondé de votre but se diluera.

Ce que je m'apprête à vous confier pourra vous être entièrement nouveau, prêtez-moi donc une oreille attentive. Quand on parle de perte de poids, on exprime généralement ses objectifs en termes de kilos à perdre ou de poids à atteindre; ce sont des buts précis et légitimes. Comme ils constituent un élément essentiel du processus de détermination des objectifs, vous devez les ajuster: ils serviront à vous motiver parce qu'ils vous garderont tourné vers une direction positive.

Qu'arrive-t-il une fois que vous avez atteint votre but et perdu ces 10, 15, 30 ou 50 kilos excédentaires? Dans les faits? Avez-vous changé autre chose dans votre vie pour vous aider à conserver vos acquis? Si vous n'avez ciblé que la perte d'un certain nombre de kilos, votre élan et votre motivation tomberont probablement à zéro. Les kilos auront disparu, mais l'exigence d'adopter des habitudes favorisant un poids santé n'aura pas été satisfaite. Modifier votre comportement et votre environnement de façon qu'ils servent vos objectifs vous procurera l'énergie qui vous aidera à rester mince. D'autres éléments compteront donc davantage que le nombre de kilos à perdre dans la définition de votre poids santé.

En se donnant des buts, les gens confondent généralement la fin et les moyens. Concentrés sur un objet ou une finalité, comme le poids ciblé, ils oublient d'aborder l'étape suivante, à savoir comment ils se sentiront une fois ce poids atteint. Utilisons l'exemple des kilos. Vous pourriez définir votre but ainsi: «Je veux peser 57 kilos.» Peser 57 kg (125 lb) est un moyen pour arriver à un but, non un but en soi. Je vous invite à aller plus loin. Vous devez être prêt à vous demander *pourquoi* vous souhaitez peser 57 kg!

Le faites-vous pour satisfaire aux demandes de votre conjoint, de vos parents ou d'une personne de votre entourage? Voulez-vous seulement leur faire plaisir? Si c'est le cas, reprenez tout du début! Quand votre priorité est en fait celle d'une autre personne, vous gaspillez votre temps et votre énergie pour obtenir une approbation extérieure. Vous essayez de plaire aux autres en répondant à leurs attentes tout en niant les vôtres. Vous êtes malheureux parce que vous niez ce qui a véritablement de l'importance à vos yeux. Vous ne pouvez rendre personne d'autre heureux – la vie ne fonctionne pas ainsi – mais vous pouvez *vous* rendre heureux. Cela dit, la question demeure: «Pourquoi voulez-vous peser 57 kilos?»

Ne serait-ce pas au fond à cause de *la façon dont vous imaginez vous sentir une fois à ce poids?* Dans notre exemple, peser 57 kg signifie que vous vous sentirez plus attrayant et mieux dans votre peau dans des vêtements de plus petite taille; c'est un rêve que vous caressez intensément. Votre but final consistera donc non seulement à atteindre 57 kg, mais à vous sentir exactement comme vous l'avez imaginé.

Il faut faire une distinction essentielle: en comprenant que vous ne voulez pas simplement atteindre un poids donné, mais aussi les *émotions* que vous lui avez associées, votre but passe du poids à atteindre aux émotions qui en découlent. Si vous comprenez que votre objectif réel consiste à vous sentir mieux dans votre peau, votre but devient l'émotion.

Vous pouvez aussi envisager la situation sous cet angle: si vous voulez vous sentir mieux dans votre peau, il serait injuste de vous restreindre à une seule méthode – comme un régime – pour y arriver. Plusieurs moyens différents peuvent vous permettre d'atteindre un même but: faire de l'exercice, éviter la malbouffe, ou faire de la relaxation quand vous vous sentez tenaillé par une fringale. N'importe lequel de ces comportements vous aidera à maigrir et à vous sentir mieux. Vos chances d'obtenir ce que vous voulez augmentent avec le nombre de voies que vous empruntez. Sur ce point, les sept clés du contrôle permanent du poids vont vous ouvrir plusieurs chemins pour atteindre votre poids santé.

Vous devez faire le tour de la question; ainsi, en vous mettant en chemin, vous connaîtrez vos objectifs sur le bout des ongles, vous les sentirez, vous les vivrez. Plus vous les connaîtrez intimement, plus vous sentirez leur proximité grandir. Pareil à un diamant, un but offre de multiples facettes, différents angles et différents côtés. Aussi, quand je vous dis que vous devez connaître intimement vos objectifs, je veux dire que vous devez être capable de les décrire selon différents points de vue et à l'aide d'un éventail de termes. Quand vous saurez ce que vous voulez – de quoi il s'agit, comment le vivre, les expériences qui en découlent –, vous pourrez orienter votre vie exactement comme un navire se dirige vers la lumière d'un phare : vous aurez établi des buts exacts, précis et réalistes.

DONNEZ-VOUS DES BUTS PRÉCIS

Grâce aux nombreux obèses qui m'ont consulté, je peux vous expliquer pourquoi certaines personnes arrivent à rester minces là où d'autres échouent. Les personnes qui restent au même poids pendant cinq, dix, vingt ans et plus, ont soigneusement réfléchi à leurs buts et les ont planifiés avec précision avant de les adopter et de les vivre. C'est sans contredit cette approche ciblée et orientée vers l'objectif, qui distingue les gagnants des perdants. C'est le dénominateur commun à tous les gagnants, toutes classes et sphères de la société confondues, y inclus le domaine de la gestion de poids. Pour réussir, il faut absolument se donner des buts précis et soigneusement planifiés, et les visualiser avec une grande exactitude. Autrement, vous échouerez.

Il y a toutefois une bonne nouvelle : si vous employez la stratégie de définition des objectifs que je vous propose, vous obtiendrez ce que vous voulez parce que vous saurez exactement et précisément ce que c'est. Vous pourrez le voir, le sentir et en faire l'expérience dans votre esprit, dans votre cœur et dans votre âme. Vous serez en mesure de le visualiser assez clairement pour vous projeter dans l'avenir, au moment de la victoire, lorsque vous vivrez dans un corps renouvelé, rempli d'énergie et de vigueur, avec un regard et un comportement neufs. Vous pourrez décrire vos accomplissements comme si vous les viviez dès maintenant. Vous saurez comment vous vous sentirez et quelle apparence vous offrirez – en santé et en forme –, et vous mesurerez à quel point votre vie en sera transformée.

Alors, si vous êtes prêt à obtenir des résultats qui vous démarqueront et feront de vous un gagnant, voici le moment de vous donner des objectifs en fonction de cinq critères multidimensionnels. Je vous propose des lignes directrices fort simples mais essentielles pour établir, poursuivre et atteindre vos buts. Je vais vous enseigner comment déterminer et décrire vos objectifs d'une manière significative et motivante. Cette section est interactive : je vous donne les lignes directrices, et vous inscrivez vos réponses dans l'espace prévu à cet effet. Écrire cette information est absolument vital : vous devez ancrer votre stratégie de définition de buts dans le concret. Une fois écrits et clairement visualisés, vos objectifs vous aideront à maintenir le cap et à atteindre la ligne d'arrivée.

Exprimez-les en termes de comportements et de sentiments précis

L'obstacle le plus sérieux consiste souvent à mal définir ses buts, à les laisser flous et à ne pas les détailler suffisamment. Si vous vous dites : « Je vais maigrir », cela ne vous sera pas très utile ; votre but est trop vague. En fait, formulé ainsi, il vous garantit pratiquement l'échec, puisqu'il n'indique pas *comment* vous allez perdre du poids.

Les buts les plus efficaces et les plus motivants sont ceux qui décrivent un *changement de comportement* – en d'autres termes, ce qui sera fait. La formulation de votre but sera plus stimulante si vous l'exprimez ainsi : « J'ai l'intention de maigrir en allant au gym quatre fois par semaine et en suivant le plan de nutrition du Dr Phil. » La description de vos buts en termes de comportements précis – faire de l'exercice et bien manger – vous permet de vous y attaquer plus directement et avec davantage de succès qu'une phrase ambiguë et vague du genre « Je veux maigrir ». C'est à partir du moment où vous vous donnez des buts précis qui ciblent le changement de vos comportements que vos tentatives pour atteindre et maintenir votre poids santé fonctionneront.

Comme je l'ai mentionné, un autre élément important consiste à vous demander : « Comment vais-je me sentir quand j'aurai atteint mon but ? » Vous devez aussi répondre précisément à cette question. Si vous voulez ressentir la paix intérieure, soyez clair au sujet de ce que vous entendez par « paix ». Voulez-vous dire que vous ne ferez plus d'excès erratiques, voulez-vous parler du sentiment d'être libéré du cercle vicieux des régimes, du bien-être procuré par un mode de vie actif qui favorise l'harmonie physique ? Servez-vous de l'espace qui suit pour définir et décrire précisément vos objectifs.

Décrivez précisément ce que vous comptez accomplir (le nombre de kilos que vous voulez perdre ou votre intention de rester en deçà d'un certain poids une fois votre but atteint):

_____

_____

_____

_____

_____

Décrivez ce que vous ferez (les comportements ou les habitudes que vous allez adopter, changer ou abandonner pour maigrir):

_____

_____

_____

_____

Quand vous aurez maigri, vous voulez vous sentir (fier de votre nouvelle apparence, plus léger, plus énergique, libéré de l'obsession des régimes et de la nourriture, en paix avec votre corps, etc.):

_____

_____

_____

_____

Note: Pour en arriver à une perte de poids permanente, il est essentiel, dans votre stratégie de détermination d'objectifs, de cibler les comportements à modifier. Vous n'êtes pas devenu obèse à moins d'avoir adopté et maintenu un mode de vie qui rend votre obésité possible. Vous avez façonné ce mode de vie sur la base de plusieurs comportements autodestructeurs – boulimie, manque d'exercice, monologue intérieur de perdant – qui contribuent à entretenir votre problème. Vous vous êtes créé un monde qui vous permet de rester obèse, même si, consciemment, vous dites que vous voulez maigrir, être en forme et rempli d'énergie. Vous faites en sorte que votre vie tourne autour de la nourriture. Si votre obésité est chronique, je sais que votre mode de vie peut être qualifié de passif, chaotique et obsessionnel. Vous ne faites pas d'exercice; vous n'êtes pas inscrit dans un gym ou, si vous l'êtes, vous n'y avez jamais mis les pieds; votre principal loisir consiste à regarder la télé. Vos réactions émotionnelles internes elles-mêmes nourrissent le mode de vie qui entretient votre obésité. Vous vous êtes créé un monde, et avez choisi un mode de vie qui vous permet de rester obèse. Vous vivez de façon que rien d'autre ne puisse se produire.

Si vous avez honnêtement reconnu plus haut que ces comportements sont les vôtres, vous avez décidé de les changer. Souvenez-vous que vous ne pouvez changer ce dont vous niez l'existence. En changeant vos comportements à l'aide des sept clés, en éliminant les éléments négatifs de votre mode de vie, vous verrez votre poids s'équilibrer de lui-même. Les sept clés vous permettront progressivement de défaire votre monde, autant intérieur qu'extérieur, et de le refaire en créant un mode de vie garant d'un changement durable et du maintien d'un poids santé idéal.

Exprimez vos objectifs dans des termes mesurables et réalistes

Avant de pouvoir exprimer précisément vos objectifs en termes de perte de poids, vous devez être en mesure de les quantifier de façon réaliste.

Revenons à l'exemple « Je veux maigrir ». Vous définissez votre objectif précisément, tel qu'expliqué plus haut (comportements et sentiments liés au but lui-même), et en termes mesurables : ainsi faites-vous en sorte que le résultat soit clair. Vous direz donc : « J'ai l'intention de perdre 23 kilos pour atteindre mon but, qui est de peser 57 kilos ».

Cette dimension de mesure est cruciale, puisqu'elle vous aide à suivre votre progression. Vous devez savoir où vous êtes rendu, dans quelle mesure vous vous rapprochez de vos buts, ce qu'il vous reste à parcourir, et si oui ou non vous les avez finalement atteints. Dans l'exemple qui précède, vous pourrez facilement mesurer vos progrès en vous pesant chaque semaine.

Cette technique de définition des objectifs est également précieuse quand on l'applique à un domaine comme l'exercice. Imaginons que vous vouliez dépoussiérer votre vie et organiser votre horaire de manière à toujours avoir le temps de faire de l'exercice. Pour y arriver, vous pourrez exprimer votre but de la façon suivante : « Je vais faire 2 kilomètres de marche rapide avant d'aller au travail, quatre fois par semaine, chaque semaine. » C'est un but mesurable : 2 kilomètres par jour, 4 fois par semaine, chaque semaine. De plus, vous avez décidé d'un moment pour votre séance d'exercice – *avant d'aller travailler* –, ce qui précise encore davantage votre but et vous garde sur la bonne voie. Vous pourriez aussi décider de vous donner comme but de faire 10 000 pas par jour, soit le nombre recommandé par les médecins pour maintenir un poids santé et se mettre en forme. Achetez un pédomètre : une fois activé, ce petit appareil qui se fixe à la ceinture ou à une poche comptera le nombre exact de pas que vous aurez fait dans une journée.

Pouvoir mesurer un résultat augmente énormément vos chances de succès. Vous voyez concrètement et en détails où vous en êtes rendu dans votre progression. Constater votre succès génère aussi une forme de renforcement positif et d'énergie motivatrice.

Alerte rouge : en décrivant vos buts en termes de résultats mesurables et quantifiables, souvenez-vous qu'ils doivent être réalistes. Si vous voulez maigrir et rester mince, vous devez avoir des attentes réalistes et ne pas vous donner des objectifs impossibles à atteindre. Ne vous promettez pas d'habiller à nouveau une taille 4, celle de votre jeunesse, quand vous savez que c'est irréalisable. Reconnaissez ce que vous pouvez raisonnablement atteindre et maintenir, et définissez vos objectifs en partant de là.

Relisez ce que vous avez écrit au sujet des buts que vous visez. Puis, dans l'espace qui suit, exprimez-les en termes de résultats mesurables, par exemple, le nombre de kilos que vous voulez perdre, et le poids que vous souhaitez atteindre. Encore une fois, assurez-vous de fixer un poids réaliste en fonction de votre taille et de votre structure osseuse. Pour vous aider, consultez le tableau des normes de poids corporel (p. 45).

Décidez d'un échéancier

Pour concrétiser votre vision, il vous faut établir un échéancier ou un horaire précis. Si vous ne le faites pas, vos buts restent des rêves ou des fantasmes flottant dans votre imagination. Quand vous décidez d'un moment précis pour atteindre un but défini, selon un échéancier structuré, cet objectif acquiert davantage de pertinence et de dynamisme. Si vous décidez que votre but consiste à perdre 23 kilos en 25 semaines, la date finale tombera 25 semaines après le jour où vous aurez commencé. En remontant à partir de là, vous pourrez voir où vous devriez être après 12 semaines, soit à mi-chemin. De la même manière, vous pourrez établir votre objectif après la cinquième, puis la deuxième semaine.

Prenez note que votre compte à rebours comportera inévitablement certains plateaux. En cours de route, vous pourrez avoir l'impression que vous maigrissez plus lentement, ou de moins en moins, ou alors plus du tout, à mesure que votre métabolisme se modifie et s'adapte à votre nouveau poids santé. Vous aurez le sentiment d'être entré dans une période de ralentissement; il vous semblera même que votre organisme ne veut plus suivre le mouvement. Ne vous affolez pas! Repoussez les accès de frustration et la tentation de tout laisser tomber: votre corps vit une période d'ajustement physiologique. Vous n'avez pas cessé de perdre du poids. Continuez de cibler votre but, agissez et vous traverserez ces plateaux.

Décider d'un échéancier permet également d'évaluer si votre plan est réaliste, et de déterminer quelle devra être l'intensité de vos efforts pour arriver au but. Après avoir défini ce que vous voulez avec précision, vous devez déterminer un moment précis pour l'obtenir. Utilisez l'espace qui suit pour définir votre échéancier et transférez ensuite l'information dans votre agenda ou sur un calendrier.

_____

_____

_____

_____

_____

_____

_____

Divisez votre but en étapes

En matière de perte de poids, la plupart des gens expriment leurs objectifs par des phrases comme « Je vais passer d'un jean 18 ans à un 6 ans » ou « Je vais perdre 23 kilos durant l'année ». Ce sont ce que j'appelle des « affirmations chimériques » : en y regardant de plus près, on voit qu'elles décrivent un fantasme, celui de votre apparence idéale. Ne vous méprenez pas : rêver à ce que vous voulez devenir est une étape importante qui mène à une réelle amélioration. Mais, comme nous l'avons vu plus haut, si vous voulez que le changement se produise, vous devez transformer votre rêve en réalité et définir un but réaliste à atteindre selon un échéancier précis que vous diviserez en petites étapes raisonnables, mesurables et soigneusement planifiées. Ainsi, au lieu de dire que vous allez porter un jean 6 ans d'ici l'été, il sera plus raisonnable et efficace d'exprimer votre objectif en ces termes : « Je vais prendre certaines mesures pour perdre 1 kilo par semaine pendant les prochaines 25 semaines. À la fin de cette période, je serai en mesure de porter un jean 6 ans. »

Maigrir ne se fait pas tout seul. C'est un pas à la fois. Si vous envisagez votre but dans son ensemble, l'idée de perdre 23 kilos et d'habiller une taille beaucoup plus petite peut vous intimider au point de vous paralyser. Mais, une fois divisée en petites étapes réalisables, elle devient réaliste. Vos étapes peuvent être aussi simples que les exemples suivants :

- Je vais me servir des clés de ce livre et suivre les mesures actives qu'il propose.

- Je vais marcher une heure, quatre fois par semaine.

- Je vais éliminer la malbouffe de mon alimentation.

- Je vais gérer mon stress quotidien de façon productive et positive, et prendre garde à ne plus m'empiffrer pour faire face aux événements stressants.

Gardez à l'esprit la marche à suivre. À mesure que vous apprivoisez chaque clé, revenez inscrire dans l'espace ci-dessous les étapes supplémentaires qui vous permettront d'atteindre avec succès vos objectifs :

Je vais prendre certaines mesures pour atteindre le poids que je me suis fixé. Il s'agit de :

_____

_____

_____

Rendez des comptes

Demandez à l'un de vos proches d'agir comme «superviseur», et engagez-vous à lui faire un compte rendu de vos progrès. Il peut s'agir d'un membre de votre famille, de votre conjointe ou de votre meilleur ami, en autant que ce soit une personne loyale en qui vous ayez confiance. Une fois par semaine au moins, communiquez avec cette personne et rapportez-lui vos efforts et vos progrès. Servez-vous des lignes qui suivent pour dresser la liste des personnes qui pourront vous être utiles dans ce rôle.

_____

_____

_____

_____

Avant de quitter le sujet crucial de la détermination de vos objectifs, permettez-moi d'insister sur le fait que c'est le mouvement qui fait la vie. Si vous abusez de la nourriture, si vous ne faites aucun exercice et végétez chaque soir sur votre divan en vous empiffrant de bière et de chips, votre existence subira la force d'entraînement d'un mouvement négatif qui s'accélère, s'intensifie et vous précipite tout droit vers l'échec, à moins d'être renversé.

Les objectifs que vous vous donnez, la manière dont vous les décrivez et les définissez, constituent des éléments essentiels dans vos efforts pour renverser la vapeur; ce sont eux qui vous permettront à long terme de vaincre ce mouvement négatif. Vous devez être poussé pour perdre du poids de façon durable et adopter un mode de vie sain et positif. C'est votre priorité. Vous devez relever la barre de vos exigences à partir de maintenant. Vous ne pouvez tergiverser quant à votre décision d'en finir avec votre excès de poids; vous ne pouvez pas non plus être tout feu tout flammes un jour et complètement éteint le lendemain. Vous ne pouvez pas vous permettre de vérifier la température de l'eau pour voir si elle vous convient avant de sauter. L'hésitation et la prudence ne vous ont jamais mené nulle part. Vos buts ne doivent laisser aucune place au doute.

Je vous propose un truc infaillible : ÊTRE – FAIRE – AVOIR. SOYEZ constant, FAITES ce qu'il faut et vous AUREZ ce que vous voulez. Sachez que vous ne pouvez décider de poursuivre vos objectifs pendant un certain temps seulement. Vous devez vous engager à travailler à atteindre vos buts à l'aide des sept clés «jusqu'à ce que…». Vous y travaillez jusqu'à ce que vous ayez ce que vous voulez.

À partir de maintenant, votre vie tourne autour des objectifs que vous vous êtes donnés, qui l'énergisent et la définissent. Vous savez ce que vous voulez et vous évaluez chacune des possibilités de votre vie en regard de la priorité de vos buts. Prenez la résolution de vous engager. Sachez que vous êtes unique et que vos objectifs valent la peine d'être atteints. Ne craignez pas de les revendiquer : ce sont les vôtres.

3

Êtes-vous prêt ?

*Préoccupez-vous suffisamment d'un résultat
et vous finirez certainement par l'obtenir.*

WILLIAM JAMES

On estime actuellement que 65 pour cent de la population américaine est obèse. C'est une véritable épidémie ! L'obésité est aujourd'hui considérée comme la principale cause de décès évitable en Amérique (le tabagisme vient en deuxième) ; c'est aussi l'un des problèmes de santé les plus résistants à un traitement définitif – selon certains, encore plus difficile à traiter qu'un cancer. Si vous êtes comme la plupart de ceux qui suivent un régime, vous regagnez le poids perdu après un an et peu d'entre vous réussiront jamais à maintenir véritablement un poids santé.

Si vous êtes obèse ou souffrez d'un excès de poids, vous mettez votre santé en péril. Dans votre cas, le pourcentage de risques est à son maximum en ce qui concerne la cardiopathie, l'infarctus, certains cancers, le diabète de type 2, les problèmes de vésicule biliaire, l'arthrite et une mort précoce. En clair, bon nombre d'entre vous courent tout droit à la catastrophe sur le plan de la santé et se préparent à se priver de belles années. Voulez-vous vraiment faire partie de ce groupe ?

J'espère bien que non ! Essayons de faire le point là-dessus dès maintenant. Voyons si vous êtes prêt à adopter une nouvelle façon de penser, de vivre ainsi que de vous percevoir, et à maigrir une fois pour toutes. Refuserez-vous de succomber à l'épidémie en voie de transformer l'Amérique en un pays d'obèses? Entendez-vous y résister? Êtes-vous prêt à franchir les portes conduisant à un contrôle permanent du poids? Voulez-vous vraiment le faire?

Les psychologues ont cette blague éculée: combien faut-il de psychologues pour changer une ampoule? La réponse: un seul, mais l'ampoule elle-même doit vouloir changer. Comme l'on ne change que lorsqu'on y est prêt, vous devez évaluer l'état exact de votre ouverture au changement. Je vous invite donc à remplir un questionnaire, *Votre profil d'ouverture au changement*, avant de passer à l'utilisation des sept clés. Prenez tout le temps dont vous avez besoin pour répondre honnêtement aux questions, et assurez-vous de réfléchir à l'interprétation de votre résultat.

PROFIL D'OUVERTURE AU CHANGEMENT

Répondez aux questions en cochant *Oui*, *Je n'ai pas encore décidé*, ou *Non*.

1. Je suis prêt à manger différemment même si c'est une source de conflit et que cela dérange ma famille ou mes amis.

   Oui ( )   Je n'ai pas encore décidé ( )   Non ( )

2. Je suis prêt à me défaire de mes vêtements trop grands qui ne me font plus.

   Oui ( )   Je n'ai pas encore décidé ( )   Non ( )

3. Je suis prêt à délaisser temporairement les amis qui ne me soutiendront pas entièrement et qui souhaiteront saboter mes efforts pour maigrir.

   Oui ( )   Je n'ai pas encore décidé ( )   Non ( )

4. Je suis au bout du rouleau; à partir de maintenant, je n'ai pas d'autre choix que de remonter la pente. Je suis d'accord pour me prendre totalement en charge à l'aide des sept clés.

   Oui ( )   Je n'ai pas encore décidé ( )   Non ( )

5. J'admets qu'auparavant, je n'ai pas réussi à maigrir en suivant un régime ou un programme, mais j'affirme que je suis prêt à suivre les mesures et les stratégies de ce livre.

   Oui ( )   Je n'ai pas encore décidé ( )   Non ( )

6. Je suis prêt à lire ce livre et à me servir des clés honnêtement pour me transformer, changer mon comportement et mon mode de vie.

Oui ( )   Je n'ai pas encore décidé ( )   Non ( )

7. Je suis prêt à étudier sincèrement mon comportement et à assumer mes difficultés face à moi-même et à mes proches.

Oui ( )   Je n'ai pas encore décidé ( )   Non ( )

8. Je suis prêt à regarder en face la manière dont je m'y prends pour saboter mes propres efforts et permettre aux autres de les saboter.

Oui ( )   Je n'ai pas encore décidé ( )   Non ( )

9. Je suis prêt à changer d'emploi s'il le faut pour maigrir et être en meilleure santé.

Oui ( )   Je n'ai pas encore décidé ( )   Non ( )

10. Je suis prêt à jeter les aliments problématiques qui se trouvent dans mon environnement et à opter pour les mesures et les stratégies de nutrition et de comportement proposées dans ce livre.

Oui ( )   Je n'ai pas encore décidé ( )   Non ( )

11. Je suis prêt à faire de l'exercice physique exigeant un effort modéré au moins trois à quatre heures par semaine.

Oui ( )   Je n'ai pas encore décidé ( )   Non ( )

12. Je suis prêt à m'organiser pour que ma santé et le contrôle effectif de mon poids soient les principales priorités de ma vie.

Oui ( )   Je n'ai pas encore décidé ( )   Non ( )

13. Je suis prêt à consacrer 15 à 20 minutes au moins, chaque jour, pour me concentrer intensément sur la pratique des mesures de contrôle de poids proposées dans ce livre.

Oui ( )   Je n'ai pas encore décidé ( )   Non ( )

14. Pour venir à bout de mes pensées négatives, je suis prêt à me répéter, aussi souvent que nécessaire, des affirmations qui m'encouragent.

Oui ( )   Je n'ai pas encore décidé ( )   Non ( )

15. Je suis prêt à assumer franchement ce que j'ai entrepris et à ne pas m'imaginer que quelqu'un d'autre le fera à ma place.

Oui ( )   Je n'ai pas encore décidé ( )   Non ( )

16. Je suis prêt à arrêter de me mentir, et de mentir aux autres, concernant ce qui m'empêche d'être moi-même.

Oui ( )   Je n'ai pas encore décidé ( )   Non ( )

17. Je suis prêt, à l'aide des sept clés, à transformer les mesures proposées en action, et à ne pas abandonner parce que « c'est trop difficile » ou parce que « je n'en ai pas la force ».

Oui ( )   Je n'ai pas encore décidé ( )   Non ( )

18. Je suis prêt à admettre que j'ai certains problèmes, mais je refuse de les laisser entamer mon engagement à suivre les mesures et les stratégies de ce livre.

Oui ( )   Je n'ai pas encore décidé ( )   Non ( )

19. J'admets que je dois prendre la responsabilité de ma vie, et je suis réellement décidé à y apporter des changements permanents.

Oui ( )   Je n'ai pas encore décidé ( )   Non ( )

20. Je suis prêt à me dire à voix haute que je change mon mode de vie pour être en meilleure santé.

Oui ( )   Je n'ai pas encore décidé ( )   Non ( )

RÉSULTATS

Additionnez uniquement vos réponses positives pour un résultat entre 0 et 20.

INTERPRÉTATION DE VOTRE RÉSULTAT

0 à 3 : Zone de confort

Si votre résultat se situe dans cette zone, il faut vous secouer! Vous avez pris racine dans un fauteuil rembourré appelé zone de confort. Vous n'êtes pas prêt à changer, loin de là, et ce livre ne vous fera aucun bien. Vous évitez soigneusement de vous ouvrir à tout changement qui dérangera votre routine. Vous vivez probablement une forme de déni et vous êtes réticent à affronter votre problème. Si c'est le cas, vous êtes d'accord avec les phrases suivantes :

- Mon poids ne me dérange pas vraiment.
- J'ai toujours été corpulent.
- Mon conjoint m'aime comme je suis.
- Je pense que c'est beau, être gros.

En prétendant que votre façon d'être actuelle vous convient et en rationalisant votre refus de changer et d'obtenir davantage de la vie, vous évitez l'échec et le découragement qui s'ensuit. Vous acceptez votre sort et ne prenez aucun risque. En réalité, pour une raison rationnelle, mais fort improductive, vous vous êtes résigné à accepter ce que vous ne voulez pas. En vous installant dans la zone de confort, vous vous coupez de la peur d'essayer et, peut-être, d'échouer.

Ce mode de vie facile peut s'avérer dangereusement statique. Stagner dans la zone de confort est mauvais pour votre santé et votre bien-être. Si votre mode de vie fourmille de comportements destructeurs, de pensées erronées et de choix désastreux – et que vous ne faites rien pour changer tout cela –, vous faites face aux pires assassins du pays : cardiopathie, cancer, diabète et leurs acolytes non moins sérieux. Vous avez l'entière responsabilité d'initier un changement dans votre vie. Pour maigrir une fois pour toutes, vous devrez modifier la façon dont vous pensez, sentez et agissez. Quittez votre fauteuil douillet et décidez de commencer chacune de vos journées en vous posant cette question : « Qu'est-ce que je peux faire aujourd'hui pour que mon poids et ma vie restent sains ? » Posez-vous la question, répondez-y et agissez. Jour après jour.

4-10 : Zone de la chèvre et du chou

Si votre résultat se situe dans cette zone, vous vous tenez entre deux chaises : vous réfléchissez au changement, mais vous n'avez pas encore fait un pas dans ce sens. Vos vêtements d'été sont un peu serrés, votre médecin a fait un commentaire sur votre poids, ou alors vous êtes tombé sur une photo où vous faites à vous seul la largeur de l'ensemble des personnes présentes. Plutôt que de vous lancer, vous restez dans l'ambivalence, tiraillé par des émotions contradictoires qui brouillent votre capacité à agir. Autrement dit, vous essayez de ménager la chèvre et le chou : « J'aimerais être mince, mais je ne veux pas éliminer mes plats favoris », « Je sais que je devrais faire de l'exercice, mais je suis incapable d'autant d'efforts. »

Quand vous réfléchissez à ce qu'il exige, vous saisissez que le changement a ses avantages, mais vous craignez le prix de ce que vous aurez à abandonner en échange. Dans cette valse-hésitation vous vous sentez paralysé par la perspective de toutes les implications qui s'annoncent, pris dans votre gangue d'indécision, incapable d'entreprendre une réelle transformation. Vous ne pourrez aller nulle part tant que vous resterez assis entre deux chaises.

Vous endossez souvent l'attitude : « Je ne m'y suis pas encore mis » ou « Je vais passer à l'action la semaine prochaine. » Rien de tel pour faire dérailler un projet : la semaine suivante, le mois, ou l'an, prochain viendront peut-être… et peut-être pas. Oui, vos défis sont grands, sinon vous ne seriez pas en train de lire ce livre. Mais demandez-vous dès maintenant : voulez-vous continuer à souffrir de cette épidémie d'obésité qui brise des vies et anéantit les esprits ? Vraiment ? Rester entre deux chaises n'est pas la solution : vous devez le comprendre. Levez-vous et osez vouloir, aspirer et agir de manière à régler votre excès de poids une fois pour toutes. Changer exige du courage : c'est le moment d'en faire preuve.

11-15 : La croisée des chemins

Si vous avez répondu affirmativement entre 11 et 15 fois, vous êtes à la croisée des chemins. Votre résultat indique que vous songez sérieusement à changer depuis un moment ; vous avez peut-être même fait des plans pour quitter votre zone de confort ou votre zone d'incertitude. Vous ne pouvez plus supporter de retomber dans les mêmes vieux comportements. Après avoir sondé votre cœur, vous avez compris que vous êtes fatigué d'errer, de courir après le dernier super-régime promettant mer et monde. Vous avez déjà fait un pas de géant en passant de la réflexion à l'engagement ferme. Autrement dit, vous savez qu'il est temps pour vous de traduire vos intuitions, vos prises de conscience et votre éveil en action constructive, significative et ciblée. Qui plus est, vous êtes convaincu de pouvoir le faire.

Ne vous préoccupez pas exagérément de planification et de préparation : la vie récompense avant tout l'action – c'est une loi essentielle –, pas l'intention, ni l'intuition, ni la prise de conscience. L'action. Comme le dit le vieux proverbe : « Pas de coup de circuit si le bâton reste sur ton épaule. » Vient un temps où vous devez frapper la balle. Pour obtenir ce que vous voulez, vous devez agir en conséquence. Et le moment est venu.

16-20 : L'heure H

« L'heure H », c'est le moment crucial, le point de non-retour : vous vous confrontez à l'essence du respect de vous-même. Vous en avez tellement assez de vos habitudes et de votre mode de vie que vous savez ne plus pouvoir continuer ainsi. Les alcooliques disent qu'ils « touchent le fond du baril », d'autres, « le bout du rouleau ». C'est à ce moment que vous décidez qu'il n'est pas trop tard, que vous méritez mieux et que vous allez enfin vivre. Vous choisissez de faire table rase du passé et de recommencer à neuf. Vous décidez de vous réapproprier votre santé et votre vie. L'obésité a pris une dimension écrasante dans votre vie, le problème a acquis des proportions qui relèguent toutes vos autres préoccupations au second plan. Vous vous êtes dit courageusement : « J'en ai assez ! Peu importe que le changement fasse mal ! Peu importe ce qu'il faut que j'abandonne ! Je ne tolérerai plus cette situation une seconde, une minute, un jour de plus. Je suis prêt ! » Vous savez qu'il y a une limite à ce que votre dignité – en fait, votre être même – peut endurer. Quand vous atteignez ce point de non-retour, vous êtes en mesure de commencer à vivre stratégiquement. Vous voulez davantage et vous êtes prêt à faire plus. D'ailleurs, vous agissez déjà pour concrétiser votre but. Vous vous débarrassez de votre ancien mode de vie comme d'une paire de vieilles chaussettes. Le changement viendra parce que vous le matérialiserez. Vous y arriverez parce que vous savez ce que vous voulez. Vous y parviendrez en vous engageant et en vous concentrant totalement.

ATTENDEZ-VOUS À RÉUSSIR

Peu importe votre résultat, le poids que vous pesez, votre dégoût devant votre reflet dans le miroir, voici l'occasion de vous servir de sept clés qui vous aideront à atteindre votre poids santé, régleront votre problème une fois pour toutes et vous permettront de laisser s'épanouir vos meilleures qualités. Croyez-moi quand je vous dis que c'est possible : vous pouvez le faire et vous méritez de le faire. Vous êtes fort, vous avez des talents et des dons uniques, vous pouvez atteindre vos objectifs les plus fous. Comme le dit le dicton : « Dieu ne fabrique rien de mauvaise qualité. » Vous avez tout ce qu'il faut pour maigrir, être en santé et vivre la vie que vous désirez et que vous méritez. Voici venu le moment d'agir. C'est pour vous le temps de franchir les portes par lesquelles vous pourrez atteindre et maintenir votre poids santé.

DEUXIÈME PARTIE

Les 7 clés pour atteindre et maintenir votre poids santé

4

La pensée juste

Ouvrant la porte à la maîtrise de soi

Tel l'homme pense en lui-même, tel est-il.

SALOMON

PREMIÈRE CLÉ: LA PENSÉE JUSTE

Pour perdre votre surplus de poids, vous devez changer votre façon de penser. Éliminez vos schémas d'autosabotage, soyez convaincu de réussir, et vous aurez maîtrisé la première clé qui vous permettra d'en finir avec votre obésité. Penser différemment vous ouvrira les portes du succès et maximisera votre vie. Ce que vous croyez de vous-même deviendra réalité.

Comme je l'ai mentionné dans le premier chapitre, chaque personne – vous y compris – possède ce que j'appelle une « vérité personnelle ». Il s'agit de ce que vous pensez fondamentalement à votre sujet. C'est le scénario que vous vivez, l'histoire que vous vous racontez à propos de votre vie, et cela inclut votre poids et votre capacité (ou votre incapacité) à le maintenir où vous voulez. Les croyances que vous entretenez à votre sujet sont extrêmement puissantes; elles vous influencent en bien ou en mal, tout comme l'approche que vous adoptez à l'égard de votre poids. Tout ce que vous faites et ressentez, et surtout la manière dont vous agissez et percevez les choses, procède de votre vérité personnelle.

Vous n'avez pas à creuser bien loin pour dénicher des exemples de vérités personnelles négatives qui surgissent et font dérailler vos efforts de contrôle du poids : vous commencez un programme d'exercice ou un régime amaigrissant pour changer d'allure, mais vos efforts échouent systématiquement, parce que vous vous répétez que vous êtes un cas désespéré et que vous ne réussirez jamais. Votre vérité personnelle est l'échec – et franchement, comment pourrait-il en être autrement ?

Votre passé est rempli d'échecs dans ce domaine, vous avez intériorisé ces répétitions et elles dictent maintenant le résultat de vos tentatives.

Votre vérité personnelle peut être aussi positive et juste – vous vous considérez comme une personne en santé, pas du tout obsédée par son poids – qu'elle peut cacher un ramassis de croyances erronées provenant de vos tentatives répétées et inutiles de perdre du poids et rester mince. Qu'importe ! Vous possédez votre vérité personnelle et votre vie en reflète la teneur, que vous le vouliez ou non. Chaque succès, chaque échec découlent de cette vérité personnelle que vous avez vous-même définie. Si votre vérité personnelle est truffée de doutes, de remontrances et d'autoflagellation, c'est ainsi que s'illustre votre rapport au monde.

Vous comprendrez donc à quel point votre vérité personnelle est importante. Comme elle guide et oriente vos efforts de maîtrise de votre poids, ce que vous croyez vrai de vous-même, ce que vous prenez pour la réalité, est vital. Votre vérité personnelle est cruciale. Si vous ne rectifiez pas la vôtre, vous êtes perdu : vous ne réussirez jamais à perdre du poids de façon définitive, même avec les plans les mieux conçus.

Vous êtes le siège de processus très précis : certains facteurs internes colorent ce que vous vous dites et ce que vous croyez, et votre monologue intérieur façonne votre comportement. Nous allons nous pencher sur ces facteurs internes, puisqu'ils influent sur le contenu de votre vérité personnelle. À mesure que nous avancerons dans la compréhension de cette clé, vous allez découvrir votre vérité personnelle et saisir de quelle façon elle imprègne virtuellement tous les aspects de vos efforts pour maigrir. Ainsi libéré des distorsions qui l'affectent, vous pourrez cesser de vivre en regardant en arrière et vous refaçonner une vérité personnelle qui contribuera à atteindre et maintenir votre poids santé. Je ne vais pas vous en donner une nouvelle : vous avez déjà tout ce qu'il faut ! Elle a toujours été là, elle n'a besoin que d'un bon coup de chiffon pour être nettoyée de la désinformation et des inepties que vous avez intériorisées durant toutes ces années.

Pour atteindre vos objectifs de contrôle de poids, vous devez d'abord transformer votre vérité personnelle. Nous commençons donc par cette clé, étant donné son importance centrale. Elle sert de carte, de guide, pour séparer l'ivraie du bon grain, la fiction de la vérité, et évacuer de votre pensée tous les éléments indésirables, pour laisser enfin croître et s'épanouir votre véritable nature. Comme vous allez le constater, vous possédez déjà tout ce qui est nécessaire pour être, faire et avoir absolument tout ce que vous désirez et estimez avoir besoin.

Pour vous aider à saisir pleinement l'importance de changer et de s'améliorer intérieurement, je vais vous raconter une anecdote familiale. Quand mes deux garçons, Jay et Jordan, étaient plus jeunes, ma femme Robin et moi leur organisions des fêtes d'anniversaire. Comme le font généralement les parents, nous invitions les enfants des voisins à venir déguster un gâteau et de la crème glacée. Très tôt, nous avons établi une tradition : je me déguisais en clown – maquillage, nez, costume, et tout le tralala (certaines personnes diront que je n'ai nul besoin de me déguiser, mais c'est une autre histoire !) – et je divertissais les enfants. Ils étaient évidemment ravis et s'amusaient comme des fous à pincer mon gros nez et à tirer sur ma perruque. Pour compléter mon déguisement, je me promenais avec un énorme bouquet de ballons colorés, gonflés à l'hélium, que je distribuais aux enfants présents.

Je me souviens d'un des garçons à qui j'ai donné un ballon. Contrairement aux autres gamins qui s'étaient avidement accrochés à la ficelle de leur ballon, le petit m'a regardé et m'a demandé : « Si je le laisse aller, est-ce qu'il va monter très haut ? » Touché par sa question, je me suis penché vers lui et lui ai répondu : « Bien sûr, mon garçon. C'est ce qu'il y a dans ton ballon qui fait qu'il monte aussi haut. »

La même chose n'est-elle pas vraie de nous ? Nos pensées, nos croyances, nos émotions et les perceptions que nous avons de nous-mêmes peuvent soit nous élever vers une perspective positive, soit nous engluer dans un état de complète inertie. Il est possible que vous pensiez que vous ne maigrirez jamais, que c'est trop difficile ou que vous n'avez pas suffisamment de maîtrise de vous-même. Si vous acceptez ces pensées et en faites votre vérité personnelle, vous saboterez vos efforts. Vos pensées et vos croyances négatives vous garderont prisonnier. Comme ces messages intérieurs imprègnent votre état émotionnel, ce que vous vous dites vous rendra stressé, anxieux, inquiet, déprimé, et beaucoup plus enclin à vous empiffrer ou à faire des excès. Vous ne devez pas vous laisser berner par votre monologue intérieur, pas plus que vous ne le feriez si quelqu'un vous disait que vous ne pouvez ni maigrir ni atteindre la maîtrise de votre vie.

À moins de les éliminer, les pensées qui vont à l'encontre du but recherché acquerront davantage de force et s'incrusteront encore plus profondément dans les schémas habituels de votre vie, devenant de ce fait encore plus difficiles à déloger. Évidemment, avant de pouvoir se défaire de ces pensées, il faut les conscientiser et les reconnaître. C'est ce que nous allons faire ici, en entreprenant une série d'évaluations fort précieuses qui vous apporteront la clarté nécessaire pour changer radicalement vos pensées, vos croyances et vos attitudes.

Avez-vous déjà vu, au cirque, des éléphants de six tonnes attachés à de petits piquets de bois? Vous êtes-vous déjà demandé pourquoi un de ces puissants pachydermes n'arrachait pas tout bonnement le bout de bois pour s'enfuir en courant? C'est que, lorsqu'ils sont jeunes et impuissants, les éléphanteaux sont attachés par de lourdes chaînes à des poteaux d'acier indéracinables. Ils ont beau tirer de toutes leurs forces, les chaînes restent intactes, et les poteaux, immobiles. À mesure qu'ils grandissent et se renforcent, les éléphants continuent de croire qu'ils ne peuvent aller nulle part tant et aussi longtemps qu'il y a un poteau enfoncé dans le sol près d'eux, même si ce dernier est petit et fragile. Ils n'essaient pas de s'enfuir parce qu'ils croient qu'ils en sont incapables.

C'est la même chose avec les gens. Si vous êtes comme les éléphants de cirque, vous avez permis à vos pensées et à vos actes de vous limiter; comme les éléphants, vous ne saviez pas que d'autres choix étaient possibles. Vous n'en n'étiez peut-être pas conscient, mais je vous l'affirme: vous pouvez choisir et vous avez du pouvoir.

Vous n'êtes pas obligé de rester stupidement attaché au poteau des pensées erronées et des comportements autodestructeurs. Vous pouvez « briser vos chaînes », transcender votre conditionnement et vous reprogrammer pour la réussite plutôt que pour l'échec.

Plusieurs spécialistes sont d'avis que l'obésité est une maladie reliée aux choix. Je suis d'accord avec eux. Selon moi, peu de maladies tombent dans cette catégorie mais, à n'en pas douter, l'obésité est de celles-là. Vous prenez du poids parce que vous choisissez des comportements qui encouragent l'obésité, et vous organisez votre mode de vie de manière à devenir obèse. Certains sont obèses parce que c'est ainsi qu'ils veulent être : ils ressentent un ou plusieurs besoins à combler. D'autres sont obèses à cause d'affection métabolique : ils ne mangent guère plus que les gens minces, et il leur faut faire de l'exercice mais, pour des raisons biochimiques, leur organisme brûle moins efficacement les calories. Si c'est votre cas, sachez que vous pouvez faire des choix qui vous aideront à gérer ce type d'impasse métabolique et biochimique. Je vous reparlerai de ce sujet au onzième chapitre.

Votre façon d'aborder la question du choix est essentielle à votre réussite. Vous avez créé votre situation et votre état de santé actuels. Quand vous l'aurez admis, vous pourrez constater – clairement, je l'espère – quels sont les choix qui vous ont conduit où vous êtes aujourd'hui. Vous pourrez alors commencer à changer vos pensées, vos attitudes, vos comportements et vos choix, et enfin obtenir des résultats différents.

Il n'y a pas que des mauvaises nouvelles : accepter votre rôle face à vos kilos excédentaires et reconnaître que vous êtes responsable signifie que vous êtes conscient de la situation. Cela veut également dire que vous comprenez que les solutions sont en vous. Vous bénéficiez donc d'une avance appréciable dans votre projet de contrôler votre poids.

Avec cette clé, vous allez apprendre à modifier votre monologue intérieur et retrouver la paix de l'esprit ainsi que la maîtrise de soi. Une fois engagé sur la bonne voie, intérieurement et émotionnellement, vous constaterez qu'une quantité phénoménale d'énergie est libérée par des pensées, des émotions et des comportements différents, un peu comme s'élève le ballon dont j'ai parlé plus haut.

Je sais qu'en vous parlant d'activité mentale, vous pourrez probablement réagir, à juste titre, en vous disant quelque chose comme : « Il me demande d'examiner mes pensées et de faire face à mes émotions. Je me fiche de ces idioties. C'est le discours habituel des psy. Je ne suis pas à ce point centré sur moi-même. »

Faites-moi confiance! Je ne vais pas vous sortir des inepties de « gourou » sur les émotions et les pensées, ni vous dire de grimper au faîte d'une montagne pour entrer en contact avec votre « enfant intérieur ». Ce que je vais vous donner, par contre, c'est un ensemble extrêmement pratique d'outils, de techniques et d'exercices qui vous permettront d'observer, d'évaluer et de remettre en question tout élément intérieur qui sabote vos efforts pour maigrir. Je vous en prie, ne sous-estimez pas l'importance de la question, ne l'écartez pas du revers de la main. Une fois votre activité intérieure maîtrisée, vous serez ébahi de découvrir le pouvoir dont vous disposez pour gérer votre poids. La question de maigrir et de contrôler votre poids ne concerne pas seulement la nourriture. Modifiez votre alimentation pour maigrir et vous perdrez quelques kilos, mais vous les reprendrez avant longtemps si vous ne redéfinissez pas d'abord votre vie. Pour perdre du poids de façon définitive, vous devez comprendre que le changement doit venir de l'intérieur, là où se trouve le véritable pouvoir. Ce qui suit vous aidera à vous réapproprier cette capacité de créer des résultats durables.

ÉVALUATIONS INTERNES

Vous ne pouvez changer ce dont vous ne reconnaissez pas l'existence. Nous allons donc commencer par ouvrir une porte qui vous permettra de cerner les schémas de pensées qui vous font obstacle. Deux questionnaires d'évaluation serviront notre intention. Le premier porte sur votre *lieu de contrôle en matière de poids* (LCMP), c'est-à-dire qu'il révèle la personne ou l'élément que vous rendez responsable de votre état. Ainsi, certains mettront leur obésité sur le compte de la génétique, de leur métabolisme ou de la tendance familiale au gavage. D'autres affirmeront qu'un régime est impossible parce que leur conjoint ou leurs enfants souffriront de ne pas grignoter de biscuits, de chips et d'autres aliments du genre. D'autres croiront que le pouvoir d'atteindre et de maintenir un poids santé réside en eux-mêmes exclusivement, et quelques-uns auront adopté une attitude fataliste face à leur excès pondéral, du style «C'est le sort qui me joue encore des tours...»

Il est essentiel de définir votre principal lieu de contrôle en matière de poids, puisque cela vous permettra ensuite d'exercer davantage de maîtrise sur vos pensées, vos émotions et votre comportement. Vous vous éveillerez aux puissantes ressources enfin à votre disposition pour vous aider à maigrir. Vous serez capable de cesser de vous autodétruire en vous empiffrant ou en cédant à la boulimie, puis à une ronde sporadique de régimes. Vous aurez davantage de contrôle sur votre esprit et votre corps.

Gardez ces idées en tête en remplissant le questionnaire qui suit. Soyez très honnête dans vos réponses. La bonne réponse est facile à déduire, mais sachez qu'elle ne vous aidera pas. La seule chose qui vous aidera consistera à faire preuve d'une sincérité et d'une transparence totales.

Une fois le questionnaire rempli, nous analyserons votre résultat pour comprendre votre approche face au contrôle de votre poids et envisager des moyens pour changer les éléments de votre LCMP qui vont à contre-courant du reste de vos efforts.

VOTRE LIEU DE CONTRÔLE EN MATIÈRE DE POIDS

Pour chacune des phrases qui suivent, notez votre approbation ou votre désapprobation en sélectionnant l'un des choix de réponses. Encerclez le choix qui exprime le mieux vos sentiments : si vous êtes entièrement d'accord, encerclez «a»; «b» si vous êtes plus ou moins d'accord; «c» si vous n'êtes pas d'accord»; et «d» si vous désapprouvez entièrement.

Section A. Lieu de contrôle interne en matière de poids

1. Je suis entièrement responsable de prendre ou de perdre du poids et de maintenir un poids santé.

   a) Je suis entièrement d'accord.

   b) Je suis plus ou moins d'accord.

c) Je ne suis pas d'accord.

d) Je suis entièrement en désaccord.

2. Je suis obèse à cause de mes habitudes alimentaires.

a) Je suis entièrement d'accord.

b) Je suis plus ou moins d'accord.

c) Je ne suis pas d'accord.

d) Je suis entièrement en désaccord.

3. Je suis obèse parce que je suis inactif, ou parce que je ne fais pas suffisamment d'exercice.

a) Je suis entièrement d'accord.

b) Je suis plus ou moins d'accord.

c) Je ne suis pas d'accord.

d) Je suis entièrement en désaccord.

4. Je peux certainement réussir à maigrir si je me donne des buts réalistes et mesurables.

a) Je suis entièrement d'accord.

b) Je suis plus ou moins d'accord.

c) Je ne suis pas d'accord.

d) Je suis entièrement en désaccord.

5. Si j'échoue à maintenir mon poids santé, c'est que je ne fais pas suffisamment d'efforts.

a) Je suis entièrement d'accord.

b) Je suis plus ou moins d'accord.

c) Je ne suis pas d'accord.

d) Je suis entièrement en désaccord.

Section B. Lieu de contrôle externe en matière de poids

6. Mon poids et ma taille sont principalement déterminés par mes antécédents familiaux.

a) Je suis entièrement d'accord.

b) Je suis plus ou moins d'accord.

c) Je ne suis pas d'accord.

d) Je suis entièrement en désaccord.

7. J'ai besoin d'un régime officiel et structuré, autrement j'ai de la difficulté à maigrir.

a) Je suis entièrement d'accord.

b) Je suis plus ou moins d'accord.

c) Je ne suis pas d'accord.

d) Je suis entièrement en désaccord.

8. J'ai besoin d'un médecin ou d'un nutritionniste pour m'aider à maigrir.

a) Je suis entièrement d'accord.

b) Je suis plus ou moins d'accord.

c) Je ne suis pas d'accord.

d) Je suis entièrement en désaccord.

9. J'ai besoin de médicaments d'ordonnance ou d'autres produits de régime pour maigrir.

a) Je suis entièrement d'accord.

b) Je suis plus ou moins d'accord.

c) Je ne suis pas d'accord.

d) Je suis entièrement en désaccord.

10. Je mange trop parce qu'il y a trop d'aliments tentants autour de moi.

a) Je suis entièrement d'accord.

b) Je suis plus ou moins d'accord.

c) Je ne suis pas d'accord.

d) Je suis entièrement en désaccord.

Section C. Lieu de contrôle du hasard en matière de poids

11. Atteindre mon poids idéal relève uniquement de la chance.

    a) Je suis entièrement d'accord.

    b) Je suis plus ou moins d'accord.

    c) Je ne suis pas d'accord.

    d) Je suis entièrement en désaccord.

12. Mon incapacité à perdre du poids est une question de malchance.

    a) Je suis entièrement d'accord.

    b) Je suis plus ou moins d'accord.

    c) Je ne suis pas d'accord.

    d) Je suis entièrement en désaccord.

13. J'arrête mon régime si ma journée est exécrable.

    a) Je suis entièrement d'accord.

    b) Je suis plus ou moins d'accord.

    c) Je ne suis pas d'accord.

    d) Je suis entièrement en désaccord.

14. Que j'engraisse, que je maigrisse ou que je reste au même point, ce qui doit arriver va arriver; c'est la vie.

    a) Je suis entièrement d'accord.

    b) Je suis plus ou moins d'accord.

    c) Je ne suis pas d'accord.

    d) Je suis entièrement en désaccord.

15. Je suis favorisé par le sort si je réussis à persévérer dans mon programme d'exercice.

    a) Je suis entièrement d'accord.

    b) Je suis plus ou moins d'accord.

    c) Je ne suis pas d'accord.

    d) Je suis entièrement en désaccord.

RÉSULTATS

Vous devez calculer un résultat différent pour chaque section (contrôle interne, externe, et relié au hasard). Donnez-vous 4 points pour chaque « a »; 3 points pour chaque « b »; 2 points pour chaque « c »; et 1 point pour chaque « d ». Additionnez les totaux et reportez-les ci-dessous :

      Section A. Interne   _____

      Section B. Externe   _____

      Section C. Hasard   _____

Vos réponses aux trois sections ont donné des résultats différents, entre cinq et vingt. Dans chacun des cas (interne, externe et relié au hasard), vos résultats vous classent dans l'une des quatre catégories suivantes : très faible, faible, moyen, et élevé, suivant les explications suivantes :

Section A. Lieu de contrôle interne en matière de poids

5 à 7 :   très faible attribution de votre poids à des responsabilités intérieures

8 à 11 :   faible attribution de votre poids à des responsabilités intérieures

12 à 16 : attribution moyenne de votre poids à des responsabilités intérieures

17 à 20 : attribution élevée de votre poids à des responsabilités intérieures

Section B. Lieu de contrôle externe en matière de poids

5 à 7 :   très faible attribution de votre poids à des responsabilités extérieures

8 à 11 :   faible attribution de votre poids à des responsabilités extérieures

12 à 16 : attribution moyenne de votre poids à des responsabilités extérieures

17 à 20: attribution élevée de votre poids à des responsabilités extérieures

Section C. Lieu de contrôle du hasard en matière de poids

5 à 7:   très faible attribution de votre poids à la chance

8 à 11:   faible attribution de votre poids à la chance

12 à 16: attribution moyenne de votre poids à la chance

17 à 20: attribution élevée de votre poids à la chance

Lieu de contrôle interne en matière de poids

Si vous avez obtenu un résultat de moyen à élevé (de 12 à 20), votre *lieu de contrôle interne en matière de poids* signifie que vous partez de l'affirmation selon laquelle «Si je ne maigris pas, c'est ma faute. Si je maigris, c'est grâce à mes efforts». Vous sentez que vous exercez un effet direct sur vos résultats par vos actions, vos interactions, vos traits de caractère et vos caractéristiques; vous acceptez votre responsabilité dans ce qui vous arrive, tout comme vous vous en donnez le mérite. Si vous êtes obèse, vous admettez que vous en êtes arrivé là parce que vous ne mangez pas sainement et que vous ne faites pas suffisamment d'exercice. Vous avez tendance à vouloir assumer l'entière responsabilité de modifier votre condition actuelle et d'apporter à votre mode de vie les changements qui s'imposent, et vous vous tenez pour responsable du changement. Tous ces éléments sont des atouts.

Un conseil: restez conscient des inconvénients de cette orientation intérieure. Vous pourrez trouver difficile de chercher conseil auprès d'autres personnes ou de consulter des ressources extérieures pour obtenir de l'aide. En faisant fi des ressources extérieures mises à votre disposition, vous vous coupez d'intuitions précieuses, de conseils judicieux et du soutien de personnes compétentes, médecins, nutritionnistes et fournisseurs de soins de santé.

Si votre façon de penser est trop tournée vers l'intérieur, votre lieu de contrôle engendrera un autre problème: vous tendrez à intérioriser vos échecs et à vous y attarder. Quand vous glissez dans cette ornière, vous poursuivez un monologue intérieur négatif qui vous dénigre, et vient déclencher un schéma tendant à faire une montagne d'une taupinière et vous convaincre que vos limites vous empêchent de pouvoir obtenir un succès durable. En ajoutant foi à ces pensées, vous minimisez vos capacités et abandonnez votre rêve de venir un jour à bout de votre obésité. Réfléchissez à la manière dont vous interprétez vos échecs, prenez conscience de votre monologue intérieur toxique et travaillez à le changer. Cette clé vous y aidera.

Reconnaissez également qu'il y a des événements qui échappent à votre contrôle. Vous n'êtes pas responsable du déluge qui vous empêche d'aller marcher ce matin. Si vous vous dites «Je suis en colère contre moi parce que je n'ai pas pu aller marcher aujourd'hui», votre intériorisation est inappropriée. Vous vous blâmez pour le mauvais temps!

Autre exemple: imaginez que votre semaine a été motivée et parfaitement conforme à votre programme. Vous avez bien mangé et vous avez fait de l'exercice comme prévu. Or, votre pèse-personne vous indique le contraire. En vous irritant contre vous-même, vous commettez une erreur. D'autres facteurs peuvent être en cause: rétention d'eau, augmentation de la masse musculaire due à l'exercice (le muscle pèse plus lourd que le gras), ou alors période plateau où votre organisme cesse de maigrir et s'ajuste à son nouveau métabolisme. Soyez réaliste quant à ce que vous maîtrisez et à ce qui échappe à votre contrôle. Concentrez-vous sur votre sentiment de bien-être, ou sur la sensation d'être moins serré dans vos vêtements. Ce sont eux les véritables signes de votre progrès.

Lieu de contrôle externe en matière de poids

Si vous avez obtenu un résultat élevé (de 12 à 20), votre *lieu de contrôle externe en matière de poids* se caractérise par une dépendance marquée envers des influences ou des personnes très puissantes, responsables de votre succès ou de votre échec à maigrir. Permettez-moi de vous donner un exemple de la manifestation d'une pensée tournée vers l'extérieur. Retournez à un des moments où vous vous êtes mis au régime, où vous avez perdu beaucoup de poids et où vos amis, admiratifs au plus haut point, se sont empressés de savoir comment vous avez fait. Comme vous êtes orienté vers l'extérieur, vous leur avez probablement répondu que vous aviez réussi grâce au régime X ou Y. Vous avez attribué le mérite de votre succès au régime, non à votre persévérance. Vous croyez généralement que le mérite de vos bons résultats provient de l'extérieur, de quelqu'un ou d'un élément extérieur à vous. C'est ce nouveau régime absolument révolutionnaire, ce médecin ou cette nutritionniste que vous consultez. C'est ce nouveau médicament d'ordonnance ou ce procédé chirurgical de pointe – la dérivation gastrique, ou *bypass*, par exemple – auquel vous attribuez le mérite de votre perte de poids. Vous ne vous vantez jamais ou presque d'être responsable de vos succès.

De la même manière, quand vous ne réussissez pas à maigrir et à remonter la côte, ou que vous vous effondrez totalement, vous n'assumez pas davantage la responsabilité de ce qui vous arrive, ou si peu. Vous portez votre obésité au compte d'une multitude de facteurs, en oubliant le litre de crème glacée Häagen Dazs que vous savourez chaque soir depuis cinq ans. Vous êtes d'avis que votre poids n'a rien à voir avec votre choix de vous gaver ou avec vos crises de boulimie. C'est immanquablement la faute d'une situation quelconque, de quelqu'un ou de quelque chose d'autre. Ce n'est jamais le fait de vos actes : vous déclarez par exemple que vous avez repris les kilos perdus parce que le régime que vous suiviez a « cessé de fonctionner ». Ou alors, vous vous conduisez comme un quadragénaire lourdaud qui souhaite continuer à manger comme au collège – burgers, frites, pizzas, bière et le reste – tout en s'attendant à rester au même poids qu'à l'époque. Le pauvre homme est persuadé que son métabolisme est trop lent. Il ne s'arrête pas à penser que ses poignées d'amour sont là uniquement parce que, comme bien d'autres, il est trop paresseux pour faire de l'exercice.

Peu importe la situation ou les circonstances, vous n'êtes jamais à blâmer – même si c'est votre faute et non celle de quelqu'un ou de quelque chose d'autre.

Un conseil : si vous persistez à croire que votre poids est contrôlé par des forces extérieures, vous aurez beaucoup de difficulté à maigrir. En blâmant votre famille, vos gènes, un problème métabolique ou un régime qui « n'a pas fonctionné », vous posez un diagnostic erroné sur les raisons qui sous-tendent votre obésité. Conséquemment, vous n'appliquerez pas le traitement approprié et n'agirez pas de la façon requise.

Ne pas assumer la responsabilité de ce qui vous incombe invalide vos efforts pour perdre du poids et maintenir un poids santé. Vous n'assumez pas le fait que vos mauvaises habitudes alimentaires et le manque d'exercice vous ont rendu obèse. Revenez sur terre : vous êtes clairement et sans conteste responsable de plusieurs des éléments qui affectent votre poids.

La solution consiste à changer votre lieu de contrôle externe en un lieu de contrôle interne. Ce faisant, vous vous rendrez responsable de vos choix et de vos actes. Quand vous aurez compris que votre combat contre l'obésité a fort peu à voir avec ce qui vous entoure, votre pouvoir de changement deviendra immense.

L'orientation vers l'extérieur engendre un autre problème : vous aurez tendance à sauter d'un régime à l'autre à la poursuite de « celui qui fonctionnera ». Étant donné que ce régime idéal n'existe pas, vous devenez frustré et vous vous sentez défait. Résultat : vous êtes rapidement de retour à la case départ. Vos tentatives pour maigrir se caractérisent par votre adhésion sporadique et perpétuelle aux régimes. Vous faites du surplace et restez englué dans les mêmes habitudes.

Quand votre façon de penser est trop tournée vers l'extérieur, soit vous vous fixez des buts qui ne sont pas assez élevés, soit vous ne vous en donnez aucun. Par exemple, vous pourrez vous dire : « Impossible d'atteindre mon poids idéal. Quelque chose va m'en empêcher. » Voilà un exemple de comportement d'extériorisation négatif. Imaginez les conséquences qui découlent de cette façon de penser ! Vous avez déjà renoncé à la maîtrise de soi et étouffé le peu de détermination que vous aviez avant même d'essayer de maigrir. Cessez de penser ainsi et commencez à reconnaître que vous exercez une influence active sur les événements positifs de votre vie. Commencez à avancer par vos propres moyens.

Lieu de contrôle du hasard en matière de poids

Si vous avez obtenu un résultat moyen à élevé (12 à 20), votre *lieu de contrôle du hasard en matière de poids* signifie que vous n'avez aucune confiance – ou très peu – en vous ou en quoi que ce soit d'autre. Vous ne voyez pas l'avantage de changer de régime, de faire de l'exercice ou d'assumer vos responsabilités en matière de santé, parce que vous croyez que votre comportement n'a rien à voir avec vos choix. Obèse ou autrement malade, si vous maigrissez un peu, vous considérez que c'est un accident ou un coup de dés dans un jeu de hasard. Selon votre point de vue, tout résultat et toute conséquence sont attribuables au destin, à un accident ou tout simplement à la chance.

Détrompez-vous : la chance n'a rien à voir avec la discipline personnelle. Par contre, ne pas vouloir changer vos habitudes parce que vous ne voulez pas vous imposer de discipline, c'est une autre question. Ce genre de chance porte l'impuissance en elle : vous ne voyez pas pourquoi vous vous soumettriez à une discipline quelconque ; par conséquent, vous n'êtes pas motivé à changer du tout.

Un conseil : la recherche a démontré que les personnes dotées de lieux de contrôle interne et externe perdront du poids, mais que celles qui ont un lieu de contrôle du hasard élevé ont moins de chances de réussir. En effet, ces dernières croient que changer n'en vaut pas la peine, puisque personne n'a son mot à dire ni ne peut exercer un quelconque contrôle sur le déroulement de son existence.

Obnubilées par cette mentalité, ces personnes pensent que les gens devraient les aimer en dépit de leur apparence : après tout, ce n'est pas leur faute si la vie ne les a pas choyées. Si vous vous reconnaissez dans cette description, il y a fort à parier pour que vous ne preniez soin ni de vous, ni de votre santé. En vivant ainsi, sans respect pour vous-même, vous ne faites pas que vous priver, vous privez également ceux qui vous entourent.

Si votre point de vue intérieur ressemble à « Quelle différence, de toute façon ? » ou à « Ça va arriver, si j'ai de la chance », vous serez probablement obèse et en mauvaise santé le reste de votre vie. Vous laissez passer des occasions formidables de transformer votre vie et votre santé.

J'espère qu'à ce stade, vous avez admis que votre lieu de contrôle en matière de poids contient des mensonges et une logique erronée, façonnant le cœur de votre vérité personnelle, et que vous devez vous décider à adopter de nouvelles orientations. Selon vos résultats, soit votre façon de penser doit s'orienter davantage vers l'intérieur ou davantage vers l'extérieur, soit vous devez liquider toute pensée orientée vers le hasard. Vous aurez à vous demander si vous «rendez bien à César ce qui revient à César», vous devrez faire preuve de plus d'autodétermination dans certains domaines et vous investir davantage dans l'orientation des résultats de votre vie.

ÉVALUATION DU MONOLOGUE INTÉRIEUR

Vos croyances au sujet de ce qui régit votre poids et votre santé influencent fortement votre monologue interne, cette conversation que vous entretenez dans votre for intérieur à propos de ce qui arrive dans votre vie. Votre monologue intérieur se tisse de tous les éléments négatifs sur lesquels vous vous concentrez, des critiques que vous vous adressez – culpabilité et honte –, ainsi que des illusions et des points de vue erronés qui encombrent votre vie. Prisonnier d'un monologue intérieur négatif qui vous condamne, vous vous créez des obstacles inutiles et laissez passer de réelles occasions de réussir à perdre du poids.

La prochaine évaluation est importante. J'aimerais que vous vous penchiez sur votre monologue intérieur pour en cerner précisément le contenu. Écrivez ce que vous vous dites à propos de :

- votre apparence
- votre silhouette
- votre capacité à gérer votre poids
- l'intensité de votre activité physique
- votre maîtrise de vous-même
- votre santé en général

Relisez ensuite ce que vous avez écrit. Comment décririez-vous le ton ou l'état d'esprit de cette conversation qui se poursuit en vous-même? Est-il positif, dynamique? Est-il pessimiste, défaitiste et autoaccusateur? Soulignez tout ce qui vous semble le mieux illustrer votre monologue intérieur, positif et négatif.

Qu'est-ce que votre texte vous apprend sur votre lieu de contrôle en matière de poids? En savez-vous davantage sur vous-même? Votre monologue intérieur est-il orienté vers l'extérieur ou l'intérieur, ou repose-t-il sur le hasard? Écrivez la réponse.

Ne jetez pas ces précieuses réflexions au panier. Conservez-les, car vous aurez à y revenir plus tard. Elles contiennent des informations indispensables qui vous permettront de comprendre clairement votre être intérieur pour la première fois.

OPTIMISEZ LA PERTE DE POIDS PAR L'AUTOMOTIVATION

Au cours de la journée, vous conversez avec plusieurs personnes, mais votre contact le plus actif et le plus suivi reste la conversation que vous poursuivez en vous-même. Vous pouvez rencontrer dix personnes par jour, il n'en reste pas moins que vous êtes avec vous-même chaque jour de votre vie et que vous parlerez davantage à vous-même qu'à l'ensemble des personnes que vous rencontrerez durant votre existence.

Cette conversation intérieure se poursuit en temps réel : c'est le flot de pensées qui se déroulent dans votre esprit à propos de tout ce qui vous arrive. C'est ce que vous vous dites, ce que vous pensez de vous, du monde, de ce qui vous arrive, en tout temps.

Comme vos pensées déterminent aussi votre comportement, le choix de vos pensées contribue à vos expériences : en choisissant une pensée, vous en choisissez les conséquences. Donc, si vous choisissez des pensées qui vous rabaissent et vous dénigrent, vous vivrez les conséquences qui en découlent : faible niveau d'estime de soi et de confiance en soi-même. De la même façon, en vous laissant habiter par des pensées tristes, vous vous condamnez à vivre la dépression.

Par ailleurs, impossible de passer sous silence les conséquences physiologiques de nos pensées. En choisissant vos pensées, votre corps subit les résultats qu'elles provoquent, et chacune de vos pensées entraîne une réaction physiologique instantanée. Pensez à la colère : elle élève la pression sanguine, augmente la fréquence cardiaque, suscite des éruptions cutanées et certaines autres conséquences néfastes au niveau du corps.

Voici un autre exemple, plus près de notre sujet. Imaginez que vous pensez : « Je n'aime pas faire de l'exercice. » Votre organisme réagit à cette pensée réductrice en cessant d'agir et en réprimant son énergie. Il se conforme au message de l'ordinateur central. Avec une programmation intérieure aussi négative, comment se surprendre de la médiocrité de votre activité physique et de votre manque de persévérance ? Vous vous parlez peut-être aussi en vous lançant des messages dévastateurs du genre « Jamais je ne maigrirai » ou « Je déteste ce que je vois dans le miroir ». Ces pensées vont jouer contre vous, vous pouvez compter là-dessus.

En outre, comme les pensées déterminent les comportements, vous devez observer quels gains, quelles récompenses, vous tirez de vos propos. Sur un certain plan, cette conversation intérieure fonctionne bien pour vous. Par exemple, si vous vous dites que vous n'avez pas le temps de faire de l'exercice, vous vous servez d'une excuse facile pour ne jamais vous efforcer de devenir plus actif. C'est votre récompense, votre gain : l'excuse pour ne pas secouer votre inertie vous permet d'éviter le stress qui vient avec l'aspiration à un meilleur mode de vie.

Bref, vos pensées ont le pouvoir de vous programmer. C'est pourquoi le travail de cette clé consistera à jeter par-dessus bord tous les discours négatifs que vous entretenez en vous, pour les remplacer par des affirmations intérieures productives.

Ne confondez pas ! je ne vous demande pas de vous « visualiser mince ». Je ne crois pas que quelque chose d'aussi important que maigrir puisse se résumer en une formule toute faite, et je n'ai pas écrit ce livre pour vous dire que la réponse à votre obésité se résume à toujours conserver des pensées positives. Si vous essayez de vous « visualiser mince », croyez-moi, vous resterez aussi enveloppé que maintenant. Nous parlons ici d'analyser votre monologue intérieur, d'en dénicher les pièges et de modifier les interactions qui s'opposent directement à vos objectifs de perte de poids. Les étapes que vous vous apprêtez à franchir ajouteront à votre allant et à votre pouvoir de vivre, le reste de votre existence, mince et en santé.

PREMIÈRE ÉTAPE : DEVENEZ CONSCIENT DE VOS PENSÉES ERRONÉES

Les pensées erronées qui minent les efforts de contrôle du poids tombent généralement dans des catégories prévisibles. Grâce à ma pratique avec les obèses, j'ai pu dresser la liste des dix messages d'autodénigrement les plus fréquents. En connaissant ces messages et en apprenant à les dépister en vous-même, il est clair que vous pourrez changer le cours des choses. Voici donc la liste de ces dix messages les plus fréquents:

1. Extériorisation / Intériorisation

Le lieu de contrôle de votre poids, étudié précédemment, orchestre et oriente le contenu de votre monologue intérieur. Ainsi, si vous avez tendance à être influencé par l'extérieur, une large part de votre conversation interne se tiendra dans le registre « Je ne peux pas maigrir tout seul. Je vais devoir prendre une prescription spéciale ». Si le lieu de contrôle de votre poids est intérieur, vous vous direz: « Pour atteindre mes objectifs, je dois faire des séances d'exercice chaque fois plus intenses. » Si c'est le hasard qui vous mène, vous penserez: « Être obèse fait partie de mon destin. Il n'y a rien que je puisse faire. »

Le principal lieu de contrôle à l'œuvre dans votre vie tend à fortement influencer votre discours intérieur. Trop de pensées de l'une ou l'autre de ces trois dynamiques – interne, externe ou reliée au hasard – sont la cause de résultats indésirables. Si vous comprenez que vous intériorisez ou extériorisez trop les choses, ou que vous êtes trop fataliste (hasard), vous savez que vous devez cesser de vous laisser manipuler par cette dynamique. Évaluez de façon réaliste ce que vous maîtrisez et ce qui vous échappe, et agissez de manière à vivre différemment.

2. Étiquetage

L'étiquetage consiste à meubler votre monologue intérieur de descriptions de vous-même reflétant les conclusions auxquelles vous en êtes arrivé. Plusieurs de ces étiquettes vous ont été données par d'autres, mais beaucoup proviennent de votre for intérieur: vous vous en êtes affublé en vous observant dans des situations où vous avez créé le chaos. On vous a peut-être toujours ridiculisé à cause de votre poids, ou alors on a fait sur votre dos d'horribles blagues de « gros ». En Amérique, les obèses sont étiquetés de « paresseux »,

« laids » et « négligés ». C'est injuste, et dans certaines situations professionnelles, illégal, mais c'est une réalité pénible si tel est votre cas. Les gens sont insensibles et vous traiteront sans égard. Justes ou injustes, les choses sont ainsi.

Toutefois, peu importe leur source, vous avez tendance à intérioriser ces étiquettes, à les croire vraies et à vivre en fonction d'elles. Elles peuvent même définir votre personnalité à votre insu. Les obèses se qualifient généralement de « ratés » lorsqu'ils ne réussissent pas à perdre du poids. Une fois que vous admettez la validité d'une étiquette, vous annihilez votre confiance en vous et votre autodétermination, ainsi que votre désir d'atteindre votre poids santé. Si vous croyez à la pertinence d'une étiquette négative, vous ne verrez aucune preuve de l'existence de son contraire.

3. Pensées de frustration

Devant un régime ou un programme d'exercice, plusieurs d'entre vous pensez ne pas pouvoir tolérer la frustration et l'inconfort qui accompagnent l'absence de vos aliments favoris ou l'exhibition de votre masse corporelle au gym. Incapable de supporter l'inconfort du changement, vous vous servez de votre éventail de pensées frustrantes : « C'est trop difficile. C'est plus facile de rester gros. Faire de l'exercice ne m'intéresse pas, c'est tout ! »

Pour vous protéger, vous vous persuadez que, sur le plan de la nutrition ou du mode de vie, toute forme de changement est beaucoup trop difficile. Ce type de monologue intérieur est imprégné d'un pessimisme constant, et ces pensées réductrices vous dépriment. Ce qui vous fait persister dans cette voie est aussi votre récompense : vous évitez la frustration et l'inconfort. Mais ce faisant, vous encombrez votre esprit d'un tas d'inepties et, chaque fois que vous pensez à perdre du poids, vous abandonnez avant même de vous y mettre.

4. Pensées divinatoires

Comme une cartomancienne intérieure, vous vous imposez des prédictions quant à vos probabilités de réussite ; négatives, elles ont un relent de catastrophe. Votre propension intérieure à la divination pourra varier de « Ceci ne fonctionnera pas, je ne maigrirai jamais, je vais échouer, j'ai trop de poids à perdre » à « Je n'arriverai jamais à perdre ces 3 ou ces 5 derniers kilos ». Quand ce type de conversation est en mode actif, les pensées rationnelles et confiantes sont expulsées parce qu'elles ne sont ni aussi dominantes, ni aussi insistantes que vos pensées divinatoires. En essence, ce monologue intérieur négatif peut se changer en cercle vicieux où vos prédictions se réalisent: elles exercent un contrôle sur vos pensées et anticipent les résultats que vous obtiendrez.

Voici un exemple classique d'une prédiction qui se réalise: en 1954, un jeune médecin, Roger Bannister, brisait le record du monde en courant le mille en moins de 4 minutes. Partout sur la planète, les gens étaient convaincus qu'il était physiologiquement impossible pour un être humain d'accomplir cet exploit. C'est resté le cas jusqu'à ce que Bannister décide qu'il pouvait le faire. Et il l'a fait: lors de cette course légendaire, il a franchi la ligne d'arrivée en trois minutes, cinquante-neuf secondes et quatre dixièmes. Mais le plus instructif de cette anecdote, c'est que l'année suivante, douze autres coureurs ont brisé ce record auparavant insurpassable, et qu'aujourd'hui, les athlètes le font tout le temps.

Si vous voulez perdre du poids, observez en vous la tendance à faire des prédictions concernant vos probabilités de réussite. Si c'est le cas, soyez conscient que vous êtes peut-être en train de programmer des résultats que vous ne souhaitez pas.

5. Tout-ou-rien

Imaginons que vous vous pesez après la douche et que vous n'êtes pas enchanté de votre poids. Si votre monologue intérieur ressemble à « J'ai encore engraissé. Toutes mes tentatives sont des échecs », vous vous adonnez à la pensée tout-ou-rien. Vous vous dites que les situations, les circonstances, les événements et les résultats de votre vie sont soit excellents, soit exécrables, soit noirs, soit blancs, sans gris intermédiaires. Les messages de ce monologue vont à l'encontre de vos objectifs et sont particulièrement nuisibles, étant donné qu'ils réactivent des comportements indésirables.

Regardez les choses ainsi: vous soupez avec votre famille et vous décidez de manger une petite pointe de tarte au dessert. C'est parfait en soit, mais voilà que votre monologue intérieur éclate en même temps et vous vous dites : « Bon. Je viens de jeter mon régime par la fenêtre. Pourquoi ne pas manger le reste de la tarte ? » Avec ce type de conversation, vous pensez que tout est perdu parce que vous avez mangé une pointe de tarte ; aussi il vous apparaît logique de passer d'une bouchée à une attaque de boulimie en règle. Ce genre de distorsions précède souvent les rechutes chez les toxicomanes, les alcooliques… et les boulimiques.

6. Pensées catastrophiques

Quand vous évaluez les événements, est-ce que vous en exagérez la portée, ou la signification ? Par exemple, votre monologue intérieur ressemble-t-il à ceci : « Si je ne maigris pas maintenant, je ne maigrirai jamais » ou « J'ai pris un kilo. C'est horrible ! » ou encore « Mon ami va me détester si j'engraisse » ? Si c'est le cas, vous entretenez des pensées catastrophiques ; vous vous attendez au pire et transformez tout ce qui vous arrive en psychodrame. Dans votre cas, aucun événement quotidien, même le plus ordinaire, n'est banal. Chaque kilo dépasse tout ce que vous avez déjà pris. Chaque rechute, chaque erreur est un désastre. Chaque commentaire est le plus grossier ou le plus humiliant que l'on vous ait jamais fait. Comme les autres formes de monologue intérieur négatif, ces pensées font obstacle à vos objectifs puisqu'elles vous font réagir de façon illogique à une situation, plutôt que l'envisager rationnellement. Attention ! Ce genre de monologue peut vous faire perdre votre maîtrise personnelle, même dans vos comportements sains.

7. Châteaux en Espagne

Vous rêvez de ressembler à une top modèle ou à un jeune premier d'Hollywood ? Votre monologue intérieur vous encourage à entretenir un fantasme de corps parfait. Ou alors, vous vous dites qu'en deux semaines, vous pouvez réussir à habiller deux tailles plus petites. En surface, ce monologue peut paraître positif. Il semble indiquer la confiance en soi mais, en réalité, il est particulièrement néfaste parce que ses messages sont irréalistes et excessifs. Le fait de vous imposer des buts inatteignables génère un sentiment d'échec, parce que vos rêves ne se réalisent pas. Si vous poursuivez des chimères, vous rencontrerez inévitablement la déception. Soyez réaliste quant à ce que vous pouvez réellement accomplir.

8. Raisonnement instinctif

Il arrive que l'atmosphère toxique de votre monologue intérieur provienne de sentiments volatiles et passagers qui vous assaillent erratiquement. Votre monologue intérieur traduit la croyance « Je me sens gros » par « Je dois avoir l'air gros ». Vous acceptez ce sentiment comme une vérité absolue ; or, une fois que vous avez décidé d'y croire, pourquoi allez-vous continuer à endosser des informations qui affirment le contraire ? Vous pourrez donc avoir devant vous un millier de preuves à l'effet que vous n'avez pas l'air gros, si votre capacité de traiter les données est faussée, vous ne pourrez ni voir ni entendre le complément plus juste et plus fiable de l'information à votre disposition.

9. Dénigrement de soi

Quand vous vous dénigrez, votre monologue intérieur augmente de volume et devient si assourdissant qu'il écarte tous les autres renseignements, surtout ceux qui sont vrais et pertinents. Si votre obésité vous déprime, votre monologue intérieur vous bombarde probablement de propos démotivants comme « Je suis incapable de maigrir. Je n'ai aucun contrôle sur moi-même ». Vous vous condamnez pour vos échecs, ou alors vous devenez obsédé par ce que vous n'avez pas fait ou ce que vous auriez pu faire. Je suis certain que vous vous êtes répété cette litanie des milliers de fois. Le problème est le suivant : si vous considérez cette autoflagellation comme absolument fondée, elle deviendra votre réalité.

Il faut que vous compreniez que ce monologue, où vous vous dénigrez de façon persistante et destructive, vous a été soufflé par d'autres au cours de votre vie. Vous aurez été assailli verbalement par vos parents, votre compagnon ou les membres de votre famille, avec des remarques du genre « Tu ne peux pas maigrir », « Tu n'as pas ce qu'il faut pour être mince et jolie », ou encore « Tu as toujours eu la taille d'un éléphant ». Ces mots sont entrés en vous, ils ont empoisonné vos pensées et perverti l'image que vous avez de vous-même ; ce sont eux qui déterminent en grande partie le contenu de votre monologue intérieur. Que votre entourage vous discrédite est déjà suffisamment lourd, mais lorsque vous intériorisez ces critiques, prenez la relève et vous flagellez vous-même, croyez-moi, c'est un véritable désastre. Vous devez étudier votre esprit et reconnaître si c'est ce que vous vivez. Vous pourrez alors changer ces réponses intérieures extrêmement destructrices.

10. Apitoiement sur soi

Une autre forme particulièrement dangereuse de dénigrement de soi est l'apitoiement, l'attitude du « pauvre moi », qui naît du sentiment d'être privé ou de la peur d'avoir faim. Ce comportement apparaît quand vous vous lancez dans un régime particulièrement strict. Vous avez de la difficulté à imaginer avoir à nouveau du plaisir dans une fête, partir en vacances, manger la même chose que les autres, et ainsi de suite. C'est une conversation qui vous entraîne vite dans l'apitoiement avec des réflexions comme « Ce n'est pas juste : les autres peuvent manger des choux à la crème toute la journée et pas moi ! » D'autres exemples ? « Je déteste me priver d'un des plaisirs de la vie. » « Je ne devrais pas avoir à travailler si fort pour être en forme. C'est plus facile pour les autres. » « Je vais avoir beaucoup trop faim. » « Je ne peux aller à aucune fête ! »…

Pourquoi ce monologue (et n'importe quel autre) se transforme-t-il de simple murmure en proclamation assourdissante ? À cause de votre mauvaise alimentation. Si vous suivez un régime très restrictif, cela peut avoir pour effet d'altérer votre état mental. Une mauvaise alimentation vous déséquilibrera physiologiquement juste assez pour vous jeter dans un état dépressif, qui s'accompagne évidemment d'un cortège de paroles négatives sous-jacentes.

La conclusion de ce type de réflexion est extrêmement destructrice. Imaginons par exemple que vous faites des excès pour compenser votre sentiment de privation. Vous vous apitoyez sur vous-même et vous compensez en vous lançant dans une orgie frénétique de nourriture. Or, ce que vous oubliez de prendre en compte rationnellement, c'est que vous pourrez continuer d'assister à des fêtes, de partir en vacances et de faire tout ce que vous voulez. Vous devez simplement vous concentrer sur la camaraderie, le décor, les activités et le ressourcement que procurent la relaxation et le far-niente, plutôt que de centrer toutes ces occasions sur la nourriture. Considérez la privation autrement: en continuant à trop manger, vous vous privez d'un poids santé, d'une apparence agréable, du calme intérieur et de l'estime de soi.

Voilà donc certaines formes classiques de monologue intérieur qui contribuent à vous saboter. J'espère que vous aurez compris de cet exposé que, lorsqu'il est négatif, le monologue intérieur est inces-sant et extrêmement destructeur. Si vous vous dénigrez, au niveau de l'aspect physique et de la maîtrise de soi, et le manifestez dans votre monologue intérieur, vous compromettez vos chances. Tout le monde critique son corps. Tout le monde a des accès de doute. Tout le monde est anxieux. Mais quand ces messages s'accrochent à vos pensées et vous empoisonnent, il devient plus difficile de vous centrer sur ce que vous voulez réellement avoir et faire. Si vous acceptez passivement les messages de votre monologue intérieur, si vous le laissez s'exprimer sans vous y opposer, vous sabotez vos chances de réussir à atteindre et maintenir votre poids santé.

DEUXIÈME ÉTAPE: CONFRONTEZ VOS PENSÉES ERRONÉES

Si votre obésité est en partie due à des erreurs dans votre façon de penser, à des déductions erronées sur ce qui ce passe dans votre vie, vous devez les confronter. La vie agissant à titre de procureur général, il vous revient de faire témoigner vos pensées, étudier la preuve et les témoignages, et les confronter aux faits, à la réalité et à la vérité.

Vous devez donc vous poser quatre questions. J'en ai déjà parlé dans mes livres précédents et j'en parle à nouveau parce qu'elles for-ment une sorte de mesure étalon dans ma vie et me permettent de confirmer la productivité et la rationalité de mon monologue inté-rieur. Ces questions pourront vous aider à introduire des pensées positives et stimulantes dans votre vie. Elles fonctionnent dans mon cas et je sais qu'il en sera ainsi pour vous dans vos efforts pour perdre du poids. Quand vous serez habitué à évaluer vos pensées et vos per-ceptions à l'aide de ces questions, essayer de vous faire avaler un mensonge sera aussi difficile que d'attraper une mouche à mains nues. Les voici :

Mon monologue intérieur est-il vrai ?

La plupart d'entre nous ne remettons pas en question la justesse de notre monologue intérieur. Nous ne cherchons pas à savoir s'il est vrai ; nous laissons les vapeurs délétères des messages critiques décrits plus haut l'empoisonner. Prenez Dan, par exemple, un de mes ex-patients. Quand il était seul, Dan rechutait souvent et s'adonnait à la malbouffe. Son monologue intérieur proclamait : « Je ne peux pas m'empêcher de m'empiffrer quand je suis seul. » Je lui ai demandé : « Est-ce vraiment la vérité ? Ne pourriez-vous pas faire autre chose quand vous êtes seul ? N'avez-vous pas une activité, quelque chose qui exclut la nourriture, que vous aimeriez faire, à la place de vos excès alimentaires ? » Après avoir étudié ensemble les éléments de la situation, Dan a commencé à dresser une liste quasiment interminable d'activités qu'il pouvait pratiquer plutôt que de passer son temps à se gaver.

Apprenez à réagir à vos réponses intérieures comme si c'étaient les phrases d'un questionnaire vrai ou faux (j'adorais ce genre d'examen quand j'étais à l'école parce j'avais toujours 50 pour cent de chances d'obtenir la bonne réponse !). Vos réponses sont-elles vraies ou fausses ? Pouvez-vous le prouver ? Par exemple, quelle preuve avez-vous que vous êtes un raté ? Est-ce que vous le croyez parce que votre mère ou votre père vous ont dit que vous seriez toujours obèse ? Avez-vous intériorisé ce message parce que vous les croyiez, et accepté qu'il soit vrai sans le mettre à l'épreuve au préalable ? Où est l'élément de preuve A, le B ou le C, qui certifient hors de tout doute que vous êtes un perdant ? Vous avez certainement remporté plusieurs victoires dans votre vie ; cette affirmation n'est peut-être donc pas absolument vraie. Vous n'y avez peut-être jamais réellement pensé. Si vous n'évaluez pas vos pensées pour séparer le vrai du faux, vous agirez en vous fondant sur quelque chose que vous vous contentez de croire vrai, peut-être à tort, sans vous soucier de le mesurer à d'autres normes d'authenticité. Vous devez confronter votre monologue intérieur et dénoncer tous ses mensonges et toutes ses inventions. Peu importe ce que vous vous dites, vérifiez-le en vous posant la question. Si c'est vrai, occupez-vous-en. Sinon, débarrassez-vous-en!

Est-ce que mon monologue intérieur sert mes intérêts?

Je suis prêt à parier que vous vous accrochez à certaines pensées et à certaines croyances parce qu'elles vous servent à excuser ou à justifier vos échecs répétés à atteindre et à maintenir un poids santé. Un exemple? «Je ne peux pas maigrir; l'obésité est un problème de famille.»

Avec un point de vue de ce genre, vous vous enfermez dans le rôle classique de la victime. Vous réagissez au monde en victime et vous vous accrochez à la croyance que votre obésité n'est certainement pas votre faute. Vous vous bernez sans jamais vous faire subir de contre-interrogatoire, parce que personne n'écoute votre monologue intérieur sauf vous. Vous voulez croire que vos excuses sont vraies; à mon avis, vous vous en sortez beaucoup trop facilement.

Laissez-moi vous demander ceci: croyez-vous vraiment que vous accrocher à votre état de victime et continuer à blâmer les autres pour vos résultats vous aidera à vous mettre en forme? Cela vous procure-t-il du bonheur, de la paix, du calme et un sentiment d'épanouissement? Est-ce que cela fonctionne pour vous? Si vous avez répondu non à toutes ces questions, cessez d'écouter vos justifications et vos excuses à entretenir ces pensées, ces croyances, ces gestes et cette apathie qui ne fonctionnent pas. Si ça ne marche pas, laissez tomber!

Conclusion: il n'y a pas de victimes, seulement des volontaires. Vous créez les situations où vous vous trouvez; vous créez les pensées et les émotions qui entourent ces situations. Vous devez intégrer le fait que vos problèmes vous appartiennent et que vous êtes le seul à pouvoir les résoudre.

Est-ce que mon monologue intérieur protège et améliore ma santé?

Est-ce que vos pensées négatives sur l'exercice physique font que vous évitez d'en faire, mettant ainsi en péril votre santé et votre vitalité? De vous être ramolli vous empêche-t-il de prendre des cours d'activité physique parce que vous êtes exagérément conscient de votre corps et que vous préférez rester à la maison et ne rien faire? Le dégoût que vous éprouvez pour votre apparence physique se manifeste-t-il par une boulimie régulière pour les aliments sucrés et transformés qui affectent votre organisme de façon préjudiciable? Vos réactions au stress génèrent-elles une réponse physique? Ou êtes-vous constamment sur le qui-vive, épuisant votre corps et vous exposant à la maladie? Vous commencez peut-être à comprendre que croire de telles choses ne vous aide pas du tout. En fait, cela vous nuit.

Mon monologue intérieur m'aide-t-il à atteindre mes objectifs de perte de poids?

Je ne peux l'exprimer plus simplement. Si votre but consiste à atteindre et maintenir votre poids santé, et à expérimenter la santé physique et émotionnelle qui en découle, il vous faut évaluer vos réponses intérieures. Comment votre façon de penser actuelle vous rapproche-t-elle de vos objectifs? Si vous voulez avoir meilleure apparence, si vous voulez mieux vous sentir et être mieux dans votre peau, dites-moi comment les «Ça ne fonctionnera pas» et les «C'est trop difficile» vous aideront à y parvenir? Vos pensées, vos croyances et vos comportements vous rapprochent-ils de ce que vous voulez vraiment? Ou est-ce qu'ils vous éloignent graduellement d'un poids santé?

Lorsque votre monologue intérieur est faussé, qu'il ne sert pas vos intérêts, nuit à votre santé, et fait obstacle à vos efforts visant à perdre du poids, il est temps de changer de programme et de faire les choses autrement. C'est le moment de faire naître un monologue intérieur sain et positif, qui va renverser l'action du discours négatif. Si vous fouillez dans le contenu de vos messages intérieurs, en particulier dans les croyances que vous entretenez sur vous-même, plutôt que de les accepter aveuglément et sans curiosité comme la seule et unique vérité, je vous garantis que votre capacité de perdre du poids va se trouver autrement plus efficace.

TROISIÈME ÉTAPE : RESTRUCTUREZ VOTRE FAÇON DE PENSER AVEC UN MONOLOGUE INTÉRIEUR POSITIF

Les exemples que j'ai donnés démontrent bien à quel point le monologue intérieur peut être néfaste et corrosif. Heureusement, l'envers de la médaille est aussi possible, à savoir un monologue intérieur positif, optimiste, productif et rationnel.

Bon. Je ne vous régalerai pas d'une imitation de Norman Vincent Peale en affirmant que la clé du succès consiste à s'approprier le « pouvoir de la pensée positive ». Ce n'est pas ce dont je parle. Le monologue intérieur positif et rationnel diffère énormément du pouvoir de la pensée positive. Je m'explique : le monologue intérieur positif consiste en pensées et en messages enracinés dans la réalité ; il ne comprend aucun mensonge, aucune opinion, aucune supposition. C'est un engagement authentique qui permet de vivre dans le monde en harmonie avec la réalité.

Le monologue intérieur positif n'est pas un ramassis de mantras moralisateurs, enrobés dans des affirmations percutantes et mensongères. Prenons un exemple : imaginons que vous ayez l'habitude de manger un sac de chips, chaque soir après le travail, en psalmodiant : « Je suis une bonne personne exactement telle que je suis. » Dites-moi : de qui se moque-t-on ici ? La vérité est que vous ne vous en demandez pas suffisamment en termes de maîtrise de soi. Vous amassez des réserves comme un écureuil en automne. Ce que vous pensez ne se rapproche même pas de ce que j'appelle un monologue intérieur sain et positif. Si vous vous dites de belles choses qui n'ont aucun fondement dans la réalité, vous n'entretenez certainement pas un monologue positif. Nous en revenons à votre vérité personnelle, et vous savez que c'est celle que vous devez vivre. Mentez-vous à vous-même et vous en paierez le prix : vous n'arriverez jamais à maigrir une fois pour toutes.

Un monologue sain et rationnel vous dira la vérité de façon que vous puissiez agir. Si vous avez un problème, admettez-le. Faites un examen de conscience honnête. « Je ne suis pas impuissant face à cette situation. Je suis responsable de moi-même. J'ai à choisir entre ce qui est le plus important : m'empiffrer ou prendre soin de ma santé. C'est mon choix et j'ai la possibilité d'agir. » Qu'importe le contenu : prenez-en conscience, vérifiez son authenticité et remplacez la fiction par des faits. Ne vous sabotez pas vous-même en vous bernant d'escroqueries.

J'ai déjà mentionné que le monologue intérieur négatif affecte l'organisme physiologiquement en inhibant autant les capacités énergétiques que le goût d'agir. Quand vous commencez à nourrir votre esprit avec des pensées saines et rationnelles, un processus semblable se produit, mais il a des effets infiniment plus transformateurs et stimulants. Quand vos pensées sont rationnelles et positives, votre corps et votre cerveau sont énergisés et ouverts à la réussite. Les scientifiques étudient depuis des années ce lien entre le corps et l'esprit et leurs recherches confirment que les pensées que nous entretenons peuvent maximiser notre rendement dans presque tous les domaines de notre vie. Les musiciens font moins d'erreurs en jouant quand ils entretiennent des pensées d'auto-affirmation. Les vendeurs augmentent leurs chiffres de vente, et les athlètes, leur rapidité et leur précision.

Le fait de modifier votre monologue intérieur procède de la même nécessité. Les pensées que vous aurez sur votre façon de mettre en œuvre vos stratégies de perte de poids détermineront votre succès. Vous devez donc restructurer vos pensées, c'est-à-dire remplacer le monologue intérieur négatif par des messages étayés par des faits, qui vous propulsent plus loin dans l'action.

Je veux que vous vous débarrassiez de toute pensée qui va à l'encontre de vos objectifs et vous empêche d'avancer, et que vous la remplaciez par un monologue productif, rationnel et équilibré. Cet exercice vous demandera d'amorcer une nouvelle conversation avec vous-même, où vous répondrez positivement et honnêtement aux messages négatifs. Le tableau 2 vous fournira des exemples à étudier.

Peu importe l'intensité de vos réflexions négatives, reconnaissez que vous n'avez plus besoin de pensées nuisibles et malsaines.

Vous pouvez créer un monologue intérieur sain, constructif et joyeux, et cette étape vous aidera à comprendre comment y arriver.

Vous allez maintenant écrire les pensées qui vous traversent, vérifier leur validité et générer un monologue intérieur positif pour créer l'équilibre en vous. Remplissez le tableau qui suit en y inscrivant trois choses :

Les moments où vous entretenez un monologue négatif qui contamine vos pensées ;

La validité de ce monologue négatif, vérifié à l'aide des quatre questions déjà étudiées ; et

Le remplacement de ce monologue, qui vous éloigne de vos objectifs, par des pensées positives dynamisantes (restructuration).

TABLEAU 2. RÉPONSES SAINES AU MONOLOGUE INTÉRIEUR NÉGATIF

TYPE DE MONOLOGUE INTÉRIEUR	PENSÉES DÉFAITISTES	PENSÉES JUSTES
Extériorisation/ Intériorisation	Ma famille conspire pour que je reste gros; je ne peux pas maigrir.	Maigrir est sous mon contrôle.
	Je n'ai pas maigri cette semaine; j'ai dû faire une erreur.	J'ai atteint le plateau escompté. C'est bon signe. Mon corps s'ajuste aux changements positifs.
Étiquetage	Je suis un perdant. Je suis un raté.	Remplacez ces pensées par des descriptions positives et justes qui reflètent qui vous êtes et ce que vous représentez. Ne vous confinez pas à une étiquette : décrivez-vous positivement, mais de façon réaliste. Dites-vous que vous êtes un gagnant. Un coureur de fond. Un culturiste. Un fana de la santé – n'importe quoi ! Décrivez-vous pour refléter une identité gagnante.
Pensées de frustration	Je suis débordé; je ne peux pas le faire.	Si je continue à surveiller mon poids, je vais atteindre les buts que je me suis fixés.
Pensées divinatoires	Je n'y arriverai pas.	Peu importe ce qui arrive, je vais aller jusqu'au bout. Si je fais ce qu'il faut, je vais y arriver.
Tout-ou-rien	J'ai sauté trop de séances d'entraînement. Je vais laisser tomber.	Laisser tomber ne donnera rien. Je vais examiner mon horaire et faire de l'exercice une priorité absolue.
Pensées catastrophiques	J'ai pris un kilo, c'est épouvantable !	Je vais réviser ma semaine et voir où je peux m'améliorer. Après tout, depuis que j'ai commencé ce programme, j'ai perdu 10 kilos.
Châteaux en Espagne	Je vais perdre 2 kilos cette semaine.	Je vais continuer mon programme un jour à la fois. Chaque kilo perdu est un pas en avant.
Raisonnement instinctif	Je me sens gros. Je dois avoir l'air gros.	Rien ne le confirme. Je n'ai jamais eu meilleure apparence.
Dénigrement de soi	Je déteste mes cuisses.	J'apprends à aimer le corps que Dieu m'a donné. J'aime comment je me sens et j'apprécie mon apparence.
Apitoiement sur soi	Je ne peux plus m'amuser.	C'est faux. Plus je suis en forme, plus je m'amuse et plus je peux être actif. La vie est plus amusante que jamais.

Pour vous livrer à cet exercice essentiel, reprenez les questionnaires d'évaluations internes du début de ce chapitre, où vous avez inscrit vos pensées sur votre apparence, votre silhouette, votre capacité à maigrir, votre degré d'activité physique, votre maîtrise personnelle et votre santé en général. Relisez vos réponses, sélectionnez celles qui sont négatives et défaitistes, et écrivez-les sur la feuille d'exercice qui suit.

Ne vous contentez pas de survoler cet exercice en pensant à vos réponses sans les mettre par écrit. Vous devez les objectiver et faire preuve de cohérence et de conséquence. Les étapes d'écriture et d'analyse vous aideront à déterminer si vos réponses ont du sens et si elles s'appuient sur des faits. Servez-vous du tableau ci-dessous : transcrivez d'abord dans la deuxième colonne (Pensées défaitistes) vos pensées sur les six sujets abordés. Déterminez le type de pensées et listez-les dans la première colonne (Type de monologue intérieur). Si vous avez besoin d'aide, relisez les pages 88 à 94.

EXERCICE 1. ANALYSEZ VOTRE MONOLOGUE INTÉRIEUR ET RESTRUCTUREZ-EN LES PENSÉES

1. TYPE DE MONOLOGUE INTÉRIEUR	2. PENSÉES DÉFAITISTES – CE QUE VOUS VOUS DITES À PROPOS DE :	3. VALIDITÉ	4. PENSÉES JUSTES
	Votre apparence :		
	Votre silhouette :		
	Votre capacité à maigrir :		
	Votre degré d'activité physique :		
	Votre maîtrise personnelle :		
	Votre santé en général :		

Étudiez ensuite vos réponses – les pensées transcrites – et vérifiez leur validité dans chacun des cas. Demandez-vous :

- Cette pensée est-elle vraie ?
- Est-elle dans mon intérêt ?
- Est-ce qu'elle protège ma santé ?
- Est-ce qu'elle m'aide à atteindre mes objectifs ?

Dans chaque cas, écrivez vos réponses dans la troisième colonne (Validité).

Finalement, restructurez votre pensée en créant un monologue positif. Pour contrer chacune des pensées défaitistes de la deuxième colonne, écrivez dans la quatrième colonne (Pensées justes) une pensée de rechange, positive et rationnelle, qui fait ressortir l'authenticité de vos efforts pour maigrir. Remplacer votre monologue intérieur négatif par des messages plus constructifs constitue un outil très efficace qui peut contribuer à réduire la fréquence et l'intensité du débat incessant qui vous agite.

En faisant cet exercice primordial, souvenez-vous que vous y ajouterez certainement au fil du temps, puisque vous aurez à relever de nouveaux défis et que vous reconnaîtrez, sur votre radar intérieur, la présence d'autres messages négatifs. Restez toujours vigilant, déterminé à démasquer les pensées erronées et les distorsions. Se défaire du négativisme représente un pas de géant sur le chemin du contrôle permanent du poids.

Vous venez de terminer un travail extrêmement important. Si les pensées négatives infectent votre vie depuis très longtemps, vous devez garder à l'esprit que le changement reste un processus continu. Vous devez questionner votre lieu de contrôle, mettre en doute les conversations intérieures que vous poursuivez en vous-même, vous pencher attentivement sur votre honnêteté face à vous-même, et vous pratiquer sans relâche à remplacer le discours critique que vous vous êtes longtemps infligé par un monologue sain et rationnel. Vous devez travailler très fort pour faire en sorte que vos pensées et vos perceptions ne soient pas continuellement empoisonnées par vos façons erronées de penser. Au fil du processus, soyez patient à l'égard de vous-même ; vous êtes en train d'acquérir de nouvelles aptitudes et, comme c'est toujours le cas, vous ne les maîtriserez qu'à force de pratique.

5

La guérison de vos émotions

Ouvrant la porte à la maîtrise émotionnelle

> *Nous faisons nôtre la force que nous avons vaincue.*
> RALPH WALDO EMERSON

DEUXIÈME CLÉ : LA GUÉRISON DE VOS ÉMOTIONS

Ce sont les choix que vous faites qui déterminent votre état émotionnel. S'ils deviennent rationnels et délibérés, vous briserez le cercle vicieux des excès alimentaires émotionnels qui perpétuent votre excédent de poids depuis si longtemps.

Cette deuxième clé ouvre la porte de la maîtrise émotionnelle ; une fois que vous l'aurez franchie, vous ne vous tournerez plus vers la nourriture pour répondre à votre souffrance intérieure. La réponse n'est pas là. Les solutions sont en vous. Cette clé vous donne le pouvoir de guérir vos émotions pour ne plus jamais nourrir votre comportement alimentaire par des émotions destructrices.

Tout le monde – vous n'êtes pas une exception – possède un côté irrationnel et destructeur qui surgit dans les moments difficiles : factures impayées, enfants effrontés, problèmes conjugaux, stress professionnel, etc. Vous plongez dans la dépression, le stress vous fait exploser, vous attaquez, et déversez un flot de paroles venimeuses que vous regrettez, vous êtes amer et vous en voulez à la terre entière, vous vivez saisi par la culpabilité et la honte : toutes ces émotions influencent votre comportement. C'est dans les moments où la charge émotive est la plus forte que les émotions peuvent déclencher une crise de boulimie.

Quand nous nous sentons anxieux, déprimés, stressés, nous nous tournons naturellement, presque instinctivement, vers la nourriture. Il y a aussi à cela une raison physiologique : la diététique a depuis longtemps prouvé que les aliments modifient la synthèse par le cerveau de certains éléments chimiques naturels qui exercent une influence stabilisante sur l'état d'esprit et le fonctionnement intellectuel. Le problème, c'est que dans les situations difficiles, nous avons tendance à nous tourner vers les biscuits, les gâteaux, les bonbons et la crème glacée – dits « aliments réconfortants » – qui ne vont pas du tout dans le sens d'une surveillance efficace de notre poids. Pour plusieurs personnes, ce type d'aliments peut être aussi dangereux que la cigarette, les drogues ou l'alcool, déclenchant la même perte de contrôle, qui caractérise un comportement toxicomane dont le sevrage peut s'avérer aussi difficile. Physiologiquement, les aliments réconfortants excitent les mêmes centres cervicaux stimulés par les drogues dites euphorisantes, en procurant un état de bien-être léger et passager.

L'habitude de recourir à la nourriture comme à un médicament qui permet de faire face au stress et à la douleur émotionnelle peut rapidement devenir une forme de toxicomanie qui vous rend esclave et a des effets secondaires terribles comme le gain de poids, une mauvaise image corporelle et de graves problèmes d'estime de soi. Quand vous mangez mal et abusez régulièrement de la nourriture pour vous anesthésier, vous restez aux prises avec des sentiments coupables et dépressifs et vous vous sentez encore plus anxieux et stressé. C'est le début du cercle vicieux.

Vous ne vivrez jamais sans douleur émotionnelle et sans stress : les problèmes, les défis et les moments difficiles sont le lot des mortels. Vous savez que, si ça roule au travail, vous aurez un conflit à la maison, ou vice versa. Vous vivez fort peu de moments où tout est paisible et équilibré. Ce n'est ni bien ni mal ; ce n'est que le flux et le reflux normal de la vie. Vivre, c'est faire l'expérience d'émotions, certaines difficiles.

Par contre, vivre courbé sous le poids d'une douleur émotionnelle non reconnue évacue tout le plaisir de la vie. C'est totalement incompatible avec ce que vous voulez, méritez et désirez, y compris pouvoir maintenir facilement un poids santé, mener une vie active et être en paix, joyeux, en bonne santé et en bonne forme. Voilà pourquoi retrouver la maîtrise de vos émotions constitue l'un des pas les plus importants que vous puissiez faire pour persévérer et conserver vos rêves. Quand vous commencerez à vous servir de cette clé et en franchirez les étapes, vous vous sentirez mieux à propos de vous-même et de vos désirs profonds. Résultat : vous vous occuperez de votre excédent de poids. La vie a plus à vous offrir que des excès alimentaires destructifs déclenchés par le stress. Cette clé nous permettra de cibler les moments où la boulimie émotionnelle se déclenche, de connaître le mécanisme par lequel vous y êtes vulnérable, et de découvrir la manière d'y remédier.

ÉVALUATION DE VOS ÉMOTIONS

Plus de la moitié des obèses utilisent la nourriture pour faire face à la dépression, à la colère, au stress et à d'autres émotions. Est-ce votre cas ? Faites-vous partie du lot ? Comme vous ne pouvez changer ce dont vous ne reconnaissez pas l'existence, nous allons faire une pause et nous tourner vers notre prochaine évaluation, intitulée *Mangez-vous vos émotions ?* Comme pour les autres tests, je vous demande d'être scrupuleusement honnête dans vos réponses. Il faut examiner tout ce qui remonte ! Vous devez découvrir dans quelle mesure vos émotions mènent vos comportements alimentaires : si vous leur permettez de régner sur votre comportement, vous échouerez dans vos efforts. Pas de temps en temps. Systématiquement.

MANGEZ-VOUS VOS ÉMOTIONS ?

Lisez les questions suivantes. Cochez les raisons qui vous font manger, selon que la phrase correspond à une occasion où vous mangez souvent, à l'occasion ou pas du tout. Répondez aux 25 questions.

RAISON	SOUVENT	À L'OCCASION	JAMAIS
1. Je grignote quand je m'ennuie.	(X)	( )	( )
2. J'aime manger avec mes amis, même si je n'ai pas faim.	( )	(X)	( )
3. Je mange pour ne pas froisser la personne qui cuisine.	( )	(X)	( )
4. Je mange quand je suis déprimé.	(X)	( )	( )
5. Je mange dans les moments de solitude.	(X)	( )	( )
6. Je mange quand je me sens anxieux à propos de quelque chose.	(X)	( )	( )
7. Il m'arrive de dépasser la mesure quand je mange.	(X)	( )	( )
8. J'aime prendre soin des gens avec de la nourriture.	(X)	( )	( )
9. Je vais manger pour passer à travers un moment difficile (divorce, perte d'un emploi, maladie, rêve brisé).	(X)	( )	( )
10. Je mange quand je suis en perte d'énergie.	(X)	( )	( )
11. J'ai des fringales pour certains aliments.	(X)	( )	( )
12. J'aime avoir quelque chose dans la bouche.	(X)	( )	( )
13. Je mange même quand je n'ai pas faim.	( )	(X)	( )
14. J'aime célébrer avec de la nourriture.	(X)	( )	( )
15. Je pense presque tout le temps à la nourriture.	( )	(X)	( )
16. J'ai tendance à être boulimique.	( )	(X)	( )
17. Je mange pour être poli.	( )	(X)	( )
18. Il m'arrive d'être gêné par la quantité de nourriture que j'ingurgite.	( )	(X)	( )

RAISON	SOUVENT	À L'OCCASION	JAMAIS
19. Je mange pour me détendre et me libérer du stress.	( )	( )	( )
20. Je suis bouleversé après avoir fait des excès.	( )	( )	( )
21. Je mange parce que je suis en colère.	( )	( )	( )
22. Je n'aime pas mon poids, mais je continue à abuser de la nourriture.	( )	( )	( )
23. Je mange tout ce qu'il y a dans mon assiette et je ne laisse jamais rien pour ne pas gaspiller de nourriture.	( )	( )	( )
24. Mon organisme a besoin d'un taux élevé de sucre.	( )	( )	( )
25. Manger est mon principal plaisir dans la vie.	( )	( )	( )

RÉSULTATS

Accordez-vous 2 points pour chaque «souvent»; 1 point pour «à l'occasion» et 0 pour «jamais». Situé entre 0 et 50, le total de vos points illustrera votre «tendance à manger vos émotions».

INTERPRÉTATION

Ce questionnaire d'évaluation est conçu pour que vous sachiez rapidement si vous êtes ou non enclin à manger vos émotions. Si le total de vos points excède 35, votre tendance est grande et votre problème, sérieux. Vous devez d'abord apprendre à maîtriser la nature des émotions qui vont à l'encontre des buts que vous recherchez. Si vous avez obtenu un résultat entre 15 et 35, vous succombez parfois au besoin de manger vos émotions; il y a donc place à amélioration. Vous aurez à travailler certains domaines comme le stress ou la dépression.

ÉVALUATION DE L'INTENSITÉ DU STRESS DANS VOTRE VIE

Les excès alimentaires provoqués par le stress sont certainement l'une des premières raisons pour lesquelles vous engraissez, et pas uniquement en raison du surplus de calories que vous consommez quand vous vous « soignez » en mangeant. Le stress, en particulier prolongé et sans solution, provoque des changements physiologiques qui contribuent à maintenir votre poids stable. Quand vous êtes stressé, votre organisme produit des hormones qui stimulent automatiquement votre appétit et provoquent des fringales qui vous poussent à manger d'énormes quantités d'aliments engraissants.

Vous devez comprendre ceci : le stress attaque votre santé de plusieurs manières, en particulier si vous lui permettez de s'accumuler. Un fardeau de stress non résolu a des répercussions beaucoup plus dramatiques que la prise de plusieurs kilos. Il peut raccourcir votre espérance de vie et vous rendre plus susceptible à la maladie. Comment ? Si vous êtes constamment stressé, votre système immunitaire devient terriblement perturbé en raison de la communication étroite entre les cellules de ce système et celles de votre système nerveux. Cela se traduit par une déroute physiologique : céphalées de tension, migraines, fatigue, maux de dos, insomnie, ulcères, hypertension, infarctus même.

Aussi, la prochaine évaluation que je vous demande de faire porte sur les facteurs de stress dans votre vie : ces événements ou ces situations qui ont le potentiel de vous dérober votre santé, votre paix et votre joie. Ces facteurs de stress sont ce qu'ils sont, un élément de la vie. Ils sont là, ils vont et ils viennent, ils disparaissent ou s'incrustent. Il est important de les cerner et de les reconnaître consciemment, de manière à travailler à les réduire à des proportions plus faciles à gérer. Remplissez donc le questionnaire qui suit.

ÉCHELLE DE STRESS

Cochez les facteurs de stress dont vous avez fait l'expérience au cours des douze derniers mois :

1. (95) Mort d'un enfant

2. (93) Divorce

3. (90) Mort du conjoint

4. (80) Mort d'un parent

5. (80) Conjoint ou partenaire ayant trahi votre confiance

6. (80) Nouveau mariage

7. (75) Changement d'emploi après 45 ans

8. (70) Conflit entre vous et votre conjoint

9. (70) Conflit avec votre patron menaçant votre emploi

10. (65) Diagnostic médical négatif sérieux

11. (55) Changement de résidence

12. (50) Retraite

13. (50) Conflit entre vous et votre adolescent

14. (50) Conflit entre vous et un parent

15. (40) 40e, 50e, 60e, 75e ou 80e anniversaire de naissance

16. (35) Blesssure ou traumatisme important (y compris un infarctus)

17. (35) Installation d'un parent dans un centre d'accueil ou un foyer pour personnes âgées

18. (30) Changement d'emploi

19. (30) Mariage de votre fille

20. (25) Affection douloureuse chronique

21. (25) Meilleur ami ayant trahi votre confiance

22. (25) Le dernier enfant quittant la maison

23. (20) Achat d'une maison ou d'une voiture

24. (20) Grande rencontre ou fête de famille

25. (10) Responsabilités professionnelles trop exigeantes

RÉSULTATS ET INTERPRÉTATION

Le nombre entre parenthèses indique l'intensité moyenne de stress sur une échelle de 10 (stress léger) à 95 (stress paralysant). Additionnez les nombres des facteurs de stress cochés.

Si vous avez obtenu un résultat entre 0 et 30, vous vivez présentement peu de stress et vous êtes probablement en bonne santé physique et mentale.

Si votre résultat se situe entre 35 et 65, le stress que vous vivez peut miner les efforts que vous faites pour maigrir, et affecter votre santé en général.

Un résultat supérieur à 65 indique que vous vivez beaucoup de stress, ce qui peut se traduire par des crises de boulimie et provoquer des changements biochimiques précurseurs de maladies. Vous avez besoin d'aide et vous devez travailler à acquérir des outils précis de gestion du stress.

RETROUVEZ LA MAÎTRISE DE VOS ÉMOTIONS

Vous voilà donc, affalé dans votre fauteuil, engouffrant une boîte de petits gâteaux Twinkies tout en vous apitoyant sur votre sort à cause de votre conjoint qui est l'ennui personnifié, de vos enfants trop exigeants et de votre emploi stressant. Vous souhaitez plus que tout au monde arrêter de compenser comme vous le faites, mais vous continuez, encore et encore.

La meilleure façon de transformer votre comportement consiste à changer votre façon de penser et la manière dont vous interprétez les événements de votre vie. Ce que vous pensez détermine ce que vous ressentez. Si vous voulez changer vos sentiments à propos de quelque chose – et partant, le comportement négatif qui les accompagne –, vous devez d'abord changer et refaçonner les schémas de pensées qui vous font sentir triste, anxieux, déprimé ou isolé.

Nous percevons plusieurs de nos schémas de pensées à travers des « filtres ». Ces filtres – personnalité, attitudes, opinions et croyances – tamisent nos perceptions et modifient notre vision du monde et, en conséquence, nos réactions. Principaux dérivés de nos expériences passées, les filtres influencent fortement l'interprétation que nous donnons aux événements. J'illustrerai ce concept fort simple à l'aide de l'histoire de David et Goliath, un récit biblique bien connu. Quand les soldats israéliens ont vu Goliath, ils se sont écriés : « Il est tellement grand que nous ne pourrons jamais l'abattre ! » Quand David l'a aperçu, il s'est dit : « Super ! Il est tellement grand que je ne pourrai pas le manquer ! » Deux réactions diamétralement opposées au même facteur de stress, deux filtres de perceptions totalement différents.

Vous connaissez certainement des gens qui, comme ces soldats, paniquent, disjonctent, ou s'effondrent dans des situations chargées d'émotions ou face au stress. La vie semble les rendre totalement hystériques. En revanche, vous en connaissez probablement d'autres qui, à l'instar de David, paraissent s'épanouir en situation de stress et travaillent mieux sous pression. Je ne peux insister trop sur ce qui suit : deux réactions totalement opposées l'une à l'autre peuvent répondre au même ensemble de stimuli. Pourquoi ? Parce que le filtre de l'une des deux personnes lui fait percevoir le stress comme une menace paralysante et impossible à gérer, alors que le filtre de l'autre lui propose de transformer le problème en opportunité.

Si vous appliquez la pertinence de cette observation à la gestion de vos émotions, vous constaterez que ce n'est pas tant l'événement que l'interprétation que vous en faites qui crée les difficultés qui vous bouleversent tant. Vous aurez toujours à affronter certains facteurs de stress : un pneu crevé, un patron impossible, des difficultés financières, votre petit ami qui ne téléphone pas comme promis, le diagnostic qui est mauvais, votre épouse qui vous quitte après quinze ans... Oui, les choses vont mal, mais c'est votre interprétation et votre réaction qui créent la douleur émotionnelle. Pire encore, en l'évitant plutôt que de la vivre de façon constructive, vous mettez votre organisme et votre santé en péril, jusqu'à raccourcir votre espérance de vie de plusieurs années.

Un autre type de filtre génère encore plus de difficultés et de stress que vous ne pouvez l'imaginer : le déni. Ainsi, vous pourrez penser que votre obésité n'est qu'une question esthétique. Oui, être gros affecte votre apparence ; pourtant, même si vous êtes oppressé et haletez comme un soufflet de forge à chaque pas, vous n'admettrez jamais que votre obésité augmente le risque que vous mourriez précocement, soit d'une cardiopathie, d'un infarctus, d'un cancer ou d'une autre maladie qui cause un décès prématuré. Voilà qui est grave : vous nierez que votre obésité a des conséquences désastreuses sur votre santé. Ou alors, vous vous faites vomir pour essayer de gérer vos excès alimentaires. Vous vous dites que vous n'êtes pas vraiment boulimique – ce n'est qu'un épisode en attendant de pouvoir atteindre le poids idéal ou résoudre les différents facteurs de stress à l'œuvre dans votre vie. Vous refusez d'admettre que vous souffrez d'un trouble de l'alimentation. Vous fuyez carrément le problème.

Le déni est un filtre dangereux parce qu'il étouffe une vérité qui vous concerne. Vivre dans le déni s'apparente un peu à la situation d'un autocuiseur dont on ne libère jamais la vapeur : la pression monte jusqu'à ce que le couvercle saute ou que la marmite craque à son point le plus faible. Nier certaines réalités affaiblit et détruit ce qui pourrait s'avérer une réelle occasion de résoudre un problème, en autant que la solution soit appliquée courageusement et en temps opportun. En continuant d'envisager votre trouble de l'alimentation à travers le filtre du déni, vous laissez l'aveuglement contrôler et dicter votre comportement, vous gaspillez des jours, des semaines, des mois et des années. Tout ce temps que vous avez perdu aurait pu être – et aurait été – stimulant et significatif.

À mesure que l'information traverse vos filtres, elle prend la forme de mots. Elle devient ce monologue, cette conversation que vous poursuivez en vous-même. Comme nous l'avons vu au chapitre précédent, une grande partie de votre activité mentale se poursuit en temps réel ; c'est votre monologue intérieur. Il contient souvent des erreurs de logique qui donneront naissance à des problèmes émotionnels, à moins d'être hissées à l'air libre, disséquées et restructurées.

Un autre type d'activité mentale erronée se poursuit dans votre esprit : les *pensées automatiques*. Ce sont des pensées répétitives qui traversent notre esprit si vite que, souvent, nous n'en sommes pas conscients. Elles sont automatiquement activées en réponse à notre interprétation d'une situation ou d'un événement. Souvenez-vous : c'est votre interprétation – le sens que vous donnez à une situation – qui déclenche votre réponse émotionnelle, non l'événement comme tel. Vos émotions découlent de la signification que vous donnez aux situations.

Si vous avez toujours assigné la même signification à certains événements, il est à prévoir que vos pensées et votre interprétation de ces événements seront les mêmes chaque fois. Ces pensées deviennent éventuellement habituelles, automatiques et inconscientes. Vous devenez programmé et conditionné à penser et à vous comporter d'une certaine manière chaque fois qu'une situation donnée survient.

Imaginons par exemple qu'un membre de votre famille vous critique. Sans que vous en soyez vraiment conscient, des pensées automatiques du genre « Ils ne m'approuvent jamais » ou « Ils ne m'acceptent pas comme je suis » passent alors à toute vitesse dans votre esprit. Résultat : vous vous sentez blessé et, avant de vous en rendre compte, vous dévorez un litre de crème glacée à même le contenant. Vous ne vous souvenez pas de vos pensées au moment de la critique ; vous vous « réveillez » en pleine orgie de crème glacée. Pourquoi ? Parce que le sentiment d'être blessé a été précédé de pensées négatives qui ont traversé votre esprit à la vitesse de l'éclair, pensées de toujours que vous avez intériorisées il y a longtemps, à la suite des critiques de votre famille. Elles sont tellement incrustées et elles passent si vite que vous n'avez pas conscience de leur impact sur votre comportement. Ce dernier est contrôlé par une attitude intérieure négative dont vous êtes incapable de reconnaître l'existence.

Vous allez probablement vous demander ce qu'il vous reste alors à faire. Bonne nouvelle ! Ces pensées, comme votre monologue intérieur en temps réel, peuvent être arrêtées, remises en question et modifiées. En changeant votre façon de penser, vous changez non seulement votre ressenti, mais aussi votre comportement. Dans les étapes qui suivent, vous allez apprendre à modifier votre état émotionnel de manière à ne plus recourir à la médication par l'alimentation pour gérer des situations émotionnellement chargées.

PREMIÈRE ÉTAPE : REVENDIQUEZ VOS RÉACTIONS

Relisez l'exercice d'évaluation sur les facteurs de stress dans votre vie quotidienne. Sachez qu'en réalité, aucun des événements, aucune des personnes ni des situations que vous avez cochés dans l'échelle de stress ne peuvent vous faire disjoncter et engouffrer une boîte de beignes. Ce qui génère le stress et l'anxiété, c'est *votre réponse* au facteur de stress. Souvenez-vous que votre réponse n'est pas déterminée par ce qui se passe à l'extérieur (événements), mais par votre interprétation de ces événements. Autrement dit, c'est ce que vous pensez d'un événement et comment vous l'évaluez qui agit sur vos sentiments et les actions qui en découlent.

Supposons par exemple que vous postuliez un emploi que vous désirez vraiment, mais que vous n'êtes pas retenu pour le poste. C'est un événement extérieur qui provoque une réaction intérieure.

C'est votre réaction au fait de ne pas être engagé qui a un impact sur vos émotions, pas l'événement en tant que tel. Disons qu'intérieurement, votre réaction est la suivante: «D'accord, je n'aime pas être rejeté. Mais, au fond de moi, je sais que j'ai du talent et que je suis un employé capable et compétent. Je vais postuler un autre emploi.» Vous faites preuve d'un esprit rationnel et réaliste; vous n'êtes pas bouleversé par la situation et elle ne diminue en rien le sentiment de votre valeur.

D'un autre côté, vous pouvez aussi réagir de la façon suivante: «Je suis un raté. J'ai échoué à l'entrevue, c'était tellement humiliant. J'ai eu ce que je méritais. C'était trop beau pour moi, cet emploi! Je ne suis même pas assez compétent pour le postuler. Ils savaient que je n'ai pas ce qu'il faut. Vite! Un sac de chips... ça va me faire du bien.»

Le stress, ou une autre émotion comme la dépression, naissent de cette façon de penser. Vous croyez que c'est le fait de ne pas avoir obtenu l'emploi qui vous bouleverse alors que la cause réside en fait dans tout ce que vous pensez concernant cette situation. Ne pas avoir obtenu l'emploi n'est pas la cause de votre souffrance; ce sont les pensées que vous entretenez à propos de la situation qui provoquent la douleur émotionnelle.

Vous pouvez choisir votre réaction en toute situation. Peu importe les circonstances, votre interprétation des événements reste votre choix. Les événements de votre vie quotidienne ont le sens que vous leur attribuez. C'est pourquoi l'une de mes lois de vie affirme qu'«il n'y a pas de réalité, juste des perceptions». Vous êtes entièrement responsable de l'interprétation que vous donnez aux événements, aux circonstances et aux situations de votre vie.

Si votre réponse est contreproductive, vérifiez plus souvent vos perceptions et devenez encore plus responsable de votre réaction au stress et aux problèmes quotidiens. Cessez d'être susceptible devant le négatif et de filtrer le positif. Surveillez activement et constamment vos réactions, et reconnaissez les distorsions afin d'ajuster votre point de vue.

Ne vous y trompez pas! Je ne suis pas en train de vous dire que l'un de vos choix consiste à interpréter tout ce qui vous arrive à la manière de Pollyanna: de toute évidence, la réaction ne serait pas toujours rationnelle. Si vous vivez un facteur de stress extrême – la mort d'un enfant ou un divorce – il n'est pas rationnel de l'interpréter comme une bonne chose, peu importe l'angle adopté. Par contre, vous avez le choix : l'événement peut vous abattre complètement ou vous pouvez l'aborder de manière qu'il vous fasse grandir. Ce second choix signifie que vous trouverez un sens et un but à vos souffrances en leur donnant une forme quelconque, par exemple, en faisant du counselling auprès d'autres victimes de tragédies ou du bénévolat pour une cause donnée. À la lumière d'une tragédie personnelle, le choix le plus important qu'il vous est donné de faire est ce que vous choisissez de faire maintenant. Le passé est mort. L'avenir n'est pas encore né. Le présent est tout ce qui existe.

DEUXIÈME ÉTAPE : PLUTÔT QUE DE RÉAGIR AUX PROBLÈMES, RÉSOLVEZ-LES !

Adoptez une approche de résolution de problèmes face aux événements qui vous bouleversent. Engagez-vous à résoudre les problèmes qui contribuent à vous faire vivre du stress, de l'anxiété ou de la dépression, plutôt que de les endurer. Vous pouvez rester là à vous ronger, ou choisir d'agir de votre propre chef, de poser des gestes et d'adopter une approche axée sur les solutions. Si vous êtes incapable de régler une facture, vous en plaindre et vous inquiéter ne satisfera pas votre créancier. Si vous venez de rater une vente, l'autoflagellation n'augmentera pas votre chiffre d'affaires. Si vous vous êtes querellé avec votre conjoint, vous barricader dans la chambre à coucher pour bouder ne résoudra pas votre différend. Qui plus est, aucune de ces situations ne s'améliorera si vous y répondez en engouffrant des quantités gargantuesques d'aliments. La nourriture n'est pas une panacée universelle.

Demandez-vous ceci : est-ce que je me contente de réagir à ce qui arrive, ou si j'agis ? Arrêtez de vivre en réaction et commencez à choisir la bonne attitude et le bon comportement, afin d'obtenir les bons résultats. Souvenez-vous que c'est l'action – et non la réaction – qui donne des résultats significatifs et constructifs. Prenez donc vos problèmes en charge : ils ne se résolvent presque jamais d'eux-mêmes et ne s'améliorent pas non plus quand on les néglige. Quand vous aurez appris à agir plutôt qu'à réagir, vous comprendrez pourquoi les dictons ont si longue vie : c'est parce qu'ils sont vrais. « On n'escalade pas une montagne en la regardant. » « Pour arriver, il faut partir. » « La fortune sourit aux audacieux. » Quand vous êtes responsables de vos problèmes et de leurs solutions, vous devenez un agent de changement.

TROISIÈME ÉTAPE : RALENTISSEZ LE FLOT DE VOS PENSÉES

Pour changer vos réactions émotionnelles, et les comportements alimentaires indésirables qui en découlent, vous devez ralentir vos pensées, les écouter soigneusement, évaluer vos réactions et les modifier.

Vous devez apprendre à ralentir le flot de vos pensées – mettre votre esprit en mode ralenti comme une vidéo ou un film – de manière à lui faire adopter un rythme régulier et délibéré. Je sais : de prime abord, c'est une entreprise impossible, mais laissez-moi vous dire que c'est aussi une des façons les plus faciles et les plus efficaces de gérer votre vie émotionnelle.

Si vos blessures émotionnelles sont à vif, si votre « épiderme psychologique » souffre de brûlures, vous *ressentirez un besoin*. La nourriture peut être un grand réconfort et une grande distraction ; elle peut aussi se transformer en kilos qui formeront l'excuse parfaite pour laisser tomber certaines parties de votre vie, sinon toutes.

Une de mes ex-patientes est un exemple tragique mais frappant de ce qui précède : Sandra mesurait 1,55 mètres (5 pi 2 po) et pesait 89 kg (195 lb). Elle se disait désespérée de maigrir. Pourtant, en dépit de ses tentatives de régime répétées et toutes partiellement réussies, elle « s'effondrait » chaque fois qu'elle s'approchait du but. Consciemment, Sandra détestait son apparence ; elle avait même peur que sa vie soit en danger, connaissant les risques d'infarctus et de crise cardiaque que son obésité accentuait. Elle me récitait tout ce qu'il faut savoir sur la perte de poids, l'alimentation saine et l'importance de l'exercice. Mais, apparemment sans raison, Sandra réussissait à saboter ses efforts. Elle voulait des résultats, mais semblait perdre courage quand elle s'en approchait.

Je pouvais voir que Sandra retirait une forme de récompense de son sabotage. D'une certaine manière, elle se sentait inconsciemment indigne de maigrir et mal à l'aise d'abandonner son obésité. J'ai commencé à creuser plus profondément et, avant longtemps, j'avais résolu le mystère.

Dès l'âge de 10 ans, Sandra montrait des signes évidents de puberté, et sa transformation n'a pas échappé à l'un de ses oncles, homme malade et dépravé qui a abusé d'elle sexuellement pendant des années. Ce furent des années marquées du sceau de la honte et de la culpabilité pour la petite fille naïve et confuse qu'était alors Sandra. Se blâmant et blâmant son corps pour l'attention et les sentiments indus que sa nouvelle silhouette semblait avoir attirés, Sandra est devenue mal à l'aise et honteuse à l'égard de sa sexualité. En engraissant par inadvertance, elle a compris que des kilos supplémentaires faisaient diminuer l'attention dont elle était l'objet. En un sens, comme son obésité contribuait à cacher ses caractéristiques sexuelles secondaires, Sandra a pu arriver à se sentir en sécurité.

Sandra et moi avons alors compris que les derniers kilos restants la protégeaient des attentions du sexe opposé. Chaque fois qu'elle s'approchait du but et que les hommes se mettaient à lui faire des compliments, elle paniquait et retournait se camoufler, en sécurité. L'autosabotage de Sandra lui servait de protection ; il la sécurisait en lui faisant reprendre le poids perdu. Pour Sandra, le gain consistait à être protégée des hommes et des sentiments d'anxiété engendrés par leurs attentions. Même si son « abri » ne lui offrait qu'un asile temporaire, Sandra voyait sa panique diminuer. Pourtant, la souffrance causée par son obésité renaissait : elle se lançait dans un nouveau régime et perdait du poids uniquement pour le reprendre à la suite d'un compliment ou d'une invitation à sortir. Ce cercle infernal semblait éternel ; il n'y avait aucun espoir de le briser, parce que le besoin comblé par les kilos excédentaires n'avait pas été éliminé.

J'ai demandé à Sandra de ralentir le flot de ses pensées, de se détendre et de se souvenir des événements pénibles vécus avec son oncle. Je lui ai demandé de me répéter les messages qui lui traversaient l'esprit. Après plusieurs séances et avec de la pratique, Sandra a commencé à entendre ce qui était devenu un intense monologue intérieur, automatique et bien rodé. Je lui ai demandé d'écrire les phrases qu'elle entendait et nous les avons ensuite relues ensemble.

Elle a été choquée par ce qu'elle avait appris à se dire : « Je suis sale. Je suis dégoûtante. Je suis de la marchandise avariée. Je suis une ordure dans un tas d'ordures. Aucun homme ne voudra jamais de moi, sauf pour le sexe. J'ai peur de l'intimité. J'ai honte de l'intimité. *J'ai besoin de mon poids, il me sert de cachette.*» Dans un éclair de lucidité, Sandra a compris que ses émotions « non guéries » la gardaient prisonnière. Elle *avait besoin* de son obésité et, aussi longtemps que ce serait le cas, aucun régime ni aucun programme ne pourrait jamais la lui enlever. Et vous ? *Avez-vous besoin* de votre poids en tant que mécanisme de compensation ? Est-ce que vous vous sabotez sans raison apparente ?

Pour le savoir, suivez le même processus que Sandra. Ralentissez vos pensées et écoutez attentivement. Vous arriverez à entendre ce que vous pensez en devenant très calme, très silencieux et en écrivant vos pensées. Ces messages fulgurants et les réactions intérieures qui s'ensuivent précèdent vos émotions et vos sentiments. Faites-moi confiance : si vous êtes maintenant en colère, irrité, anxieux, frustré, triste ou déprimé, c'est que vous vous êtes dit quelque chose. À partir de maintenant, aussitôt que vous vous sentirez bouleversé, penchez-vous attentivement sur ce que vous êtes en train de vous dire.

Faites en sorte d'écrire vos pensées. Si vous vous contentez de les regarder passer, l'exercice n'aura aucun effet. Écrire vous aidera à prendre du recul et à évaluer vos pensées avec davantage d'objectivité. Considérez ce que vous écrivez comme un miroir. Tout comme il vous est impossible d'étudier votre visage à moins de vous regarder dans un miroir, il vous est impossible d'étudier votre vie sans l'écrire. Alors écrivez !

QUATRIÈME ÉTAPE : REMETTEZ VOS PENSÉES AUTOMATIQUES EN QUESTION ET RESTRUCTUREZ-LES

Une fois que vous avez conscientisé ce qui se passe dans votre esprit, travaillez à le changer. En saisissant que votre souffrance émotionnelle provient de vos pensées, vous comprenez que vous devez en corriger les erreurs. Dominez votre conditionnement mental et vous en arriverez à vous reprogrammer et à mieux gérer votre vie émotionnelle. Comme dans le cas de la première clé – la pensée juste – où vous enclenchez le processus en vous posant quatre questions sur votre monologue intérieur, vous allez remettre vos pensées automatiques en question en vous demandant:

- Sont-elles vraies?

- Servent-elles mes intérêts?

- Est-ce qu'elles améliorent et protègent ma santé?

- Est-ce qu'elles m'aident à atteindre mes objectifs de perte de poids?

Encore une fois, vous devez être honnête et déterminer comment vous vous considérez et ce que vous croyez à votre propre sujet. C'est en les comparant avec la réalité que vous verrez vos croyances et vos attitudes changer rapidement, même celles que vous entretenez depuis longtemps. En abordant votre questionnement sous cet angle, en vérifiant la validité de vos croyances et de vos pensées par rapport à la réalité, vous transformez vos perceptions, vos jugements et vos auto-évaluations. À moins de vous arrêter et de les analyser, vous continuez à croire à vos réactions intérieures et à vous soumettre à des émotions qui font la guerre à la meilleure partie de votre être. Aussi, la question essentielle consiste-t-elle à comprendre votre fonctionnement de l'intérieur vers l'extérieur et les raisons de vos ressentis.

Pour vous libérer de l'emprise de vos émotions négatives, vous devrez approfondir davantage le processus d'introspection que je viens de décrire. Vous devez comprendre que vous êtes incontestablement responsable de tous vos états émotionnels. Il serait malsain de continuer à croire que quelqu'un ou quelque chose vous fait ressentir des émotions dont vous ne voulez pas. Je sais que j'insiste fortement, mais vous le savez: vous ne pouvez changer ni les gens ni l'environnement, vous pouvez uniquement modifier les réactions qu'ils vous inspirent.

Voilà pourquoi vous devez cerner les pensées et les croyances irrationnelles dont vous vous bombardez constamment et automatiquement. Vous devez faire le tri de ces messages, les restructurer et les remplacer par des réponses authentiques qui corrigent le flot rapide de vos pensées automatiques, tout comme vous l'avez fait au chapitre précédent, pour les pensées erronées de votre monologue intérieur. C'est en vous élevant contre les critiques dévastatrices dont vous vous abreuvez que vous apprendrez à maîtriser les émotions qui nourrissent vos comportements alimentaires indésirables.

Dans le cas de Sandra, elle a dû restructurer sa pensée en guérissant les sentiments de douleur, de peur et d'anxiété qui la rongeaient face à sa sexualité. Elle a dû maintes et maintes fois se répéter ce qui suit: «Je sais maintenant que j'ai été utilisée et abusée. Je sais que ce n'était pas ma faute. Ce n'est pas non plus parce que j'étais une jolie femme en santé. Être mince, dynamique et vibrante n'est ni mauvais, ni sale ni dégoûtant. Je dois arrêter de me juger. Je n'ai rien fait de mal. Je suis digne de respect et d'amour. Je suis ici pour moi, et j'accepte les qualités qui font de moi un être magnifique et unique.» À partir du moment où Sandra a été capable d'adopter une nouvelle image d'elle-même, les réactions émotionnelles destructives qui suivaient l'enchaînement de ses pensées ont commencé à disparaître. Elle a brisé le cercle infernal.

Vous devez entrer en contact avec vos pensées et vos émotions et comprendre leur raison d'être. Si vous êtes réticent à explorer vos véritables émotions et à permettre leur expression, vous avancerez en trébuchant, assuré d'échouer et de vivre de la frustration. Ayez le courage de vous poser les bonnes questions et de laisser les bonnes réponses se faire entendre. Regardez-vous en face. Scrutez-vous profondément, puis cernez et admettez ce qui se passe réellement.

Quand vous vivez un conflit ou que vous traversez une tempête émotionnelle – comme cela se produit inévitablement –, ne paniquez pas! Ne cherchez pas à vous réconforter avec la nourriture. Appliquez plutôt votre plan de prise en charge de vos émotions et de réponse à la situation. Dites-vous tout simplement: «C'est moi qui décide quelle attitude prendre dans cette situation. J'ai le pouvoir de choisir mes perceptions et mes réactions. Je l'exerce et je fais des choix en toutes circonstances, chaque jour de ma vie.»

CINQUIÈME ÉTAPE : REFERMEZ LA BOUCLE ÉMOTIONNELLE

Si vous permettez à des émotions négatives de s'enraciner dans votre cœur et votre esprit, elles ne se contenteront pas de leur situation initiale. Elles contamineront aussi vos relations et vos interactions. La personne que vous étiez s'efface ; vous êtes maintenant défini par des émotions néfastes. Leur terrible puissance vient en fait de ce qu'elles affectent votre nature. Elles contaminent ce que vous faites et ce que vous donnez.

Face à cette puissante vérité, je pense que vous comprendrez clairement pourquoi vous devez refuser de porter des situations émotionnelles qui ne sont pas réglées. Tant que vous les laisserez vivre, elles vous feront mourir à petit feu. Entretenir la colère, le chagrin, la haine, la vengeance ou tout autre fardeau psychologique consume le corps et l'esprit. Il est facile de laisser la souffrance émotionnelle et la zizanie s'accumuler dans notre vie fébrile et changeante. Or, le poids des difficultés émotionnelles restées sans conclusion finit tôt ou tard par vous faire craquer au niveau de la maîtrise de soi : vous succombez alors, et ingurgitez des quantités de plus en plus grandes de nourriture.

Si votre vie est encombrée de difficultés et de souffrances, vous devez agir pour en finir avec elles et atteindre ce que la psychologie appelle la résolution, ou conclusion. Il s'agit du moment où vous décidez de ne plus porter un problème ou une souffrance : vous affrontez la situation, vous tournez la page et vous passez à autre chose. Peu importe ce qu'il vous faut faire, allez-y. Peu importe ce que cela exige, faites-le et passez à autre chose. Ne prenez plus ce fardeau sur vos épaules ; permettez-vous de refermer la boucle émotionnelle.

Les émotions que je décris sont les plaies toujours ouvertes de vos souffrances émotionnelles non réglées ; une ou des personnes sont généralement la cible de ces émotions négatives. Si vous portez en vous les cicatrices douloureuses de la haine, de la colère, du ressentiment et de l'amertume, vous n'avez jamais atteint la résolution émotionnelle par rapport au traitement qui vous a été infligé. Vous êtes seul à pouvoir choisir votre ressenti. « L'autre » peut vous fournir un événement ou un comportement pour vous permettre de réagir, mais c'est vous qui choisissez votre ressenti à son égard. Si vous choisissez la haine, vous choisissez de faire l'expérience du monde sous son aspect le plus sombre : cela rendra encore plus probable votre recours à la nourriture comme forme de médication.

Le but de la présente étape consiste à vous faire expérimenter une importante résolution émotionnelle : je souhaite que vous résolviez votre situation et que vous vous défassiez de la souffrance qu'elle vous cause, afin de prévenir le retour potentiel de comportements qui vous empêchent de perdre du poids. Pour aider mes patients à atteindre cette résolution dont je parle, j'utilise un processus très puissant que j'appelle la « réponse minimalement efficace » ou RME. Le mot à retenir ici est « minimalement », car il suggère ce que vous pouvez faire au minimum pour refermer une boucle émotionnelle.

Pour que vous saisissiez ce qu'est la RME, je vais vous expliquer ce qu'elle n'est pas : ce n'est pas un outil de vengeance ni un moyen de tramer des complots pour nuire à quelqu'un. Une action dans ce sens ne peut ultimement que vous faire du tort, puisque vous vous accrochez à vos émotions autodestructrices. Acculé dans un coin, le crotale s'enragera au point de se mordre lui-même. Notre comportement est le même quand nous choisissons de couver la haine et la vengeance et d'avoir une dent contre quelqu'un : nous nous mutilons nous-même.

La RME cherche à satisfaire votre besoin de résolution émotionnelle sans engendrer un nouvel ensemble de problèmes. Vous devez peut-être confronter la personne qui vous a lésé ou entamer des procédures juridiques. Vous devez peut-être pardonner ou faire des excuses. Peut-être vous faut-il écrire une lettre ou aller piétiner la tombe de votre bourreau. Ou bien consulter un psychologue, parler au pasteur ou au prêtre de votre paroisse, ou tout simplement remettre la situation et vos tourments émotionnels entre les mains de Dieu. Il existe de nombreux chemins pour atteindre une RME ; le secret consiste à obtenir le maximum de résultats en déployant un minimum d'efforts. Quand vous aurez défini votre RME, votre besoin de vous réconforter par la nourriture ne sera plus aussi pressant.

Pour définir la mise en œuvre de votre RME, répondez aux questions suivantes :

- Quels gestes puis-je poser pour résoudre ma souffrance émotionnelle ?

- Si je boucle la boucle, comment vais-je me sentir ?

- Est-ce que ce sentiment correspond à celui que je veux ressentir ?

- Si je pense « minimalement », est-ce que je peux poser d'autres petits gestes économiques pour me donner la résolution que je recherche ?

Reprenons l'exemple de Sandra. Pour concrétiser sa RME, elle doit trouver le plus petit geste à faire pour obtenir justice et guérir les blessures émotionnelles infligées par son oncle. Il s'agit peut-être de le confronter et lui dire en le regardant droit dans les yeux : « Ne t'imagine pas que je ne sais pas ce que tu m'as fait. C'est criminel et je veux être entendue. Je veux que tu saches à quel point tu m'as fait du mal. Tu dois comprendre comment tes actions ont affecté ma vie. »

Sa réponse minimalement efficace peut prendre cette forme : l'effet de catharsis de la confrontation pourra peut-être suffire à répondre à son besoin. Mais peut-être pas. Peut-être Sandra doit-elle profiter du fait qu'il n'y a pas de délai de prescription pour les abus sexuels et porter plainte auprès des autorités. C'est à elle de voir et de décider.

Après avoir examiné vos propres réponses émotionnelles, de même que la nature et l'intensité de vos souffrances, avez-vous déterminé quelle sera votre RME ? Vous n'avez peut-être pas l'énergie et les ressources pour intenter une action en justice. Le simple fait d'écrire une lettre où vous déverserez vos pensées et vos émotions pourra suffire. Ce sera peut-être la RME qui fonctionnera dans votre cas. Si la situation implique quelqu'un d'autre, vous aurez peut-être aussi à poster la lettre. Peu importe sa forme, définissez votre RME et mettez-la en œuvre.

Vous devez être capable de vous dire : « C'est fini ! J'en ai assez. Je ne te permettrai plus de me faire perdre la maîtrise de moi-même. Je tourne la page. Cette blessure émotionnelle est guérie, et je suis libre de redevenir l'être formidable que je suis. »

LA PUISSANCE DU PARDON

Ce geste d'importance vitale comporte une autre facette : c'est la clé qui ouvre la porte de votre donjon émotionnel et vous libère ; cette réponse minimalement efficace, c'est le pardon. Au début, il peut s'avérer difficile de pardonner parce que vous avez l'impression que c'est faire preuve de faiblesse et non de force. Laissez-moi vous dire que pardonner est tout sauf cela, et que c'est une étape essentielle pour guérir et transformer votre vie.

Permettez-moi de clarifier ce que je dis quand je me sers du mot *pardon*. Je parle d'un mouvement qui provient de l'intérieur. C'est un choix, le choix de vous libérer de la prison de votre colère, de votre haine et de votre ressentiment. Je ne dis pas que c'est facile, mais c'est en tout cas nécessaire. Vous devez aussi savoir qu'en utilisant ce mot, je ne vous demande pas de considérer que tout ce qui vous est arrivé est aujourd'hui parfait. Le pardon n'est pas une émotion dont vous attendez passivement l'infusion. C'est un choix que vous décidez de faire.

Une autre de mes lois de vie affirme que « le pardon est puissant ». Si vous ne pardonnez pas, vous vous condamnez à traîner vos fardeaux émotionnels et à en supporter les conséquences, autant affectives que physiques. En ce moment même, vous pouvez être persuadé que votre haine et votre colère sont justifiées. Vous pouvez croire que la personne qui vous a blessé assez profondément pour provoquer ces émotions mérite votre haine et doit en souffrir. Mais vous payez le prix fort en avançant sous le poids de telles croyances : les émotions qu'elles génèrent sont si pernicieuses qu'elles finissent par contaminer tous les éléments de votre vie.

À l'époque où il travaillait sur son chef-d'œuvre, *La dernière Cène*, Léonard de Vinci s'enragea contre un pauvre homme qu'il finit par accabler d'injures à mesure que montait sa colère. Par la suite, il se remit à sa peinture du visage de Jésus. Mais sa colère le consumait au point qu'il était incapable de se maîtriser et de travailler avec la méticulosité requise. En fin de compte, le maître laissa tomber ses pinceaux et se mit à la recherche de l'homme qu'il avait insulté pour lui demander pardon. Ce dernier accepta ses excuses, et Léonard put retourner peindre la face du Seigneur.

Voyez-vous les dommages qu'un esprit vengeur peut infliger ? La colère, la haine et le ressentiment sont des émotions obnubilantes ; elles finissent par colorer toutes vos heures de veille. En ne pardonnant pas à vos offenseurs, vous les laissez vous garder prisonnier. Par le fait même, ils gagnent. Le pardon ne concerne que vous, et non ceux qui ont mal agi envers vous ou vos proches.

Si vous n'êtes pas certain de savoir comment faire, si vous ne savez trop ce que vous devez penser, permettez-moi de vous aider à donner une voix à votre choix de pardonner. Vous pourrez dire, par exemple :

Je choisis de te pardonner. Je me libère ainsi des chaînes que j'ai forgées en nous liant par ma haine, ma colère, mon ressentiment et ma peur. Je reprends mon pouvoir et je me libère grâce à la puissance du pardon. Tu ne peux pas me blesser. Tu ne peux pas me contrôler. C'est pour moi que je pardonne.

Croyez-moi : pardonner représente votre seule chance de fuir votre prison émotionnelle. Vous vous élevez au-dessus de la douleur et atteignez enfin à des sommets moraux plus élevés en pardonnant à la personne qui vous a blessé. Elle s'est déjà infligé ce qu'elle vous a fait. Si vous permettez à ceux qui vous ont lésé de vous garder prisonnier, vous leur concédez la victoire. Ne vous préoccupez pas de savoir à quel moment ni de quelle manière ils « paieront pour leurs méfaits ». Vous n'êtes pas leur juge. Ultimement, c'est Dieu qui le sera. C'est Lui qui règle les comptes.

Réfléchissez à la signification du pardon et libérez-vous de la souffrance émotionnelle qui vous a été infligée au cours de votre vie. C'est probablement l'élément le plus important de ce chapitre. N'attendez pas. Vous avez la capacité de pardonner. C'est un cadeau que vous vous faites à vous, pas à eux. Pardonnez, guérissez et reprenez le cours de votre vie.

S'EN SORTIR SANS NOURRITURE

Avant de passer à une autre clé, laissez-moi vous parler d'un outil qui, une fois intégré au flot quotidien de votre vie, vous aidera à recouvrer la paix et la tranquillité d'esprit, et vous empêchera de vous tourner vers la nourriture pour vous apaiser quand vous souffrirez émotionnellement. Si vous avez l'habitude, quand vous êtes bouleversé, de vous réconforter en mangeant un sac de biscuits ou de bonbons parce que vous le «méritez», réveillez-vous. Il y a d'autres moyens de vous récompenser et de vous calmer que vous adonner à une orgie de nourriture. Voilà pourquoi vous devez prendre du temps pour faire des activités qui réduisent la tension du quotidien. Si, comme je le soupçonne, vos excès répondent généralement au stress et à la souffrance émotionnelle, vous ne savez pas du tout comment vous détendre autrement qu'en vous empiffrant. Vous êtes habitué à gober quelque chose d'engraissant pour vous soulager, plutôt qu'à pratiquer des activités sans nourriture pour vous calmer.

Il n'est pas facile d'apaiser vos cellules nerveuses quand elles s'agitent à cause de votre état d'anxiété et de dépression, ainsi que de la réaction de votre mental à cet état émotionnel. Vous pouvez le faire rapidement en ayant recours à des moyens chimiques (tranquillisants ou alcool) ou à des aliments réconfortants mais caloriques: ce sont des moyens contreproductifs, aux conséquences désastreuses, qui vous font éviter des solutions de rechange positives et incroyablement puissantes.

Parmi ces solutions, mentionnons – sans nous y limiter – faire de l'exercice physique (un moyen très efficace d'évacuer le stress!), pratiquer des exercices de relaxation, et écouter de la musique. Selon la majorité des travaux de recherche, ces activités agissent directement sur le système nerveux en lui faisant sécréter des endorphines, tranquillisants naturels du cerveau, qui réduisent l'anxiété et procurent un sentiment de calme. Ce sont des activités de détente naturelles, organiques et peu coûteuses.

Bon. En étudiant les activités réductrices de tension, vous ne vous sentez peut-être pas très porté vers les exercices de relaxation comme le yoga, la respiration profonde et la méditation. Vous croyez peut-être qu'elles ne fonctionnent pas et qu'elles seront inutiles. Et si c'était justement ce qui était requis pour vous en sortir quand l'anxiété, le stress et la dépression frappent?

Quand vous êtes tendu et stressé, votre organisme répond de façon correspondante et instantanée: les muscles de votre estomac et de votre diaphragme – un large feuillet musculaire tapissant le fond de la cavité thoracique – se contractent. Or, comme ces muscles vous servent à respirer, votre respiration devient superficielle, engendrant davantage de tension. En pratiquant la respiration profonde, constituant un type d'exercice de détente, vous apprenez à relâcher la tension et à vous concentrer sur la résolution des facteurs de stress.

Ne vous fermez pas à l'idée ! Il n'est pas question de mysticisme oriental. C'est un moyen pratique et facile de vous détendre. Vous pouvez le faire partout, et à l'insu de tout le monde – au travail, dans l'avion, en voiture, avant de faire un discours ou une importante présentation commerciale, peu importe. Il vous suffit de prendre de grandes respirations profondes et complètes, en inspirant et en expirant par le nez très lentement, et en laissant votre poitrine s'ouvrir et se fermer sur un rythme régulier. En moins de soixante secondes, votre diaphragme se détend. Votre cerveau en prend conscience, interprète cette donnée et commence à libérer des endorphines pour réduire encore davantage le degré de tension dans votre corps. Très vite, la tension tombe : vous avez libéré ce que vous avez pu, et vous avez atteint un état de détente. (Consultez l'annexe A, vous y trouverez un scénario et des instructions pour réduire votre stress grâce à cette technique.)

Je vous entends penser : « Détente, exercices de respiration ! Vous vous moquez de moi ? Donnez-moi plutôt quelque chose à manger ! »

Je vous en prie, faites un effort : ce n'est pas le temps de porter des jugements, ni de résister aux outils qui peuvent réellement vous aider. Si vous jetez aux poubelles ce que je vous offre maintenant, vous vous en priverez inutilement plus tard.

Je vais vous aider à mesurer la puissance de ces techniques en vous présentant ma belle-sœur Cindi. Chef de famille monoparentale, Cindi a jonglé avec trois emplois et payé les études supérieures de mes trois nièces, des filles brillantes. Elle m'a permis de vous raconter son histoire, que j'ai retenue pour illustrer à quel point un esprit ouvert à de nouvelles techniques peut matérialiser des effets véritablement transformateurs pour s'en sortir. Je suis prêt à parier que son cheminement effacera instantanément vos doutes et votre méfiance à l'égard des techniques que je vous recommande.

L'histoire de Cindi

Tout a commencé à l'aube d'un matin de juin 2001 alors que Jim conduit son amie Cindi à l'aéroport d'Oklahoma City, à 2 heures de leur village. Cindi part en vacances : elle profite d'un voyage offert par son employeur pour la remercier de son excellent rendement comme représentante dans le domaine des transmissions par câble. Le matin est calme, les routes désertes.

Puis, c'est l'horreur.

Du haut d'un viaduc, un ou plusieurs fous dangereux jettent un contenant d'acide en direction du siège du passager. Le baril défonce le pare-brise de la voiture et l'acide asperge presque tout le corps de Cindi. Après avoir rapidement désintégré ses vêtements, le liquide corrosif s'attaque à sa chair, faisant fondre et peler sa peau, brûlant plus de 70 pour cent de son corps, y compris son visage, ses yeux, son cuir chevelu, sa bouche, tout son thorax et la partie antérieure de ses jambes.

À des kilomètres de toute habitation et sans eau, Jim fonce pour trouver de l'aide pendant que l'acide continue de ronger sans répit l'épiderme de Cindi hurlant de douleur. Il s'arrête à la première station service ouverte et appelle le service d'urgence 911. Pendant les minutes interminables qui précèdent l'arrivée de l'ambulance, Jim s'emploie courageusement à asperger Cindi d'eau, essayant désespérément de laver son visage, ses yeux et son corps de l'acide dévastateur.

Rien ne pouvait préparer Cindi à ce qu'elle doit affronter dans les mois qui suivent cet acte de violence innommable et insensé.

Elle est soumise à plus de douze chirurgies reconstructives, à des greffes de peau et au remplacement de ses paupières, de son menton et de la partie supérieure de sa bouche. Ses brûlures doivent être nettoyées deux fois par jour pour éviter l'infection et encourager la guérison. C'est une épreuve qu'aucun être humain ne devrait avoir à subir.

La douleur physique est atroce, constante, intolérable, débilitante, absolument infernale. Mais pour Cindi, pire encore est la destruction de sa vie, la fin de son monde tel qu'elle le connaissait.

Au début, on soulage ses douleurs avec des analgésiques. Mais sachant qu'ils peuvent être précurseur d'un autre enfer et ayant peur de développer une accoutumance, Cindi me demande de l'aider. Je me tourne à mon tour vers mon mentor, G. Frank Lawlis, Ph.D., actuellement considéré comme l'une des sommités américaines en matière de contrôle corps-esprit. Frank conçoit un programme en trois parties qui inclut des exercices spéciaux de relaxation et de respiration profonde, afin de permettre à Cindi de surmonter ses peurs et d'entamer le processus de guérison ; des techniques calmantes pour l'aider à prendre le pas sur la douleur et à faire face aux cicatrices émotionnelles de la tragédie ; et de l'imagerie visuelle pour que Cindi voie sa peau accepter les greffes et redevenir celle d'un nourrisson. Au départ, Cindi croit fort peu à ces méthodes. Mais son attitude finit par changer. Du tout au tout.

À la stupéfaction des médecins, le programme du Dr Lawlis accélère beaucoup le processus de guérison. Cindi m'a récemment confié que, sans l'aide de Frank, elle n'y serait jamais arrivée et se serait laissée mourir. Elle m'a aussi avoué que sa tendance au jugement avait failli lui faire rater une intervention qui lui a sauvé la vie.

Pour cette femme tendrement aimée, le cauchemar s'est transformé en victoire. Si elle avait choisi de se laisser hanter par l'auteur, ou les auteurs, de ce crime, elle aurait sombré dans l'amertume, permettant ainsi à ses bourreaux de la saccager à nouveau. Elle a fait un autre choix. Depuis, elle vit avec le sentiment d'être bénie : elle peut jouir de la compagnie de ses filles et de ses petits-enfants et remercie Dieu pour chaque nouveau jour qui lui est accordé.

L'histoire de Cindi ne s'arrête pas là, en particulier son retour physique, émotionnel et spirituel à la vie, mais je m'en tiendrai à ce récit.

Le message que je veux vous transmettre est simple : gardez-vous de fermer votre esprit ; ne vous bouchez pas les oreilles. Votre défi consiste à examiner toutes les opportunités d'adaptation à votre portée – mis à part la nourriture –, dont les gains vous apporteront la paix et l'équilibre.

Pour réussir à perdre du poids, vous devez quitter votre zone de confort et être prêt à essayer de nouveaux outils pour gérer le stress, l'anxiété et les émotions douloureuses qui vous assaillent. Au besoin, soyez prêt à plonger dans l'inconnu pour obtenir davantage, et à laisser derrière vous le familier, le sécuritaire et le monotone. Choisissez une nouvelle orientation. Transformez votre vie.

Tout en incorporant davantage d'activités relaxantes à votre quotidien, poursuivez votre travail sur vos réactions sous-jacentes et vos réponses au stress et à la souffrance émotionnelle ; transformez-les de sorte que vos comportements soient moins des réactions que des actions. Il ne fait aucun doute qu'à long terme, vous pourrez gérer vos émotions. Un geste aussi simple qu'une respiration profonde vous aidera à vous calmer ; vous pourrez alors examiner et évaluer votre réaction à la souffrance ou au stress, garder votre concentration mentale et éviter de succomber à la tentation de vous réconforter avec de la nourriture.

Généralement, la fréquence et l'intensité des émotions diminuent quand on apprend à les gérer ; le même phénomène semble s'appliquer aux possibilités de rechutes et de retours aux schémas de comportements autodestructeurs qui nuisent au contrôle de votre poids, comme la boulimie ou les excès. Vous serez étonné de constater à quel point votre vie devient plus ordonnée, plus paisible et plus enrichissante. Vous serez en mesure d'élever votre vie affective vers les sommets psychiques et spirituels de votre être. Vous aurez un sentiment tout nouveau de liberté. Vous vous sentirez bien dans votre peau. Vous aimerez la vie et vous la vivrez intensément, dans l'épanouissement de vos capacités.

6

Un environnement gagnant

Ouvrant la porte à la maîtrise sur l'extérieur

Faire de son mieux n'est pas toujours suffisant ;
il faut alors faire ce que doit.

SIR WINSTON CHURCHILL

TROISIÈME CLÉ :
UN ENVIRONNEMENT GAGNANT

Impossible de manger ce qui n'est pas là, n'est-ce pas ? Quand vous réduisez vos contacts avec la nourriture, vous établissez une programmation limitant les possibilités de perdre la maîtrise de votre alimentation et de connaître un échec en matière de perte de poids.

Cette clé ouvre la porte de la *maîtrise sur l'extérieur*. Il s'agit de votre environnement, de votre milieu – votre domicile, votre lieu de travail et tout endroit où vous voyez de la nourriture, y pensez, en stockez, en préparez, en grappillez et en mangez –, que nous allons entièrement nettoyer des aliments problématiques et des rappels alimentaires. Une fois votre environnement maîtrisé, vous ne verrez plus de nourriture, vous n'en aurez pas à votre portée et vous n'y penserez donc plus.

Comme plusieurs d'entre vous abusez de la nourriture à cause de son accessibilité, la meilleure manière de contrer une alimentation problématique et inappropriée consiste à changer votre exposition et votre accès aux aliments en réorganisant votre milieu et en en modifiant la gestion. Je vous donne un exemple : deux femmes m'ont récemment écrit au sujet d'un de mes messages, à savoir que vous ne pouvez manger d'aliments malsains si vous n'en avez pas. Elles l'ont pris au pied de la lettre : elles ont nettoyé leur garde-manger et leur réfrigérateur, et décidé d'éviter les fast-foods et les endroits qui ne s'harmonisaient pas avec leur décision de maigrir. Grâce à ces petits changements, ces femmes ont respectivement perdu 4,5 et 6 kg (10 et 14 lb) en trois semaines. Comme elles, vous constaterez à quel point maigrir devient facile quand vous éliminez de votre environnement les occasions de grignoter, de vous gaver ou de faire des excès.

Cette clé n'exige pas que vous renforciez votre volonté ni que vous résistiez mentalement aux tentations alimentaires ; elle demande que vous réorganisiez votre environnement de manière qu'il encourage les résultats que vous voulez obtenir. Tout comportement auto-destructeur impliquant une « substance de prédilection » – nicotine, alcool, nourriture ou autre – se manifestera de façon proportionnelle à la facilité d'accès à cette substance dans l'environnement. Quand l'accès disparaît, les chances d'échapper à l'accoutumance augmentent. À preuve, on rapporte certains cas documentés de soldats devenus héroïnomanes au Vietnam, qui ont pu se défaire entièrement de l'habitude une fois dans un environnement autre.

C'est la raison pour laquelle je peux guérir le tabagisme, l'alcoolisme et la toxicomanie. Je peux obtenir un taux de réussite de 100 pour cent et guérir les gens de leurs accoutumances, à condition qu'ils vivent dans un environnement sans tabac, sans alcool et sans drogue. Guérison complète et totale. Mais soyons réalistes : à moins de les parachuter en Antarctique, ils ne seront jamais en mesure d'échapper à toutes les tentations. Néanmoins, chaque pas fait dans la bonne direction augmente leurs chances de succès.

Donc, si vous voulez vraiment atteindre et maintenir votre poids santé, vous devez programmer l'ensemble de votre environnement de manière à éviter les aliments pièges, les déclencheurs de boulimies et les éléments qui vous rappellent la nourriture. Ce faisant, votre capacité à influencer et à maîtriser votre comportement alimentaire deviendra beaucoup plus significative.

ÉVALUATION DE VOTRE ENVIRONNEMENT

Commençons notre processus en vérifiant dans quelle mesure votre environnement vous expose à la nourriture et à ce qui vous la rappelle. Voici ce que je veux que vous fassiez : je veux que vous preniez l'inventaire complet et détaillé de toute la nourriture qui se trouve chez vous, au travail, dans votre voiture, et dans tout autre endroit où vous entreposez de la nourriture, êtes en contact avec elle ou avec des éléments qui vous la rappellent. Il nous faut d'abord établir l'ampleur du problème. Si vous passez outre cet examen, vous continuerez à être influencé par certaines situations qui vous précipitent vers la catastrophe. Répondez aux 20 questions en encerclant *oui* ou *non*, selon le cas. Souvenez-vous que, si vous ne faites pas un inventaire totalement honnête, vous agissez à l'encontre de votre intérêt.

1. Avez-vous beaucoup de « malbouffe » à la maison ?   *Oui/Non*

2. Rangez-vous de la nourriture à la vue ?   *Oui/Non*

3. Gardez-vous des plats de bonbons ou
   de noix à disposition ?   *Oui/Non*

4. Stockez-vous de la nourriture ailleurs
   que dans la cuisine ?   *Oui/Non*

5. Au travail, les tiroirs de votre bureau
   ressemblent-il à un comptoir d'épicerie ?   *Oui/Non*

6. Gardez-vous de la nourriture dans votre sac à main
   ou le coffre à gants de votre voiture ?   *Oui/Non*

7. Avez-vous l'habitude de servir des repas
   de famille plantureux, dans de grandes assiettes ?   *Oui/Non*

8. Allez-vous dans les restaurants qui offrent
   des buffets ou des repas de type familial ?   *Oui/Non*

9. Possédez-vous plusieurs livres de régime ?   *Oui/Non*

10. Mangez-vous à heures fixes ?   *Oui/Non*

11. Vos déplacements quotidiens vous font-ils passer
    devant des distributrices, des restaurants,
    des boulangeries et d'autres endroits de ce genre ?   *Oui/Non*

12. Faites-vous vos courses sans liste ?   *Oui/Non*

13. Est-ce que la présence de certaines personnes
vous pousse à manger?   Oui/Non

14. Préparez-vous des collations pour vos enfants
ou votre conjoint?   Oui/Non

15. Est-ce que vous êtes la seule personne à ranger
la cuisine après les repas?   Oui/Non

16. Gardez-vous des aliments engraissants
à portée de la main?   Oui/Non

17. Achetez-vous des aliments engraissants
en grand format?   Oui/Non

18. Achetez-vous des sacs grand format
d'aliments préparés faciles à manger
(ex.: chips, bonbons, biscuits)?   Oui/Non

19. Hésitez-vous à jeter à la poubelle
des restes engraissants?   Oui/Non

20. Planifiez-vous ce que vous mangerez avant
d'aller au restaurant?   Oui/Non

RÉSULTATS ET INTERPRÉTATION

Accordez-vous un point pour chaque réponse affirmative. Si vous
en avez obtenu plus de 2, vous vivez dans un environnement qui
vous incite à manger. Si vous avez obtenu 10 ou plus, c'est un champ
de mines. Il y a de la nourriture partout où que vous vous tournez:
à la maison, au travail, dans votre voiture. Difficile de se maîtriser
quand la nourriture et tout ce qui y fait penser restent si présents!
Votre environnement fourmille de tentations, bien sûr, mais
souvenez-vous que c'est là que vous pouvez exercer le plus votre
contrôle.

LA PUISSANCE DES «DÉCLENCHEURS»

Pour que cette clé ouvre la serrure de la troisième porte et que
vous franchissiez le seuil de la maîtrise sur l'extérieur, je dois d'abord
vous parler des «déclencheurs» qui se trouvent dans votre environnement, et de leur manière de faire obstacle au changement positif.

Dans le milieu du théâtre, les acteurs se servent de certaines répliques comme signal pour commencer à dire leur texte, ou à agir. De la même façon, vous avez des signaux, ou déclencheurs alimentaires, qui vous rappellent la nourriture et font surgir votre désir de manger. Si vous aimez mieux les termes « psy », les déclencheurs sont des stimuli qui déclenchent une réponse, et votre réponse consiste à manger. La plupart des travaux de recherche s'accordent d'ailleurs à affirmer que les obèses sont en général plus sensibles aux déclencheurs que le reste de la population.

Les déclencheurs alimentaires peuvent être *externes* ou *internes*. Parmi les déclencheurs internes, certains sont physiques : ils signalent une réelle faim biologique et sont mis en action par des réponses précises de votre organisme à son besoin de nourriture. Les plus importants sont les contractions de l'estomac (les gargouillements ou grondements de votre estomac quand il est vide) et une sensation de faiblesse physique provoquée par la baisse du taux de glucose sanguin, principal combustible répondant aux besoins énergétiques de l'organisme. Ces signaux sont le signe d'une faim véritable. C'est évidemment le principal facteur motivant vos choix alimentaires et un élément essentiel à votre survie.

Si ces déclencheurs internes étaient les seuls à vous inciter à manger, vous seriez probablement mince et en forme : vous mangeriez lorsque vous auriez faim et vous vous arrêteriez aussitôt rassasié. Malheureusement, plusieurs obèses ne reconnaissent pas les signaux physiologiques de la faim et mangent plutôt en réponse à d'autres types de déclencheurs internes, comme les émotions douloureuses, l'ennui, la dépression ou le stress mal géré. Ces déclencheurs sont psychologiques et non physiologiques. Ce n'est pas votre estomac qui a faim, c'est votre tête.

Passons aux déclencheurs externes. Ceux-là vous entourent et font naître en vous une envie irrépressible de manger, que vous ayez faim ou non. Comme je l'ai déjà mentionné, si vous êtes obèse, vous échouez probablement à reconnaître vos déclencheurs biologiques internes – *vous ne savez pas reconnaître votre faim physiologique* – et vous êtes aussi enclin à manger en réponse à des déclencheurs externes.

Des exemples:
- La vue de la nourriture
- L'organisation du temps (on mange à heures fixes)
- Les distributrices automatiques
- Les effluves de nourriture
- La saveur des aliments (on s'accoutume en particulier aux aliments sucrés ou salés)
- La télévision
- Certains endroits de la maison
- Le fait d'être en voiture
- Le travail
- Le trajet pour aller au travail et en revenir
- Les restaurants et les services au volant
- Le fait de regarder les autres manger
- Les occasions de se faire offrir de la nourriture
- Les vacances
- Les fêtes amicales
- Les annonces de nourriture
- Les livres de recettes ou les recettes dans les magazines

Quelquefois, ces déclencheurs poussent des clameurs assourdissantes et vous prennent totalement au dépourvu. Vous pensez immédiatement à la nourriture et vous voulez manger. Chaque fois que vous pensez à la nourriture, votre organisme réagit physiologiquement en vue d'intensifier votre désir de manger. Une de ces réactions a lieu dans la bouche: vous commencez à saliver. Vous ressentez dans cette zone un changement physiologique et vous voulez manger.

Les scientifiques sont d'avis qu'une autre réaction est également déclenchée sur le plan hormonal, dans les couches profondes de l'organisme. Imaginons que vous êtes devant la vitrine d'une pâtisserie, à saliver devant un forêt-noire. En réponse à cette vision délectable, votre organisme se met à sécréter davantage d'*insuline*. Même si vous ne goûtez pas au gâteau, l'hormone déclenchera quelques réactions. D'une part, l'insuline accélère l'absorption des graisses dans les cellules où elles sont stockées. (Eh oui, le simple fait de regarder de la nourriture peut vous faire engraisser!) D'autre part, elle diminue le taux de glucose sanguin, ce qui se produit généralement après un repas, de manière à le faire circuler dans vos cellules qui l'utiliseront comme énergie. Résultat : votre taux de glucose chute, ce qui déclenche la faim.

Étonnant, n'est-ce pas ? Les pensées de nourriture provoquées par un déclencheur ont le pouvoir d'initier d'importantes réactions physiologiques. Nous sommes en présence d'une association très solide : que vous ayez besoin de manger ou non, les déclencheurs de votre environnement feront naître des fringales dévorantes qui pourront même activer le processus de stockage des lipides. Si vous êtes constamment bombardé par les déclencheurs externes de votre environnement, vous subirez les conséquences physiologiques de ces agressions, qui sont des obstacles à votre réussite.

Toutefois, il faut également prendre en compte que l'industrie alimentaire est largement responsable de ce bombardement. Cette industrie, qui comprend les entreprises et les restaurants qui produisent, vendent et servent de la nourriture et des boissons, capitalise sur l'existence de déclencheurs très puissants liés aux saveurs, en développant un éventail toujours grandissant d'aliments sucrés et salés, riches en lipides, dont l'attrait crée l'accoutumance. Elle vous encourage à consommer sa camelote à grand renfort de publicité. Pour augmenter ses profits et rendre ses actionnaires heureux, elle doit cependant respecter certains impératifs, à savoir incorporer du sucre, du gras et du sel dans ses produits, et les rendre suffisamment commodes et accessibles pour que les consommateurs, c'est-à-dire nous, les mangent en moins de temps qu'il n'en faut pour crier aliment. En abandonnant notre pouvoir à cette industrie et en la laissant choisir pour nous, nous contribuons à la croissance d'un complexe industriel de 800 milliards de dollars. Vous ne serez donc pas surpris d'apprendre que des millions de personnes laissent l'industrie sélectionner les aliments qu'ils mangeront, du petit-déjeuner à la collation de minuit. En tant que consommateurs, nous avons abandonné notre pouvoir de choisir à l'industrie alimentaire, laquelle est fort aise de se l'approprier et d'assumer la tâche d'imposer ses diktats. En voici la preuve : si vous êtes un Américain moyen typique, vous consommez approximativement 72 kg (158 lb) de sucre par année, sous forme de sucre blanc, d'édulcorants à base de maïs, de sirop d'érable, de sirops ajoutés aux boissons gazeuses, de bonbons, d'aliments conditionnés et transformés. Par ailleurs, vous consommez généralement 29 kg (63 lb) de lipides ajoutés chaque année (le double de ce que les gens mangeaient au début du XXe siècle), en beurre (sur le pain), en graisses et en huiles dans la préparation des aliments frits, des biscuits et des pâtisseries prêts-à-manger.

Si vous regardez régulièrement la télévision – médium de prédilection de la publicité –, vous êtes constamment bombardé de messages qui vous indiquent quoi manger, où, quand et pourquoi. (Je ne peux passer sous silence la programmation d'un certain poste de télé entièrement et uniquement consacrée à la nourriture.)

Ce n'est pas un hasard si les aliments les plus vantés par la publicité sont aussi responsables de notre épidémie nationale d'obésité : menus des fast-foods (qui consacrent la majeure partie de leur budget publicitaire en annonces télévisées), collations, bonbons, aliments prêts-à-servir, boissons gazeuses et alcoolisées. On vous pousse à les consommer dans votre voiture, lors des fêtes et des événements sportifs, au restaurant, au cinéma – presque partout, sauf à la table de votre salle à manger. Pour compliquer les choses, beaucoup d'entre vous mangez devant la télé, comportement dont on a prouvé qu'il vous leste de 6 kg (14 lb) supplémentaires par année.

Avez-vous remarqué à quel point la publicité joue sur nos cordes sensibles pour nous vendre de la nourriture ? Mangez davantage et vous attirerez plus de plaisir, plus de bonheur, un plus grand sentiment d'appartenance – et, pourquoi pas, l'amour ! On va même jusqu'à suggérer que la nourriture vous aidera à attirer une personne du sexe opposé. En jouant sur d'autres motivations humaines, les campagnes publicitaires comme « Génération Pepsi » se servent du besoin d'être accepté et d'appartenir à une famille, un organisme ou un groupe de pairs. Les annonces de bière, du genre « Prends-en donc une vraie ! », font vibrer la corde de la valorisation ; elles affirment que cette marque de bière va nous aider à nous épanouir. Plus l'assise intérieure de la valeur que vous vous accordez est fragile, plus vous êtes vulnérable à ce type de déclencheur externe. Bref, si vous n'êtes pas centré, de tels messages vous affecteront : vous succomberez à l'envie de manger et de boire des choses inutiles.

L'industrie alimentaire tente aussi de nous imposer un rythme d'alimentation de plus en plus rapide. Depuis 1972, le nombre de fast-foods a doublé aux États-Unis. Des millions de consommateurs enthousiastes enfournent quotidiennement les aliments bourrés de calories et de gras et exempts d'éléments nutritifs, provenant de ces empires. À lui seul, Burger King vend 4 millions de Whoppers par jour!

C'est une réalité de la vie moderne : vous trouverez des fast-foods partout. Mais leur dernière invasion en date est bien la plus étrange et la plus surprenante de toutes : les hôpitaux! J'ai lu récemment une information nationale selon laquelle plus du tiers des principaux hôpitaux américains accueillent maintenant dans leurs murs des franchises nationales ou régionales de fast-foods. Les messages ne sont-ils pas contradictoires? Nous sommes obèses parce que nous mangeons trop de malbouffe mais, quand nous sommes à l'hôpital pour faire soigner les maladies causées par cette même malbouffe, on nous offre d'en consommer davantage. Je ne saisis pas l'idée et j'ignore comment cela va se terminer, mais je suis d'avis que quelqu'un est tombé plus d'une fois sur la tête!

Par ailleurs, la taille des portions augmente, en même temps que notre tour de taille, autant dans le cas des restaurants que dans celui des aliments prêts-à-manger préemballés. C'est en partie en réponse à notre tendance, comme consommateurs, à aimer en avoir davantage pour moins cher, tendance à laquelle l'industrie se fait un plaisir de répondre. Voici un exemple de cette pratique : la boisson gazeuse. Dans les distributrices, les dépanneurs et ailleurs, la bouteille de 325 ml (12 oz) était autrefois la norme, mais elle a été supplantée par celle de 1/2 l (20 oz). Dans le cas de la nourriture, entrez dans n'importe quel fast-food et consultez le menu : vous y trouverez non seulement l'ordinaire – petit, moyen et grand – mais aussi les formats « super », « géant », « club », les « repas astronomiques » et autres articles « jumbos ».

Vous devez ici passer en mode alerte : vous et votre famille êtes la cible d'industries multimilliardaires. Je vous invite à « déplacer la cible » – c'est-à-dire vous – de manière à ne plus être dans leur ligne de mire. Déplacez la cible : n'achetez plus ces produits! Si vous laissez l'industrie alimentaire choisir pour vous, votre vie continuera d'être un chaos perpétuel. Vous devez décider : allez-vous continuer à être le dindon de la farce le reste de votre vie et à tendre le cou au bourreau ? Vous êtes le seul à décider quoi acheter et quoi ne pas acheter. Vous êtes le seul à décider où vous mangez et ce que vous mangez une fois sur place. Que vous le vouliez ou non, vous avez le pouvoir d'influencer une grande part du phénomène de cause à effet. Plus vous possédez de connaissances sur le monde qui vous entoure, plus vous êtes en mesure d'orienter vos efforts pour obtenir les résultats que vous voulez.

ÉLIMINEZ VOS DÉCLENCHEURS

Il est clair que les déclencheurs régissent votre comportement ; c'est pourquoi vous devez en éliminer le plus grand nombre de votre environnement et choisir de les éviter. Quand vous nettoyez votre monde de ses déclencheurs, en procédant à de petits ajustements significatifs à votre mode de vie, vous vous programmez fortement contre la possibilité de prendre à nouveau du poids.

Si vous avez des doutes quant à l'effet que l'élimination des déclencheurs aura sur votre comportement, songez aux réformes anti-tabac. La loi limite maintenant l'usage du tabac dans les endroits publics. Des politiques antitabac ont été adoptées et mises en œuvre. Les produits du tabac sont taxés ; la promotion du tabagisme et la publicité des produits du tabac ont été restreintes. Toutes ces initiatives ont fait du tabagisme une habitude décriée. Et, selon les statistiques de 2002 de l'American Lung Association, on enregistre depuis quarante ans un déclin significatif du tabagisme. Même le nombre de cas de cancer du poumon accuse une diminution continue, en particulier chez les hommes. Les gens arrêtent, ou fument moins. Dans les états américains où l'application des lois antitabac est vigoureuse, moins de jeunes commencent à fumer une fois adultes, alors qu'ailleurs, le tabagisme fait de plus en plus d'adeptes dans ce groupe d'âge. Ces tendances suggèrent que la disparition de l'occasion de fumer et des messages encourageant cette habitude a aidé à diminuer l'incidence d'un comportement très destructeur, responsable d'un décès sur cinq aux États-Unis, et qu'elle l'a fait de façon percutante.

J'en parle avec conviction parce que je sais qu'en éliminant l'accès et l'opportunité, vous serez beaucoup moins enclin à succomber à vos comportements néfastes. Je vous l'accorde : contrairement à l'alcool, au tabac et aux drogues, la nourriture est un élément essentiel. Vous ne pouvez pas vous abstenir de manger. Mais vous n'êtes pas impuissant pour autant.

Pour maigrir, vous devez éliminer les aliments engraissants de votre environnement et rendre ce dernier sécuritaire. Vous le savez : s'il y a des aliments faciles à manger à portée de main, vous les mangerez. En programmant votre environnement, vous créerez des changements quasi automatiques dans votre comportement, ce qui rendra la volonté accessoire. Bien sûr, la volonté peut vous aider à générer une petite bulle d'énergie passagère qui vous poussera à faire des changements temporaires, mais cela ne suffira jamais. Quand elle flanchera, vous retomberez dans vos vieux schémas et mangerez au lieu de faire face à la vie. Vous dévorerez tout ce qui sera demeuré à la vue. Vous perdrez des jours et des semaines de maîtrise difficilement gagnée. Et vous reprendrez le poids perdu. D'un autre côté, si vous programmez votre environnement, vous sortirez de l'ornière de vos mauvaises habitudes et creuserez un nouveau sillon : celui du maintien de votre poids santé.

Par exemple, si vous prenez toujours une poignée de bonbons dans le plat à côté de votre fauteuil, votre volonté mène un combat futile et absurde pour résister à l'envie d'en manger. La meilleure façon de gérer la situation consiste à vider le plat et à vous débarrasser de son contenu. Impossible de manger ce qui n'est pas là ! Très vite, vous ne serez plus prisonnier de votre habitude de manger des bonbons. Rendre votre environnement imperméable à l'échec n'implique pas de tourments intérieurs. Il suffit simplement de faire disparaître vos aliments engraissants favoris.

J'ai moi-même constaté à quel point la programmation est efficace. Je suis toujours affamé quand j'arrive à la maison à la fin de la journée. Pendant très longtemps, j'entrais dans la maison par la porte de la cuisine. Chaque jour, je me répétais que je ne grignoterais pas avant le souper. Ma volonté arrivait parfois à me faire traverser la pièce, mais parfois, non. J'étais assailli de multiples tentations en passant par la cuisine ; je n'avais qu'à grappiller à gauche et à droite. Une journée, des biscuits ; le lendemain, du gâteau au chocolat ou autre chose que je mangeais rapidement. À cette époque, j'engouffrais facilement entre 1 500 et 10 000 calories en une seule collation

(« repas » serait peut-être plus juste). Tout ça avant de prendre une douche et de m'asseoir pour souper. En fait, je soupais deux fois.

Pour réussir à me programmer, j'ai simplement commencé à entrer dans la maison par une porte qui ne mène pas à la cuisine. J'ai éliminé l'occasion d'échouer et je me suis défait de la détestable habitude de grignoter. Dès lors, au souper, j'ai mangé un seul repas plutôt que deux. Croyez-moi, cette méthode s'est avérée beaucoup plus plaisante et efficace que de rassembler chaque fois les forces de ma volonté.

Une programmation est significative lorsqu'elle reconnaît que votre vie fourmille de tentations d'abuser et d'occasions pour ruiner votre objectif de perdre du poids. Quand vous apprenez à reprogrammer le comportement qui vous nuit, maigrir devient beaucoup plus facile parce que votre vie ne tourne plus autour de la nourriture.

La meilleure façon d'aborder les déclencheurs, et la plus efficace, consiste à les éliminer de votre environnement ou à minimiser vos risques d'exposition. En ne voyant plus de biscuits, vous perdez l'envie d'en manger. À la longue, ils deviennent moins tentants. Par ailleurs, si vous les remplacez par une pomme, une orange ou une autre collation santé, vous développez une nouvelle préférence. Chaque fois que vous choisissez un substitut santé, cette préférence croît et votre goût augmente. Vous le savez déjà si, pour une raison ou une autre, vous buviez du lait entier avant de changer pour du lait écrémé. Au début, le lait écrémé était fade et aqueux, mais vous avez persévéré. Vous avez fini par vous habituer et, maintenant, vous trouvez le lait entier trop lourd et trop riche. Vous lui préférez le lait écrémé.

Je ne peux pas me contenter d'un survol rapide de la question : il a été scientifiquement démontré que minimiser l'accès et l'exposition aux aliments fonctionne. Réellement. Ainsi, de nombreuses expériences ont prouvé que dans le cas d'une collation, les choix santé prévaudront et les aliments riches en calories seront délaissés quand la malbouffe est difficile à obtenir et qu'il est plus facile de manger des fruits, des légumes et d'autres aliments nutritifs. Ces recherches sur ce que les scientifiques appellent le *décalage du choix* admettent et prouvent le simple bon sens : vous mangez ce qu'il y a, impossible de manger ce qui n'est pas là et ce que vous n'achetez pas. Ces recherches démontrent également qu'après un certain temps, votre nouveau comportement alimentaire vous poussera à grignoter uniquement de savoureux fruits et des légumes rafraîchissants.

AGISSEZ POUR FRANCHIR LA PORTE DE LA MAÎTRISE SUR L'EXTÉRIEUR

Je vous lance maintenant un défi : organisez votre environnement de telle sorte que les aliments engraissants ne soient plus disponibles, et que vos choix vous orientent vers des aliments sains et nutritifs. Je veux m'assurer de minimiser votre exposition à la malbouffe, bourrée de gras et de calories, ainsi qu'aux déclencheurs qui vous poussent à la consommer. Vous devez absolument éviter de tourner les coins ronds et de rationaliser le maintien d'un déclencheur dans votre vie. Votre environnement vous soumet à des influences qui vous sabotent à travers vos choix. Je vous demande également d'écouter les déclencheurs internes qui signalent une faim physique et de manger en réponse à ceux-ci plutôt que de vous laisser stimuler par les déclencheurs externes. Passons donc à l'action.

PREMIÈRE ÉTAPE : DÉBARRASSEZ-VOUS DES « ALIMENTS DANGEREUX »

Gardez à l'esprit les résultats du questionnaire sur l'évaluation de votre environnement, et faites le tour de votre garde-manger, du réfrigérateur, des armoires, des tiroirs et de tous les endroits où vous stockez de la nourriture. Rassemblez tous les aliments que vous pouvez jeter, et jetez-les. Si c'est impossible, stockez-les de façon à minimiser votre exposition à la tentation. Il est très sensé de penser à faire disparaître de votre environnement les aliments suivants :

- Biscuits, bonbons, friandises sucrées hautement caloriques

- Aliments salés : chips, bretzels, tacos, noix et autres « grignotines » du genre

- Beignes et brioches

- Pain blanc sous toutes ses formes (brioches, petits pains, etc.)

- Craquelins
- Charcuteries
- Crème glacée et desserts congelés très sucrés
- Aliments préparés rapides : pizza, entrées et repas frits, sandwiches pour cuisson au micro-ondes (si l'aliment n'exige aucune préparation, jetez-le ou rangez-le hors de vue)
- Sirops, confitures et gelées
- Beurre d'arachide, trempettes et « tartinades » riches en gras
- Boissons gazeuses sucrées de tous types
- Boissons alcoolisées
- Tout aliment classé comme de la malbouffe
- Tout aliment que vous consommez habituellement en excès

Je crois sincèrement qu'éventuellement, plusieurs d'entre vous en arriverez à développer un lien plus sain avec la nourriture ; vous n'aurez plus alors à vous priver ou à avoir peur de certains aliments. Mais, pour l'instant, vous vous en débarrassez : vous mettez tout ça aux ordures, vous le jetez dans le broyeur, vous en faites ce que vous voulez, mais vous le mettez hors de vue. Faites-le maintenant, sans plus attendre. Ainsi, vous ne pourrez échouer. Commencez aujourd'hui à reprogrammer votre environnement ; mettez toutes les chances de votre côté.

D'accord. Je vous soupçonne de penser « C'est bien beau tout ça, mais je dois garder certains de ces aliments pour mes enfants. Ils ne sont pas gros, pourquoi devraient-ils souffrir ? »

Croyez-moi, je comprends votre inquiétude : j'ai vécu la même. Robin et moi avons un fils de seize ans, Jordan, très actif et très athlétique. En plus de toute la nourriture santé que nous mangeons à la maison, Jordan aime consommer de la pizza, des carrés au chocolat, des chips, et j'en passe. Sérieusement, quel adolescent ne le fait pas ? Si vous êtes dans le même bateau que nous, il existe des solutions si vous devez absolument stocker ce type d'aliments à la maison. Chez nous, la solution a été de réserver une armoire de la cuisine aux aliments et aux collations de Jordan. C'est son territoire, et personne n'a le droit d'y pénétrer. Pas question de faire les pique-assiette avec sa nourriture !

Barbara a utilisé les sept clés pour perdre 36 kg (80 lb). Comme elle mesure 1,58 m (5 pi 3 po), et son mari 1,93 m (6 pi 5 po), elle lui a demandé de stocker les aliments engraissants sur la tablette supérieure d'une armoire de cuisine qu'elle ne peut atteindre, à moins de faire beaucoup d'efforts. « Comme je n'ai jamais utilisé l'armoire, pas même pour la vaisselle, après quelques jours, j'ai complètement oublié que la nourriture était là », m'a-t-elle avoué. « Le vieux dicton "Loin des yeux, loin du cœur" a été un don du ciel dans mon cas. »

Taylor, quant à elle, est mère monoparentale. Elle a perdu 16 kg (35 lb) grâce aux sept clés. Elle voulait désespérément maigrir, redevenir jolie et recommencer à sortir, mais elle reprenait toujours le poids perdu après un certain temps.

Avant de mettre les sept clés en pratique, Taylor gardait la jarre à biscuits pleine, et bien en vue, pour ses deux enfants. Elle a admis avoir cédé à la tentation d'en manger « parce qu'ils étaient là »; de fil en aiguille, la tentation l'a conduite à de véritables excès, et les kilos conséquents ont suivi. Depuis, Taylor a décidé de vider la jarre et de la remplir de gâteries pour chien. Quant aux biscuits, ils sont dans un tiroir rarement utilisé, dans un coin de la cuisine où elle ne va jamais.

Une autre façon de minimiser votre exposition aux aliments achetés pour vos enfants consiste à les acheter en plus petits formats. Plutôt que d'acheter un sac de chips format géant que vous engloutirez d'un trait, pourquoi ne pas vous procurer des portions individuelles, plus petites? Cette approche vous permet de contrôler automatiquement les portions que vous mangez. Bien sûr, c'est plus cher que le format économique, mais beaucoup moins coûteux si vous pensez à votre poids et à votre santé.

Je m'arrête un instant pour un avertissement important: vous devez surveiller ce que votre enfant mange ou ne mange pas. Manger trop de malbouffe affectera sa santé et ouvrira la porte à l'obésité, avec son cortège de problèmes médicaux et émotionnels. Le pourcentage d'obésité chez les jeunes Américains atteint des sommets incontrôlables. Si vous ne me croyez pas, allez faire un tour au fast-food de votre quartier et observez les bajoues et les bedaines des enfants et des adolescents qui font la queue pour acheter un repas de format géant.

En tant que parent, c'est vous qui achetez et préparez la nourriture de votre famille. Vous êtes donc responsable de la santé et du bien-être de vos enfants tant qu'ils sont sous votre toit. Commencez à donner le bon exemple en achetant des collations santé et en servant des repas nutritifs. Vos enfants vous renvoient l'image qu'ils ont de vous; ils suivront beaucoup plus facilement votre exemple que vos conseils. Vous êtes leur modèle: soyez sain et responsable.

Dans le même ordre d'idées, je me dois d'aborder deux sujets connexes. Premièrement, est-ce que vous préparez, ou achetez, des plats susceptibles de plaire à vos enfants, alors que ce sont en réalité les aliments de prédilection de vos excès? Cette fournée de biscuits au beurre d'arachides, la cuisinez-vous parce que vous mourez d'envie d'en manger ou parce que ce sont les biscuits favoris de vos enfants? Et les tacos dissimulés dans l'armoire: servent-ils réellement de collation à vos enfants au retour de l'école ou les réservez-vous plutôt à vos collations nocturnes? Ne vous mentez pas. Si vous croyez qu'il vous faut absolument certains aliments sous la main, assurez-vous que ce sont réellement les préférés de votre famille et non les vôtres. J'attire votre attention sur ce point parce que vous devez être entièrement et profondément honnête pour réussir à programmer et à gérer votre environnement de manière qu'il contribue à votre succès.

Vous pouvez aussi vous mentir autrement, c'est-à-dire en vous racontant que, si vous vous débarrassez de toutes les gâteries favorites de vos enfants, ils croiront que vous ne les aimez plus. Une petite minute! Arrêtons-nous et examinons ensemble cette erreur de logique: vous croyez que vous aimez vos enfants en les nourrissant, alors que vous les empoisonnez avec de la malbouffe qui finira par les rendre obèses et malades. Si vous nourrissez votre famille avec des aliments sans valeur nutritive, attendez-vous à des conséquences néfastes. Dites-moi, n'est-ce pas là une stupidité? Considérez les choses ainsi: en libérant votre famille de l'habitude de manger de la malbouffe, vous pourrez plus facilement définir des comportements nouveaux, plus sains et plus productifs pour vous et vos proches. Vous serez tous en meilleure santé et en meilleure forme. Voilà une véritable preuve d'amour!

DEUXIÈME ÉTAPE : PROCÉDEZ AU DÉCALAGE DE VOS CHOIX

Cette étape est simple et facile : il s'agit de faire preuve de bon sens. Il est évident qu'après avoir fait disparaître toute la malbouffe de votre environnement ou l'avoir mise hors de vue, vous devez la remplacer par des aliments santé, de manière que vos choix se tournent naturellement et logiquement vers des solutions de rechange plus saines. Commencez à stocker dans votre cuisine :

- Des fruits

- Des légumes

- Des céréales entières

- Des viandes maigres

- Des produits laitiers à faible teneur en matières grasses (lait, yogourt, fromages à pâte molle et ferme, etc.)

- Aliments et collations à faible teneur en matières grasses ou sans gras

- Boissons sans sucre

Souvenez-vous du principe du décalage du choix : vos préférences gustatives se transformeront et vous vous tournerez naturellement vers des aliments plus sains et plus nourrissants si vous vous donnez l'occasion de briser vos vieilles habitudes pour en intégrer de nouvelles.

TROISIÈME ÉTAPE : PROCÉDEZ INTELLIGEMMENT À VOS ACHATS

Cette étape porte sur l'endroit où vous rencontrerez le plus de tentations au monde : le marché d'alimentation. Plus de 50 000 articles dans des emballages colorés, stratégiquement disposés pour vous inciter à les acheter. Cette troisième étape vous aidera à ne pas céder à leur attrait et à exercer une étonnante maîtrise de soi dans ce type d'environnement. Assurez-vous de toujours respecter les points suivants :

- Faites vos courses à partir d'une liste que vous aurez dressée quand vous n'êtes ni affamé, ni épuisé par le stress.

- Déterminez ce dont vous avez besoin pour une période donnée et n'achetez jamais davantage.

- Faites uniquement le tour des allées de produits frais exempts d'agent de conservation. Ce n'est pas sans raison que les aliments frais sont là où ils sont : comme ils doivent être remplacés souvent, ils sont placés aussi près que possible des aires d'expédition et des entrepôts.

- Ne faites jamais vos emplettes quand vous avez faim. Depuis l'entrée jusqu'à la caisse, vous serez tenté d'acheter des aliments dont vous n'avez ni envie ni besoin.

- À l'occasion, déléguez les courses à quelqu'un d'autre pour minimiser votre exposition à la nourriture.

QUATRIÈME ÉTAPE : FAITES AUSSI DES CHANGEMENTS À L'EXTÉRIEUR

Pour que votre environnement reste gagnant, vous devez prévoir certains plans pour faire face à ce qui pourrait bien être les maillons les plus faibles de vos efforts : manger à l'extérieur de la maison, aller au restaurant ou succomber aux excès en vacances.

Peu importe vos points faibles – et je suis certain que vous les connaissez –, vous devez mettre en place des stratégies pour les vaincre, parce que vous allez devoir vivre certaines situations qui représenteront des défis et des tentations. Pour plusieurs d'entre vous, manger à l'extérieur de la maison pose problème. La solution consiste à prendre un moment pour planifier ces situations et déterminer où devraient porter vos efforts pour surveiller votre poids. Par exemple, choisissez le restaurant en fonction de la variété des plats, afin de pouvoir vous composer un menu santé. Pensez à l'avance à ce que vous allez commander. Une fois là, soyez ferme et précis avec le personnel : dites à la personne qui vous sert que vous voulez un plat cuisiné sans gras, sans huile et sans sauce.

Quand vous assistez à une fête, prenez l'habitude de sauter les aliments engraissants et d'opter pour les choix santé. Prenez de plus petites portions et buvez un soda ordinaire ou hypocalorique plutôt qu'une boisson alcoolisée. Tenez-vous loin du buffet et concentrez-vous sur les gens et les conversations.

Les vacances peuvent s'avérer ardues, mais essayez de faire des choix aussi judicieux qu'à la maison. Si vous prenez l'avion, vous n'êtes pas obligé de vous résigner au repas prévu : téléphonez au préalable à la compagnie et demandez un repas hypocalorique. Vous pouvez agir ainsi pratiquement n'importe où, même en croisière, en autant que vous communiquez avec le personnel chargé de préparer les repas suffisamment longtemps à l'avance. En vacances, compensez les aliments riches en calories par des activités. Si les circonstances ne vous permettent tout simplement pas de contrôler vos choix, détendez-vous et prenez tout simplement de plus petites portions.

Bref, quand vous avez une stratégie pour faire face aux situations, il n'y a aucune excuse valable pour revenir en arrière. Quand vous êtes face à une situation difficile – et vous savez que cela se produira – ne vous mettez pas à engouffrer tout ce que vous voyez, sous le coup de la panique. Dites-vous simplement : « Les choses arrivent exactement comme je le pensais et je sais comment gérer la situation. Je ne panique pas et je ne m'effondre pas devant les défis normaux de la vie quotidienne. Je maîtrise la situation. »

Avant de conclure cet exposé sur la façon d'éliminer les aliments engraissants de votre environnement, il faut que nous parlions d'une autre dimension de votre vie. Il arrive que l'aspect le plus problématique de vos interactions ne concerne pas votre résidence, mais votre travail. Peut-être occupez-vous un poste qui paie bien, mais qui contribue à votre obésité. Par exemple, si vous travaillez dans un restaurant ou une épicerie, vous êtes constamment entouré de nourriture, et l'agression de tous ces déclencheurs crée une véritable catastrophe dans votre vie.

Je me souviens d'un jeune homme nommé Stephen qui assistait à l'un de mes séminaires. Stephen adorait les desserts. Durant l'année universitaire, il réussissait à surveiller son poids mais, l'été, il travaillait dans un restaurant, affecté à la préparation de la nourriture le jour et au service le soir. Cet aspect de son travail lui demandait de trancher des gâteaux au fromage et de préparer des parfaits. Très rapidement, Stephen en est arrivé à avaler davantage de gâteaux et de parfaits qu'il n'en préparait. Entouré d'aliments engraissants, Stephen a vu se briser son élan et, bientôt, il a engraissé en plus de se sentir coupable d'avoir tant mangé. C'était tout à son honneur de travailler l'été pour payer ses études, mais son choix d'emploi représentait un problème. Particulièrement sensible aux déclencheurs alimentaires, Stephen aurait dû travailler ailleurs que dans un restaurant.

Regardez les choses ainsi : si vous étiez alcoolique, postuleriez-vous un poste de barman ? Peut-on être stupide à ce point ? Je n'ai pas à souligner le fait que vous ne devriez pas travailler dans l'industrie alimentaire si vous souffrez d'obésité chronique, n'est-ce pas ? L'important est de vous souvenir que votre travail peut constituer une situation toxique à risque élevé qui génère un mouvement négatif dans votre vie. La réalité froide et logique vous invite à vous chercher un emploi dans un autre domaine. Si vous tenez à votre santé et à votre vie, retroussez vos manches et ayez le courage de changer de travail ou de carrière. Je sais que cela peut être angoissant, mais vous devez cesser de vous refuser l'occasion d'obtenir ce que vous voulez vraiment. Vous le méritez et vous en valez la peine.

CINQUIÈME ÉTAPE : FAITES LE TRI DE VOTRE GARDE-ROBE

Cette dernière étape vous incite à vous engager à atteindre et maintenir votre poids santé. C'est une étape précise : ouvrez votre garde-robe et défaites-vous de toutes vos tenues d'obèse. Jetez-les ou donnez-les, mais débarrassez-vous-en pour ne plus jamais avoir de vêtements extralarges vers lesquels vous tourner. Ce grand ménage renforcera votre responsabilisation et vous aidera à persévérer.

Laissez-moi vous expliquer l'importance de cette étape : si vous gardez vos vêtements amples, cela signifie qu'inconsciemment, vous vous attendez à ce qu'ils vous servent de nouveau un jour. Vous vous accrochez à votre mode de vie d'obèse et à un profil psychologique d'obèse. Vous vous dites que ce que vous faites ne fonctionnera pas. Si ces vêtements continuent à faire partie de votre garde-robe, c'est que vous vous engagez à échouer. En revanche, si vous n'avez plus aucune tenue extra-large à remettre, vous avez là un élément de motivation supplémentaire pour vous aider à atteindre et à maintenir votre poids idéal.

Au diable les pantalons à taille élastique, les modèles pour taille forte, les habits pour « costauds », les robes-tabliers extra-larges, les paréos informes et tous vos vêtements extensibles ! Ne vous laissez aucune « marge de manœuvre » ! À mesure que vous maigrissez, allégez votre garde-robe des vêtements devenus trop grands. Mesdames, si vous portiez du 24 et maintenant du 18, défaites-vous de vos vêtements de taille supérieure pour ne plus pouvoir revenir en arrière. Messieurs, si vous êtes passé de la taille 80 à du 46, videz votre penderie de tout ce qui excède cette taille. Vous voulez réussir ? Faites ce qu'il faut.

Mais attention ! Si vous commencez à vous sentir à l'étroit dans vos nouveaux vêtements, vous êtes dans de beaux draps. Vous ne pouvez plus porter vos vêtements de taille 18 ou 24 parce que vous ne les avez plus. Vous n'avez rien à vous mettre mais, bien sûr, vous ne pouvez pas aller travailler ou faire les courses flambant nu. C'est le temps de revenir sur terre : vous avez laissé les choses aller et vous avez engraissé. Pas question de sortir vous acheter une nouvelle garde-robe d'obèse ! Reprenez-vous !

Vous ne devriez jamais régresser ou revenir en arrière. Ayez le courage et la bonne volonté de rejeter le passé et de poursuivre et atteindre votre objectif de perdre du poids, et de maintenir un poids santé.

Réorganisez votre environnement en suivant les étapes que je viens de vous décrire, et vous découvrirez qu'il est ainsi beaucoup plus facile d'exercer un contrôle de votre poids que de miser sur la seule volonté (ce qui, à toutes fins pratiques, ne peut fonctionner). Faire en sorte de ne plus avoir accès aux aliments engraissants donnera de meilleurs résultats que tout ce que vous avez essayé jusqu'à présent. C'est l'un des moyens les plus faciles pour perdre du poids. Évidemment, vous devez fournir un certain nombre d'efforts. Mais persévérez : ce sont des étapes vitales et pratiques qui vous aideront à maigrir, rester mince et vous sentir mieux le reste de votre vie.

7

Le contrôle de vos fringales et de vos impulsions

Ouvrant la porte à la maîtrise sur vos mauvaises habitudes

Comme un clou en chasse un autre, c'est l'habitude qui déloge l'habitude.

ÉRASME

QUATRIÈME CLÉ: LE CONTRÔLE DE VOS FRINGALES ET DE VOS IMPULSIONS

Vous pouvez vous comporter de manière à avoir un corps en santé et en forme. En faisant les choses différemment et en changeant les gains que vous rapportent vos comportements, vous vous rapprochez davantage du maintien de votre poids santé.

Cette clé, ouvrant la porte à la *maîtrise sur vos mauvaises habitudes*, vous dirige vers une relation entièrement nouvelle et plus saine avec la nourriture, qui n'occupera plus le centre de votre univers. Il s'agit de faire preuve de diligence et d'adopter des comportements sains qui donneront des résultats positifs. Quand vous choisissez un comportement, vous choisissez aussi ses conséquences. Cette clé exigera de vous que vous examiniez vos mauvaises habitudes – et la raison de leur persistance – et que vous décidiez qu'elles ne sont plus pour vous. Vous pourrez ensuite adopter des comportements qui vous feront vous sentir mieux dans votre peau.

Vous serez étonné de réaliser à quel point les comportements alimentaires sont régis par l'habitude. Des exemples: Jennifer revient du travail, ouvre la porte du frigo, examine son contenu et procède à une dégustation en règle, comme si elle était devant un buffet scandinave. Une boulette de viande ici, une tranche de fromage là. Elle ne réalise pas que sa petite habitude ajoute environ 300 calories à son alimentation quotidienne, calories qu'elle ne compte pas et auxquelles elle ne pense même pas quand elle fait une razzia dans le frigo. À ce rythme, elle prendra une douzaine de kilos supplémentaires cette année. Jennifer ne comprend pas pourquoi il est si difficile de maigrir.

Dans le cas de Tim, qui soupe généralement devant la télé, les informations de 18 heures agissent comme la cloche du dîner. Tel le chien de Pavlov, conditionné à associer la nourriture au son d'une cloche, Tim commence à saliver et à vouloir manger. Il soupe en regardant le bulletin de nouvelles mais, par la suite, n'a aucune idée de la quantité de nourriture qu'il a ingurgitée. Tim pèse 14 kg (30 lb) de plus qu'il y a 5 ans, mais ne sait vraiment pas pourquoi.

Teresa aimerait beaucoup peser encore 52 kg (115 lb), mais aujourd'hui, le pèse-personne en accuse 90 (120 lb). Elle se soucie de son apparence, s'habille et se maquille impeccablement, en espérant que sa tenue fera oublier ses kilos en trop. Mais, la plupart du temps, une fois les enfants couchés, Teresa sort un gros sac de chips et grignote en lisant au lit.

Y a-t-il dans les schémas de comportement de Jennifer, Tim et Teresa, quelque chose qui ressemble à ce que vous faites? Il est à noter que ces trois personnes mangent toutes ailleurs qu'à la table de la salle à manger. Elles le font inconsciemment, par réflexe, occupées à autre chose tout en mangeant, totalement absentes de l'expérience. Leur comportement étant presque machinal, elles ont cessé de porter attention à ce qu'elles mangent, à l'endroit où elles le font, à la taille de leurs portions, ainsi qu'aux conséquences de leur comportement.

Tout comme Jennifer, Tim et Teresa, vous faites beaucoup de choses par automatisme; vous répétez continuellement des schémas contreproductifs. Comme dans la plupart des cas d'habitudes, dont la boulimie, vous avez commencé pour une raison et continué pour une autre. Le jeu est un bon exemple de ce que j'avance. On joue une première fois pour le plaisir, puis on continue en espérant gagner. On joue encore et encore, on répète le comportement et, sans s'en rendre compte, on devient « accro ».

Et vous ? Quelle raison a déclenché vos excès ou vos crises de boulimie – trahison, perte d'emploi, maladie, drame personnel –, et vous sert encore à entretenir votre manie ? Vous avez engraissé rapidement et vous n'avez pas maigri, parce que vous avez pris l'habitude de faire des excès, que vous ayez faim ou non.

Y a-t-il des situations dans votre vie où vous semblez tomber sous pilote automatique et où vous mangez sans vraiment penser à ce que vous faites ? Quand les comportements alimentaires deviennent des mécanismes réflexes, vous ne leur prêtez plus attention et vous ne percevez plus les effets qu'ils entraînent. À la vérité, si vous arrêtez de manger de façon inconsciente et machinale, vous sabrerez allègrement dans le nombre de calories consommées et pourrez ainsi retrouver un poids santé presque sans efforts.

ÉVALUATION DE VOTRE COMPORTEMENT

Le premier pas dans cette direction consiste à remplir le questionnaire qui suit ; il vous permettra de mieux comprendre comment vous vous comportez et interagissez avec la nourriture. Cette évaluation vous aidera à séparer vos comportements responsables de vos mauvaises habitudes et à prendre conscience de vous-même au cours du processus de contrôle de votre poids. Lisez chacune des quinze questions et répondez en encerclant la réponse qui décrit le mieux votre comportement habituel.

1. Vous mangez beaucoup de nourriture très rapidement en peu de temps.

    a. Rarement.

    b. Quelquefois, quand vous êtes pressé.

    c. La plupart du temps, surtout le jour.

    d. Presque toujours, c'est une habitude.

2. Vous mangez les restes ou un dessert, même si vous êtes déjà rassasié.

    a. Rarement.

b. Quelquefois, surtout quand vous sentez que vous devez le faire par politesse.

c. La plupart du temps, parce que vous aimez le goût.

d. Presque toujours, c'est une habitude.

3. Vous grappillez de la nourriture en cachette.

a. Rarement.

b. Quelquefois, surtout quand vous êtes stressé ou que vous vous ennuyez.

c. La plupart du temps, quelquefois par dépit.

d. Presque toujours, c'est une habitude.

4. La plupart du temps, vous avez envie de manger:

a. Uniquement à l'heure des repas.

b. À l'occasion, en particulier quand votre journée est stressante.

c. La plupart du temps, surtout quand quelqu'un parle de manger.

d. Tout le temps. Vous pensez constamment à la nourriture.

5. En général, vos repas durent:

a. De 30 à 45 minutes.

b. De 15 à 30 minutes.

c. De 5 à 15 minutes.

d. Vous ne prenez pas le temps de manger; vous grignotez quand vous pouvez.

6. Quand vous avez une fringale ou une envie de trop manger d'un aliment, en général:

a. Vous balayez l'idée, sachant qu'elle va passer.

b. Vous vous adonnez à une activité ou à un hobby sans lien avec la nourriture.

c. Vous mangez un aliment qui le remplace.

d. Vous cédez à la tentation.

7. Vous laissez de la nourriture dans votre assiette :

   a. Habituellement.

   b. À l'occasion.

   c. Parfois.

   d. Jamais.

8. Vous mangez généralement de gros repas même si vous n'avez pas faim.

   a. Rarement.

   b. Habituellement, quand un ami ou un membre de la famille insiste.

   c. Quand vous êtes déprimé ou anxieux.

   d. Fréquemment.

9. Vous écoutez la télé ou vous faites autre chose en mangeant.

   a. Rarement.

   b. À l'occasion.

   c. Plus souvent qu'autrement.

   d. Presque tout le temps.

10. À la maison, dans combien de pièces mangez-vous ?

    a. Une.

    b. Deux.

    c. Trois.

    d. Plus de trois.

11. Quel pourcentage de vos activités agréables tournent autour de la nourriture ?

    a. De 0 à 25 pour cent.

    b. De 26 à 50 pour cent.

    c. De 51 à 75 pour cent.

    d. De 76 à 100 pour cent.

12. À quelle fréquence vous laissez-vous aller à des comportements comme la boulimie ou les fringales nocturnes?

/ a. Jamais.

   b. Parfois.

   c. Souvent.

   d. Fréquemment.

13. Vos portions sont généralement:

   a. Petites.

   b. Moyennes.

   c. Grosses.

   d. Grosses, et en général, vous en reprenez.

14. Quand vous vous sentez fatigué:

   a. Vous vous étendez un moment ou vous faites une sieste.

   b. Vous vous contentez d'espérer que ça passe.

   c. Vous prenez une collation.

   d. Vous vous empiffrez de malbouffe sucrée et très calorique.

15. Quand vous mangez, vous mastiquez longuement chaque bouchée et vous prenez le temps de la savourer.

   a. Toujours.

   b. À l'occasion.

   c. Rarement.

   d. Jamais, j'avale rapidement.

RÉSULTATS

Pour chaque « a », accordez-vous 1 point; pour chaque « b », zéro. Pour chaque « c », donnez-vous -1 et pour chaque « d », -2. En additionnant vos points, votre total pour les 15 questions devrait varier entre +15 et -30.

INTERPRÉTATION:

+ 5 à +15: Vos comportements sont généralement sains et vous aident à surveiller votre poids. Vous avez peut-être certaines habitudes qui valent la peine d'être changées. Vous pouvez les définir en étudiant les questions auxquelles vous avez répondu par « c » ou « d ». Continuez votre lecture et poursuivez le processus : vous apprendrez certaines techniques qui vous aideront à maigrir et à mieux surveiller votre poids.

-5 à +4 : Vous démontrez un schéma de comportement qui va à l'encontre d'une saine gestion de votre poids dans plusieurs cas. Je vous propose ici des outils appréciables qui vous aideront à obtenir de meilleurs résultats.

-15 à -6 : Vos comportements perpétuent votre obésité. Vous devez prêter soigneusement attention à votre alimentation et à vos comportements alimentaires pour y apporter les changements substantiels qui s'imposent. Relevez le défi et ne vous laissez pas tomber.

-30 à -16 : Vous devez commencer à faire des changements importants et significatifs dans vos interactions avec la nourriture si vous voulez atteindre et maintenir votre poids santé. Le succès vient en consommant des aliments santé et en adoptant des comportements alimentaires sains. Prenez-vous en main et décidez de changer dès maintenant.

Bien. Maintenant que vous avez procédé à cette évaluation, nous sommes prêts à travailler sur les comportements qui ont entraîné votre chute dans le passé. Cela signifie que vous allez maigrir en agissant de manière à atteindre les buts que vous vous êtes fixés. Ne confondez pas cette technique avec une imitation du genre « fais comme si, jusqu'à ce que tu y arrives ». En aucune façon, vous ne « ferez comme si ». Vous voulez des comportements gagnants qui vous permettront de maintenir votre poids santé. Si vous adoptez des comportements qui reflètent et définissent vos priorités en matière de poids, vous jouirez tôt ou tard des conséquences de ces comportements. Vous vous sentirez plus léger, plus fort et plus vivant que jamais.

Si vous avez été honnête en remplissant le questionnaire, vous en savez déjà beaucoup sur vos comportements problématiques.

Selon vos réponses, les comportements qui affectent votre poids peuvent ressembler à :

- Manger trop ou trop vite
- Manger les restes ou un dessert
- Manger des aliments riches et sucrés par habitude
- Prendre de la nourriture à la dérobée
- Succomber à l'envie de faire des excès, ou aux déclencheurs qui les provoquent
- Ne rien laisser dans votre assiette
- Manger ailleurs qu'assis à la table de la cuisine ou de la salle à dîner
- Centrer vos activités sur la nourriture
- Succomber à la boulimie
- Vous offrir un gueuleton nocturne

Étudiez cette liste très soigneusement et comparez-la aux réponses du questionnaire d'évaluation de votre comportement. Vous mettrez certainement à jour des comportements flagrants. Et comme vous ne pouvez changer ce dont vous ne reconnaissez pas l'existence, ce que vous venez de faire constitue un pas de géant en direction de votre objectif de contrôle permanent de votre poids. Je veux maintenant vous faire voir le lien direct entre ces comportements et vos kilos excédentaires. Ils sont visiblement le prix que vous payez pour votre état actuel.

Pour comprendre clairement, étudiez attentivement le tableau suivant. C'est ce que j'appelle ma liste noire des comportements qui font engraisser, les choses que vous faites qui ont vraiment « du poids », autant en terme de calories que de kilos. Notez aussi, dans la quatrième colonne, le nombre de kilos que vous pouvez prendre en un an à moins de cesser de vous comporter de cette manière. (J'espère que vous êtes bouche bée à l'instant même !) Le lien de cause à effet est extrêmement clair et je veux être certain que vous le comprenez.

TABLEAU 3. LISTE NOIRE DES COMPORTEMENTS QUI FONT PRENDRE DU POIDS

COMPORTEMENT ALIMENTAIRE	COÛT EN CALORIES ADDITIONNELLES PAR SEMAINE	COÛT EN CALORIES ADDITIONNELLES PAR ANNÉE	GAIN DE POIDS POTENTIEL PAR ANNÉE (3 500 CALORIES DE PLUS = 450 GRAMMES)
Manger une 2e portion (200 calories chacune) 3 fois par semaine	600 calories de plus par semaine	31 200 calories de plus par année	4 kg (9 lb)
Excès quotidiens, 380 calories additionnelles par jour	2 660 calories de plus par semaine	138 320 calories de plus par année	18 kg* (40 lb)
Manger un gros bagel (12 cm, 323 calories) plutôt qu'un petit (7,5 cm, 156 calories), 3 fois par semaine	500 calories de plus par semaine	26 000 calories de plus par année	3,6 kg (8 lb)
Manger un Big Mac (ou l'équivalent, 570 calories) 2 fois par semaine plutôt qu'un petit hamburger (260 calories)	620 calories de plus par semaine	32 240 calories de plus par année	4 kg (9 lb)
Manger un beigne glacé (290 calories) chaque jour à la pause café	1 450 calories de plus par semaine	75 400 calories de plus par année	10 kg* (21 lb)
Boire une tasse de lait entier (150 calories) plutôt que de lait écrémé (86 calories) 2 fois par jour	896 calories de plus par semaine	46 600 calories de plus par année	6 kg (13 lb)
Boire un soda ordinaire (144 calories) plutôt que diète par jour	1 008 calories de plus par semaine	52 400 calories de plus par année	6,8 kg (15 lb)
Grignoter de 15 à 20 chips (150 calories) par jour	1 005 calories de plus par semaine	54 600 calories de plus par année	7 kg* (16 lb)
Manger un bol de crème glacée (280 calories) cinq fois par semaine, plutôt que du yogourt glacé sans gras (160 calories)	600 calories de plus par semaine	31 200 calories de plus par année	4 kg (9 lb)
Succomber à la boulimie 2 fois par semaine (de 1 000 à 3 000 calories chaque fois)	de 2 000 à 6 000 calories de plus par semaine	de 104 000 à 312 000 calories de plus par année	14 à 41 kg (30 à 90 lb)
Manger dans des fast-foods cinq fois par semaine plutôt que de manger un repas santé à la maison (56 calories supplémentaires par repas rapide)	280 calories de plus par semaine	14 560 calories de plus par année	2 kg (4 lb)
Grignoter en regardant la télé cinq heures par semaine (136 calories additionnelles par collation)	680 calories additionnelles par semaine	35 360 calories de plus par année	4,6 kg (10 lb)
Gueuleton nocturne, cinq fois par semaine (270 calories chaque fois)	1 350 calories de plus par semaine	70 200 calories de plus par année	9 kg (20 lb)
Boire trois bières dans un 5 à 7 une fois par semaine (146 calories par bière)	438 calories de plus par semaine	22 776 calories de plus par année	3 kg (6½ lb)

Les données de ce tableau s'appuient sur l'addition des calories contenues dans les aliments et les boissons, ainsi que sur des études scientifiques portant sur le coût en calories de certains comportements alimentaires. Les résultats peuvent varier d'une personne à l'autre. Le gain de poids annuel est basé sur le calcul de l'estimation du coût annuel en calories de chaque comportement, divisé par 3 500 calories (le nombre de calories additionnelles nécessaires pour engraisser de 450 g ou 1 lb).

* Les chiffres ont été arrondis.

EXAMINEZ LES GAINS DÉCOULANT DE VOS COMPORTEMENTS

Il se peut que jusqu'à maintenant, vous ayez fait tout ça en vaquant à vos occupations, sans vous préoccuper outre mesure de la gravité et de l'impact de vos comportements. Mais avec le temps et la répétition, vos comportements donnent des résultats: vous engraissez. C'est une bonne et une mauvaise nouvelle. Vos comportements vous font grossir et ballonner, mais vous pouvez changer vos comportements et retrouver votre taille. Vous êtes maître à bord. Donc, si vous voulez réellement perdre du poids, vous allez évacuer de votre vie les comportements destructeurs qui vous gardent obèse et en mauvaise forme. Reprenez le tableau précédent, réétudiez vos réponses au questionnaire d'évaluation de votre comportement et demandez-vous: « En toute logique, sachant que ces comportements me font grossir, pourquoi est-ce que je continue? Pourquoi est-ce que je perpétue quelque chose que je veux cesser de faire? Pourquoi? Pourquoi? Pourquoi? » Il est certain qu'aucun être rationnel et logique n'agirait volontairement de manière à obtenir des résultats indésirables ou à s'empêcher de les atteindre. Mais, même vous considérant comme tel, vous savez que c'est exactement ce que vous faites.

Et vous savez pourquoi ? C'est la puissance de ce que vous y gagnez qui vous y pousse! Pour comprendre le concept de ce que la psychologie appelle la « récompense », le gain ou la rétribution que rapporte un comportement, il suffit de lire le récit de la vie de Willie Sutton, célèbre voleur de banque, qui a finalement été arrêté après 22 ans de carrière. Après l'avoir emprisonné, les policiers ont demandé à Willie pourquoi il avait agi ainsi, sachant qu'il serait un jour pris et emprisonné. On raconte que Willie a souvent répondu à cette question ainsi: « Ben… c'est dans les banques qu'y a de l'argent. » Pour Willie, l'argent constituait sa raison de voler, alors il volait les banques. C'était sa récompense, son gain, et c'est ce qui a causé sa perte et l'a privé de sa liberté.

Un de mes mantras est le suivant: « Les gens font ce qui fonctionne. » Vous abandonnerez donc un comportement s'il ne vous rapporte pas un gain quelconque. Autrement dit, vous continuez à vous comporter comme vous le faites parce que, sur un certain plan, votre comportement fonctionne pour vous. Il vous rapporte quelque chose, il a de la valeur, sinon vous en changeriez. Pas de gain, pas de répétition. Selon ces résultats, comme les gens font ce qui fonctionne, votre comportement doit fonctionner pour vous.

Pour éliminer un comportement illogique et destructeur, vous devez d'abord comprendre pourquoi il existe. Savoir pourquoi vous faites quelque chose vous aidera à *ne pas* le faire.

Mieux vous comprendrez pourquoi vous vous comportez de façon à rester obèse, plus vous serez outillé pour modifier votre comportement. Vous saurez sur quelle ficelle tirer pour le changer. Vous pourrez alors commencer à agir d'une manière positive qui vous permettra d'atteindre et de maintenir votre poids santé – ou, ce qui est tout aussi important, vous fera cesser de vous comporter de manière à vous empêcher d'atteindre vos objectifs de perte de poids. Nous allons donc prendre un moment pour nous occuper des caractéristiques de votre comportement et des gains que vous en retirez, afin que vous soyez en mesure de vous libérer de leur emprise pour toujours.

Pratiquez cet exercice

Reprenez le questionnaire d'évaluation de votre comportement. Vos réponses ont mis en lumière certains comportements que vous devez laisser tomber pour arriver à maintenir votre poids santé. Examinez-les soigneusement. Sur une feuille, dressez la liste des comportements les plus problématiques. Inscrivez tout autre comportement négatif qui vous garde obèse et met votre santé en péril, s'il y en a. Servez-vous, pour stimuler votre esprit, de ma liste noire des comportements qui font engraisser.

Vient ensuite le défi: réfléchissez aux gains découlant de votre comportement et, à côté de chaque entrée, écrivez la récompense, le gain, qui en perpétue l'existence. Comme certains gains sont peu apparents, il vous faudra peut-être creuser, analyser votre situation et étudier ce que votre comportement vous rapporte sans que vous en soyez conscient. Les exemples qui suivent vous aideront à lancer le processus; certains de ces gains peuvent bien être ceux qui vous motivent à perpétuer vos comportements problématiques.

Plaisir

Vous faites des excès tout simplement pour ressentir les sensations agréables que vous procure la nourriture. Les goûts vous enchantent, voilà tout. Dans votre cas, la gratification sensorielle qui vient de la nourriture surpasse la satisfaction de conserver un poids santé. Vos désirs de nourriture n'ont pas une origine profonde et nébuleuse ; vous aimez simplement les fêtes gustatives et le plaisir de manger. Vous ne vous préoccupez pas de leurs conséquences physiques, mentales et émotionnelles. Même si nous sommes par nature hédonistes – nous recherchons le plaisir et évitons la douleur –, vous devez revenir sur terre et réaliser que votre recherche de plaisir détruit votre santé et votre vie. Si vous ne voulez pas reconnaître que vous avez un problème et que votre comportement n'est pas sain, vous ne réussirez pas à maigrir ni à effectuer un quelconque changement durable.

Calme physiologique

Manger modifie temporairement la chimie de votre organisme. Pour favoriser la digestion, par exemple, votre cœur envoie du sang dans vos organes internes, ce qui vous procure une sensation de chaleur et de détente. Par ailleurs, la nourriture aide le cerveau à produire certaines substances chimiques qui calment le système nerveux. Manger provoque une véritable euphorie physiologique : voilà votre récompense, le gain que vous rapporte la nourriture.

Réconfort émotionnel

Comme nous l'avons vu, la nourriture peut servir quantité d'autres buts que celui de se sustenter : célébration, médication, compagnie, divertissement ou désir d'éviter une résolution émotionnelle. Tout haut ou bas émotionnel sert de déclencheur ; manger est votre façon de faire face à vos états d'âme changeants, ou d'anesthésier les facteurs de stress et les problèmes que vous ne voulez ni affronter ni résoudre. Il y a un revers à la médaille : quand vous mangez pour vous réconforter, vous vous sentez généralement plus mal par la suite, étant donné que vous prenez du poids, que la culpabilité augmente et que l'estime de soi s'effrite un peu plus.

Récompenses irrationnelles

Nous rationalisons trop souvent nos comportements irrationnels, et nos habitudes alimentaires ne font pas exception à cette règle. Par exemple : vous avez eu une journée stressante, vous vous offrez donc une coupe de crème glacée double fudge en sortant du travail. C'est un moyen de vous détendre et puis, vous le « méritez bien ». Sachez que vous vivez dans l'illusion, poison insidieux s'il en est ! Vous récompenser en vous empiffrant est un système irrationnel et contreproductif qui ne présente aucun avantage positif. Il détruit ce que vous avez réussi de bien, vous fait régresser et anéantit vos progrès pour atteindre vos objectifs de perte de poids. Cessez de justifier ce type de comportement.

Acceptation

Vos excès cherchent à combler un besoin d'acceptation ou d'appartenance. Cela n'a rien de surprenant. Le principal besoin émotionnel de l'être humain consiste à être accepté, à vivre la plénitude affective d'appartenir à un couple, une famille, une organisation, un groupe de pairs ou un cercle d'amis. Vous mangez donc pour être sociable et cadrer avec les autres. Un exemple ? Vos amis ou les membres de votre famille se rassemblent fréquemment pour des repas plantureux ; vous vous joignez à eux et participez avec enthousiasme au festin. L'ennui, c'est que vous faites vos choix en fonction de ce que les autres vont penser, en espérant que, si vous agissez selon ce que vous croyez qu'ils veulent de vous, vous serez enfin accepté.

Gratification immédiate versus gratification différée

Notre besoin de gratification immédiate – une récompense agréable, rapide, instantanée – est une forme très puissante de gain. Voilà pourquoi vous allez prendre une bière et manger une pizza avec vos amis après le travail, plutôt que vous entraîner au gym. Sortir avec des amis pour manger, boire, s'amuser et se détendre après le travail est un plaisir immédiat. Une bonne séance d'entraînement qui fait abondamment transpirer pourra allonger votre espérance de vie… dans dix ou vingt ans. Qui s'intéresse à ce qui se passera dans 20 ou 30 ans ?

C'est maintenant que vous appréciez cette bière et cette pizza avec vos amis. La gratification à court terme qui vous comble aujourd'hui surclasse les coûts à long terme de votre comportement autodestructeur.

Si c'est votre forme de récompense, votre approche de la gestion de soi découle de ce que j'appelle l'école Scarlett O'Hara : « Je verrai ça demain. » Vous ne tenez aucun compte des conséquences à long terme de votre comportement négatif sur votre poids, votre santé, vos relations et, en fait, l'ensemble de votre qualité de vie.

Sécurité

Pour une quelconque raison sous-jacente, votre obésité vous aide à vous sentir en sécurité. Souvenez-vous de l'exemple de Sandra, dans la section de la deuxième clé, qui avait été victime d'abus sexuel étant enfant. Elle s'est réfugié dans l'obésité pour neutraliser son attrait sexuel et réussir à « se cacher » des hommes. Si vous êtes comme elle, afin de cacher votre sexualité, vous vous enveloppez dans un parka de 45 kg (100 lb) signé obésité. De cette manière, vous n'avez pas à penser à la perspective de fréquenter un homme, de l'épouser et de fonder une famille, ni à vous exposer à cette possibilité. En vous désexualisant, votre poids vous fournit une excuse sécurisante. Votre obésité n'a peut-être rien à voir avec la sexualité, mais elle a certainement un rapport avec une zone de confort que vous vous êtes créée comme excuse pour ne pas aspirer à un but. Combien de fois vous êtes-vous dit : « Ouais ! Aussitôt que j'aurai perdu du poids, je vais… » Laissez tomber les excuses et maigrissez. C'est le temps d'entrer de plain-pied dans la vie.

Ce sont des exemples que vous pouvez prendre en compte en dressant la liste de vos propres récompenses. En écrivant, réfléchissez à ce qui suit :

Comment votre poids fonctionne-t-il pour vous ? Quels gains votre obésité vous rapporte-t-elle ? Est-ce un moyen d'avoir du plaisir ou de vous réconforter émotionnellement ? La nourriture est-elle votre meilleure amie ? Votre poids vous protège-t-il des autres en vous isolant d'eux ? Vous récompensez-vous en faisant des excès de table ? Est-ce que vous vous empiffrez pour faire plaisir à d'autres ou pour cadrer dans un groupe ?

Ne vous découragez pas en faisant cet exercice. N'abandonnez pas. Si vous cherchez un peu, vous découvrirez quelles récompenses vous tirez de votre comportement.

Après avoir fait la liste des gains qui régissent votre comportement et déterminent votre poids actuel, dites-vous : « Je comprends pourquoi je suis obèse. Je n'ai aucune raison de m'attendre à ce que mon poids soit différent de ce qu'il est. Je comprends pourquoi j'ai si souvent engraissé et maigri. Je ne savais pas pourquoi je ne réussissais pas à régler le problème une fois pour toutes, mais maintenant, je le sais. Je me suis programmé pour engraisser, pas pour maigrir. C'est fini, tout ça ! »

Les gains que j'ai décrits et ceux que vous avez vous-même trouvés ne sont pas mauvais en eux-mêmes. Il n'y a absolument rien de malsain à vouloir ressentir de la chaleur, du calme et de la paix, à avoir besoin de réconfort émotionnel, à souhaiter trouver l'amour, l'acceptation et la sécurité. Qu'il prenne la forme d'un aliment ou d'autre chose, un gain reste un gain. Ce qui est nuisible et destructif, c'est la manière dont vous vous récompensez, à savoir des épisodes de boulimie et de comportements malsains et inappropriés reliés à la nourriture. Je ne veux pas vous enlever vos gains ; je veux simplement que vous les obteniez autrement qu'avec la nourriture.

NOUVEAUX OUTILS POUR FAIRE FACE

Je sais que vous êtes en train de vous demander : « Mais si je ne peux plus me tourner vers la nourriture, qu'est-ce que je vais faire !? » Excellente question ! Il est logique de trouver une alternative à la nourriture ; sinon, étant donné qu'elle constitue votre moyen de faire face à la vie, votre système de récompense, vous allez y revenir. Vous devez donc apprendre à remplacer vos mécanismes négatifs par des outils positifs et constructifs qui vous procureront les mêmes gains. Ces derniers proviendront alors de comportements qui vous feront sentir bien dans votre peau. Franchissez ce portail avec moi et je vous ferai connaître de nouveaux comportements qui accéléreront votre perte de poids.

INITIEZ-VOUS AUX COMPORTEMENTS INCOMPATIBLES ET TRIOMPHEZ DE VOS MAUVAISES HABITUDES

Il est temps de vous libérer de votre dépendance envers la nourriture, d'apprendre à faire face à la vie autrement et à assumer l'entière responsabilité de vous-même. Vous devrez vous défaire de vieilles habitudes, changer des schémas qui vont à l'encontre de vos objectifs et apprendre à gérer vos envies et vos impulsions. Il vous faut être prêt à remettre en question tout schéma de comportement en rapport avec la nourriture et être ouvert à d'autres moyens de faire face aux défis de la vie.

Quand vous étudiez vos habitudes alimentaires et découvrez qu'elles perpétuent votre obésité, vous savez que vous devez les briser et vous en défaire. « Briser » n'est qu'une figure de style : nous ne casserons rien. Pour éliminer un comportement habituel, il suffit de le remplacer par un autre qui, lui, est *incompatible*. L'ancien comportement perdra graduellement son emprise sur vous, étant donné que les deux habitudes ne pourront coexister. Par exemple : il est impossible de manger les restes du gâteau au fromage si vous décidez plutôt de prendre une douche. Vous ne pouvez faire les deux simultanément : ce sont des actions incompatibles. Une fois que vous aurez terminé votre toilette et serez à nouveau vêtu, votre envie de gâteau au fromage aura disparu.

Pour bien saisir ce concept, mettez-vous un moment dans la peau de l'alcoolique ou du fumeur qui entreprend de conquérir sa dépendance. Dans les moments où il sera le plus susceptible de succomber à son envie de boire ou de fumer, vous lui recommanderez de faire autre chose, quelque chose d'incompatible. Un alcoolique ne peut pas trinquer avec ses copains quand il est au gym en train de faire de la musculation. Faire des poids et haltères dame le pion à la bouteille. Une nageuse peut difficilement fumer en faisant des longueurs. Fumer… tombe à l'eau. Faire des poids et haltères et des longueurs interfère avec ces deux comportements négatifs ; poser de tels gestes mine les mauvaises habitudes. Vous comprendrez donc que, dans le même ordre d'idées, vous pouvez agir sur vos comportements alimentaires en trouvant des actions incompatibles qui rendront caducs les résultats négatifs.

Ce plan d'attaque fonctionne parce que remplacer une mauvaise habitude par un comportement incompatible vous fait oublier l'habitude à éliminer. Le concept du traitement de la douleur en est un excellent exemple. La recherche médicale a systématiquement prouvé que, plus nous nous concentrons sur la douleur, plus elle est vive. En pensant à autre chose, nous la soulageons de fait.

Au début de ma carrière, j'ai contribué à fonder et à diriger une clinique pour patients atteints de douleurs chroniques débilitantes d'origine physique. J'étais nouveau et j'ai décidé d'organiser une thérapie de groupe pour traiter les patients. Un de mes collègues m'a mis en garde en me disant qu'en groupe, les patients s'étendaient sur leurs douleurs, ce qui contribuait à empirer leur état. Il avait raison. Ils ne pensaient qu'à leurs souffrances et, en agissant ainsi, en thérapie ou ailleurs, ils se condamnaient à vivre dans la douleur. Nous avons donc remplacé la thérapie de groupe par une stratégie de traitement entièrement différente : les patients ont pris part à d'autres activités – jouer à des jeux, aller marcher, pratiquer des techniques de relaxation – plutôt que de rester assis à se morfondre dans la souffrance.

Comme nous l'avions escompté, la stratégie a fonctionné. En s'absorbant dans des activités les distrayant de leurs problèmes, les patients ont réussi à briser le cycle de la douleur et à réduire leurs souffrances à un degré plus modéré, décrété « tolérable ». Ceux qui ont travaillé à rétablir l'équilibre dans leur vie ont vu la douleur diminuer encore davantage, au point de ne plus en être affectés. En apprenant à générer un nouveau schéma de réponse, ils ont amélioré leur santé et leur qualité de vie.

TECHNIQUE POUR TRIOMPHER DE VOS MAUVAISES HABITUDES

Soyons pratiques : parlons de votre comportement. Grâce aux étapes décrites ci-dessous, vous apprendrez à vous servir d'activités incompatibles, afin de mettre un terme aux excès, aux épisodes boulimiques et aux troubles de l'alimentation, afin d'apprendre à résister à vos fringales et à vos impulsions et à changer votre alimentation de manière à vous satisfaire de moins. Nous allons dynamiser votre processus de perte de poids comme jamais auparavant.

PREMIÈRE ÉTAPE :
REMPLACEZ VOS MAUVAISES HABITUDES
PAR DES ACTIONS INCOMPATIBLES

Substituer à la boulimie une activité incompatible agit puissamment sur le changement de comportement. Cette méthode est particulièrement efficace si vous mangez en réponse à des déclencheurs internes et externes – par exemple, les odeurs qui sortent de la cuisine, le gargouillement de votre estomac quand vous vous affaissez dans votre fauteuil pour regarder la télé après le travail – ou lorsque vous vivez des périodes de stress, d'anxiété, de dépression, d'ennui ou de fatigue. En restant conscient des déclencheurs qui vous rendent vulnérable aux excès, vous pouvez vous prémunir contre la tentation et appliquer rapidement des actions incompatibles pour y résister.

Prenons un exemple : à certains moments de la journée, la tentation de vous empiffrer est énorme ; il faut donc prévoir des activités sans lien avec la nourriture – des actions incompatibles – pour contrer la tentation. Autre exemple : vous vous sentez épuisé, au point de pouvoir dormir sur des barbelés, et êtes tenté de manger comme un loup affamé pour vous remonter ; obligez-vous à faire une sieste de 20 minutes plutôt que de prendre votre réfrigérateur d'assaut. Est-ce que la stratégie va fonctionner ? Bien sûr : dormir est incompatible avec manger. Tout comme des dizaines d'autres activités, d'ailleurs ! Avez-vous déjà essayé d'engouffrer un gâteau au chocolat dans un bain de mousse ou de danser en ingurgitant un troisième bol de céréales ?

Nous nous efforçons ici d'intégrer à votre quotidien des activités qui interfèrent avec les excès, la boulimie et les autres comportements alimentaires négatifs. Ces activités doivent répondre à deux exigences. Premièrement : elles doivent d'abord être accessibles, c'est-à-dire que vous devez pouvoir vous y adonner immédiatement. Deuxièmement : elles doivent concurrencer l'acte de manger. Ces activités forment un ensemble d'outils dont vous vous servirez pour affronter le quotidien autrement qu'en abusant de la nourriture. Plus vous aurez d'outils et d'activités, plus vous aurez de chance d'obtenir les résultats désirés.

Considérez les choses ainsi : face à une fringale, vous vous retrouvez à un carrefour. En prenant à gauche (mauvaix choix, pas d'adaptation), alors que vous devriez aller à droite (choix positifs et adaptation), non seulement vous prenez la mauvaise direction, mais vous continuez d'avancer dans ce sens. Ce genre de choix a des effets désastreux sur votre poids.

Alors, quelles sont les activités qui fonctionnent pour vous ? J'ai établi trois catégories pour vous aider à réfléchir et à vous orienter dans la bonne direction : activités de loisirs que vous pratiquez pour le plaisir, activités de relaxation que vous faites pour réduire la tension, et activités obligatoires, qui font partie de ce que vous devez faire pour gérer votre vie et votre maisonnée. Voici donc, par catégorie, des exemples de comportements incompatibles qui pourraient vous convenir :

Activités de loisirs :

- Avoir un passe-temps ou apprendre un hobby intéressant
- Travailler dans votre jardin
- Jouer avec vos enfants ou vos amis
- Apprendre un sport ou un jeu
- Rendre visite à vos voisins ou parler à un ami
- Écrire des lettres ou des courriels à la famille et aux amis
- Tenir votre journal intime
- Vous faire une manucure
- Aller au cinéma ou louer une vidéo
- Feuilletez votre magazine favori
- Lire un bon livre
- Planifier vos prochaines vacances
- Regarder le lever ou le coucher du soleil

Activités de relaxation :

- Pratiquer des exercices de relaxation (*consultez les instructions à l'annexe* A)

- Marcher, courir, nager ou faire du vélo
- Vous entraîner au gym
- Faire de l'exercice avec une vidéo d'exercice
- Danser sur de la musique entraînante
- Prendre une douche ou un bain relaxant
- Recevoir un massage
- Vous offrir une journée beauté dans un spa ou un salon d'esthétique
- Écouter de la musique
- Chanter en écoutant votre musique favorite
- Prier ou méditer
- Écrire un poème
- Faire une courte sieste
- Prendre congé pour une excursion d'un jour

Activités obligatoires

- Faire le ménage
- Payer les comptes
- Faire la mise à jour de votre carnet de chèques
- Terminer un projet de rénovation
- Changer les meubles de place dans une ou deux pièces
- Laver la voiture
- Faire le ménage des tiroirs et des penderies
- Faire les courses
- Suivre les conseils de votre dentiste : vous brosser les dents, passer la soie dentaire et vous rincer la bouche avec du rince-bouche
- Offrir de participer bénévolement à un projet… et le faire
- Aller promener le chien

À la lecture de cette liste, vous constaterez peut-être que vous allez faire des choses sans doute pour la première fois. Vous entrez donc en territoire inconnu et cela crée un mouvement inhabituel dans votre vie. En conséquence, ces nouvelles activités auront d'abord tendance à vous irriter. Vous ne vous sentirez pas à l'aise, vous vivrez de l'anxiété en sortant de votre routine. C'est caractéristique de la nature humaine : vous voudrez résister aux éléments de nouveauté que vous ne comprendrez pas.

Laissez-moi toutefois vous dire ceci : vous pouvez faire mentir cette tendance en adoptant consciemment une attitude enthousiaste et en vous ouvrant à de nouvelles expériences et à de nouvelles activités pour affaiblir vos mauvaises habitudes.

Pour que le mouvement positif se perpétue, il vous faut adopter un état d'esprit ouvert et agir en accord avec ce que vous avez appris. Bien sûr, le changement peut s'avérer difficile, mais c'est pour le mieux. Mon père, qui était un fonceur, disait souvent que les gens qui réussissent font ce que les gens qui échouent ne font pas. Si vous vous laissez mener par votre nature encroûtée et pétrie de jugements, vous n'obtiendrez jamais ce que vous voulez. Sortez de votre routine. Changez d'air et regardez autour de vous. Essayez ce que je vous propose. Vous n'avez pas à aimer, juste à faire. Vous serez étonné du résultat.

Cela dit, je vous invite à dresser votre propre liste d'activités à substituer aux pertes de contrôle alimentaires. N'oubliez pas de mettre cette liste par écrit : vous renforcerez ainsi la nécessité de les pratiquer. Affichez-en des exemplaires partout où vous risquez de succomber à la tentation d'abuser : réfrigérateur, voiture, téléviseur ou poste de travail. Régulièrement, et j'insiste sur ce mot, pratiquez une de vos activités quand vous êtes confronté à un déclencheur et que vous envisagez de céder. Passez à une activité incompatible aussitôt que vous sentez le besoin d'abuser. En très peu de temps, vous commencerez à prendre le dessus sur les comportements négatifs qui vous incitent à la boulimie.

DEUXIÈME ÉTAPE : TRIOMPHEZ DE VOS FRINGALES ET DE VOS IMPULSIONS

Comme la plupart de ceux qui essaient de perdre du poids, vous pensez probablement que vous devez être discipliné et résolu vingt-quatre heures par jour, sept jours par semaine. Malheureusement, cette attitude de tout miser sur la volonté est vouée à l'échec. Quand votre volonté faiblit, vous manquez invariablement à vos résolutions. Par la suite, vous vous sentez coupable, ce qui ne contribue qu'à miner vos efforts et à rendre vos rechutes encore plus probables. Je suis certain que vous comprenez ce que je dis : vous vivez ainsi depuis longtemps.

J'ai pour vous quelque chose de réconfortant : vous n'avez pas à être fort vingt-quatre heures par jour, sept jours par semaine.

Relisez cette phrase : vous n'avez pas à être fort vingt-quatre heures par jour, sept jours par semaine. En réalité, la plupart des dommages que vous vous infligez ne se produisent qu'à certains moments précis de la journée. Votre alimentation n'est donc par toujours hors de contrôle : elle l'est à certains moments, que j'appelle des *épisodes impulsifs*. Ce sont de brèves périodes qui ne durent guère plus de deux ou trois minutes, où vous oubliez votre résolution, réagissez sans penser et brisez votre mouvement en succombant à l'excès. Bien qu'ils semblent surgir de nulle part, les épisodes impulsifs sont activés par les déclencheurs externes, vos pensées, vos émotions, l'envie physique de certains aliments, et par certains événements et circonstances.

Vous pouvez vous attendre à vivre de quatre à sept épisodes impulsifs par jour. Chacun arrive à un moment précis. Un exemple : 17 h 30, vous revenez du travail en ayant l'impression d'avoir été passé à la moulinette. Un épisode impulsif vous frappe quand vous passez devant la boulangerie et êtes attiré par la vision et l'arôme des pâtisseries en vitrine. Vous en vivez un autre quand, après une dispute avec votre conjoint, vous dévorez à deux mains un sac entier de M&M. Les épisodes impulsifs surgissent sans raison apparente : tout à coup, vous avez follement envie d'un certain aliment. Ils se produisent n'importe quand, n'importe où, en réponse à n'importe quoi. Vous ne pouvez être certain que d'une chose : vous en vivrez.

Vous devez donc apprendre à les gérer en raison de leur potentiel à faire dérailler vos efforts. Si vous ne le faites pas systématiquement, de façon consciente, ferme et résolue, vous retomberez dans votre schéma autodestructeur. C'est un peu comme si, en vous apprêtant à franchir la ligne d'arrivée, vous trébuchiez sur un fil invisible : vous tombez sur le nez.

Voilà pourquoi vous devez préparer une stratégie de gestion ; sans préparation, vous êtes certain d'échouer. Vous devez avoir un plan pour vous aider à éviter ces épisodes, ou à leur résister. Ce plan doit prendre en compte non seulement le formidable attrait négatif exercé par vos mauvaises habitudes et vos vieilles programmations, mais aussi les défis que vous affrontez quotidiennement.

La méthode que je préconise, pour rester imperméable aux impulsions, aux envies et aux fringales, comporte deux volets. Vérifiez d'abord l'horaire de votre journée pour définir les moments où vous risquez d'être assailli par une impulsion. Vous êtes alors en mesure de les éviter en changeant votre routine, votre horaire ou votre environnement.

Réfléchissez : qu'est-ce qui vous emprisonne dans vos excès alimentaires ? Cela arrive-t-il à un moment précis de la journée ? S'agit-il des gens que vous fréquentez ? Vos excès sont-ils reliés à un certain type d'activité, comme regarder la télé ? Avez-vous envie de manger à certains endroits, dans la voiture ou au travail ? Vous tournez-vous vers la nourriture quand vous rentrez fatigué ? Réfléchissez à la journée qui vient, aux endroits où vous serez en contact avec la nourriture et aux situations qui pourront déclencher l'impulsion de manger. Elle surgira, c'est certain ! Je veux donc que vous sachiez où et quand vous pourrez être pris en otage par vos impulsions, vos envies et vos fringales.

Le second volet de votre système de défense concerne votre réponse aux épisodes impulsifs. Je veux que vous planifiiez en détail ce que vous allez faire quand l'envie de commettre des excès ou de céder à la boulimie se fera sentir. Quand un épisode impulsif surgit, choisissez consciemment de pratiquer une des activités que vous avez énumérées dans l'exercice précédent. Aussitôt que naît l'impulsion, engagez-vous délibérément dans une activité de substitution incompatible. Croyez-moi, dès que vous agirez, vous cesserez de penser à la nourriture et votre fringale diminuera. Quand vous changez d'optique et commencez à pratiquer des activités de substitution, vous changez le fil de vos pensées, vous modifiez votre routine et l'ensemble de votre système d'adaptation. Bien sûr, cette façon de faire demande des efforts, mais il y a une bonne nouvelle : les épisodes impulsifs disparaissent aussi rapidement qu'ils sont arrivés. En un instant, ils auront disparu.

Au bureau, il m'arrive d'être pris des heures en conférence téléphonique. Avant longtemps, je suis tellement affamé que je pourrais dévorer n'importe quoi. L'appel terminé, je jette un coup d'œil à l'horloge : dix-huit heures, c'est le moment de mon set de tennis. Je change de vêtements, j'attrape mon équipement et je me rends rapidement sur le court. Tout à mes activités, je n'ai plus faim. Je ne pense plus à la nourriture et je n'envisage même pas de grignoter en route : je suis concentré sur le match. J'ai passé à travers. Je n'ai pas cédé. L'impulsion a disparu parce que j'ai détourné mon attention en faisant autre chose.

Peu importe l'intensité de vos impulsions, apprenez à les gérer de façon constructive pour être en mesure de faire face aux coups durs. Abordez vos épisodes impulsifs avec un plan précis, gardez votre objectif à l'esprit et vous insufflerez à votre vie l'ordre qui lui manque. Alors qu'avant vous auriez cédé, vous dompterez maintenant vos impulsions et obtiendrez ce que vous voulez.

TROISIÈME ÉTAPE :
MODIFIEZ VOTRE FAÇON DE MANGER

Si vous êtes obèse, votre façon de manger vous fait engraisser : vous engouffrez la nourriture à toute vitesse, vous mangez devant la télé, vous vous gavez, etc. Vous enfournez inconsciemment un nombre incalculable de calories en un très court laps de temps. Ce surplus calorique se transforme ensuite en graisse corporelle.

En mangeant trop vite, vous vous sentez rassasié trop tard. En effet, une fois que vous commencez à manger, votre organisme met environ vingt minutes à dire à votre cerveau que vous n'avez plus faim. Si vous engouffrez votre nourriture rapidement, vous êtes déjà lesté d'un surplus de calories quand votre cerveau reçoit enfin le signal de satiété. Par ailleurs, manger vite affame plus rapidement que manger lentement.

Il y a une bonne nouvelle : vous pouvez substituer à vos habitudes engraissantes des comportements incompatibles. Un exemple : impossible de dévorer le contenu de votre assiette en deux temps trois mouvements si vous faites des pauses en mangeant. Faire une pause est incompatible avec manger vite.

Glenn est un de mes ex-clients qui voulait perdre 23 kg (50 lb). Ayant pris cette décision, il a commencé par un seul petit changement. Comme il avait l'habitude de manger vite, il a appris à déposer sa fourchette après chaque bouchée. En comptant l'apport calorique de ses repas, Glenn et moi avons découvert qu'il avait ainsi pratiquement coupé en deux le nombre de calories consommées. Même en mangeant moins, Glenn se sentait rassasié. Il ne s'est donc senti ni privé ni menacé par un changement qui ne représentait pas vraiment un gros sacrifice. À partir de là, il a perdu presque sans efforts de 500 g à 1 kg (de 1 à 2 lb) par semaine.

Après avoir intégré ce petit changement à sa routine, Glenn a senti qu'il possédait l'assurance et la détermination pour en intégrer d'autres, qui l'ont conduit à une perte de poids définitive. Ce premier petit pas lui a insufflé l'énergie pour initier d'autres changements permanents.

Consultez maintenant le tableau 4 : il contient des exemples de comportements incompatibles qui pourront vous servir à changer votre façon de vous alimenter. Étudiez-les attentivement. Le simple fait d'intégrer un ou deux de ces changements à votre vie contribuera de façon remarquable à vous libérer de l'emprise de vos comportements contreproductifs et à maigrir.

En pratiquant des comportements incompatibles, vous cessez d'alimenter le caractère automatique de vos excès. Si vous n'avez pas déjà adopté quelques-unes des suggestions du tableau, je vous incite à vous y mettre dès maintenant. Dans le cas contraire, vous serez une autre de ces victimes qui affichent un comportement de perdant. Quand il est question d'alimentation, agissez différemment : décidez de ne plus faire de la nourriture le centre de votre vie. Continuez à manger comme vous l'avez toujours fait, et vous resterez exactement le même. Commencez à faire les choses différemment, et vous ouvrirez la porte à d'autres changements. Organisez-vous et planifiez vos journées de manière à gravir les échelons du succès. Croyez-moi : en agissant ainsi, vous perdrez du poids et votre vie deviendra plus ordonnée et plus productive. Vous serez tellement satisfait de votre nouvelle façon de manger et de vivre que vous ne voudrez plus jamais revenir en arrière.

TABLEAU 4. COMPORTEMENTS DE SUBSTITUTION INCOMPATIBLES

Pour changer le comportement de la colonne de gauche, remplacez-le par un de ces comportements incompatibles de la colonne de droite :	
Manger rapidement	• Une fois votre assiette devant vous, attendez cinq minutes avant de commencer à manger.
	• Ne prenez que de petites bouchées avec votre fourchette ou votre cuillère.
	• Avalez complètement chaque bouchée avant de prendre autre chose avec vos ustensiles.
	• Déposez vos ustensiles entre chaque bouchée.
	• Utilisez de plus petits couverts – une fourchette à cocktail, par exemple. Pas de cuillère de table, de louches ou d'ustensiles de grande taille pour mieux engouffrer les aliments.
	• Mâchez délibérément chaque bouchée ; prenez le temps de goûter et de savourer les aliments.
	• Étirez vos repas pour que votre appétit diminue ; faites-les durer trente minutes plutôt que cinq ou dix. Un bon moyen consiste à faire une pause (cinq minutes environ), dix minutes après avoir commencé.
	• Buvez un peu d'eau ou un peu de liquide sans calories entre les bouchées.
	• Faites une pause de quelques minutes entre les plats.
Manger de trop grosses portions	• Si vous craignez de faire des excès, pesez votre nourriture.
	• Utilisez une plus petite assiette.
	• Achetez des portions individuelles.
	• Au restaurant, commandez un repas et demandez deux assiettes pour le partager avec votre conjoint ou votre ami.
	• Évitez les repas format géant ; optez plutôt pour les portions ordinaires ou pour enfants.

Manger les restes	• Rangez immédiatement les aliments qui ont servi à la préparation du repas. • Quittez la table après avoir fini de manger. • Desservez la table aussitôt le repas terminé. • Déléguez la tâche de nettoyer les assiettes. • Laissez un peu de nourriture dans votre assiette. • Achetez de plus petits formats ou de moins grandes quantités de façon à ne pas avoir de restes.
Manger debout ou sur le pouce	• Mangez à un seul endroit : choisissez-en un – salle à manger, coin-déjeuner ou autre – et consommez *toute* forme de nourriture assis à un endroit précis de cette pièce : repas, collations et boissons. • Ne mangez pas debout devant le frigo ouvert, en conduisant, en lisant (livre, magazine ou journal), dans votre lit ou au téléphone. Faire autre chose en mangeant vous distrait de votre comportement ; vous ne portez plus attention à la quantité de nourriture que vous consommez.
Goûter en cuisinant	• Servez-vous une petite portion, assoyez-vous et goûtez-y. • Mâchez de la gomme sans sucre en cuisinant. • Minimisez le temps passé dans la cuisine.
Manger dans des pièces différentes	• Choisissez un seul endroit – la table de la cuisine ou de la salle à manger – et prenez-y tous vos repas.
Manger le soir, ou la nuit	• Brossez-vous les dents pendant la soirée pour vous signifier que vous avez fini de manger pour la journée.
Grignoter devant la télé	• Mangez uniquement à l'endroit désigné, la table de la cuisine ou de la salle à manger. • Éliminez les distractions pendant que vous mangez – y compris la télé (éteignez-la).
Faire des excès lors de fêtes ou de sorties	• Mangez des aliments hypocaloriques avant de partir de chez vous. • Concentrez-vous sur les gens et la conversation, non sur la nourriture. • Restez loin du buffet et de la nourriture.

NOUVEAUX COMPORTEMENTS, NOUVEAUX GAINS

À ce stade, nous devons revenir sur le sujet des gains. La plupart des activités dont nous avons parlé vous procureront les mêmes gains, les mêmes récompenses, qu'autrefois l'abus de nourriture.

Prenons un exemple, l'exercice. Qu'il s'agisse d'aller courir ou de travailler dans votre jardin, faire de l'exercice stimule la production d'hormones euphorisantes exactement de la même façon que la boulimie, mais sans conséquences désastreuses. Se détendre, méditer, écouter de la musique : toutes ces activités procurent un calme physiologique et un réconfort émotionnel. La recherche a même prouvé que le bénévolat – aider les autres en donnant de son temps et de ses talents – apporte un sentiment de calme et de bien-être, et qu'il exerce sur la santé physique et mentale des effets physiologiques incroyablement positifs. Les activités obligatoires comme le ménage de la maison et des penderies vous donneront un sentiment de réalisation tout en éloignant vos pensées de la nourriture et en amenuisant votre propension à faire des excès. En vous servant des comportements incompatibles du tableau précédent, vous pourrez manger moins, goûter davantage, vous sentir rassasié, et maigrir sans efforts par la même occasion.

Choisir de nouveaux comportements constructifs et positifs influencera aussi les autres facettes de votre existence et améliorera votre mode de vie. Pensez à vos réponses émotionnelles : si votre vie se distingue par l'ennui, la dépression ou toute autre émotion du genre, vous pouvez réussir à les minimiser et même à les éliminer, en même temps que leurs conséquences nocives, en les remplaçant par de nouveaux comportements. Je suis depuis longtemps convaincu que les gens qui s'ennuient sont ennuyeux, et les déprimés, déprimants. Si les ennuyeux s'adonnaient à des activités qui ne le sont pas – s'ils n'agissaient pas comme des gens ennuyeux –, leur expérience de vie serait différente. Si les déprimés – même pour des raisons biochimiques – faisaient montre d'un brin de plus d'enthousiasme à l'égard de la vie, ils seraient plus heureux. Le vieil adage qui dit qu'on ne se rend nulle part à moins de se mettre en route ne saurait être plus vrai. Vous ne serez jamais plus heureux si vous n'y mettez pas du vôtre. En vous comportant comme vous voulez vraiment vivre, vous vous ouvrez à l'expérience des récompenses conséquentes. Créez ce que vous voulez en faisant ce que vous pouvez.

Je pourrais continuer des heures! Voici ce que je veux vous faire comprendre : les choses étant ce qu'elles sont, n'importe quelle activité constructive utilisée pour contrer vos tendances boulimiques devient une force positive dans votre vie, dont les gains sont sains et enrichissants sur le plan affectif. Quand vous choisissez une activité qui favorise la santé et enrichit votre vie et que vous la pratiquez régulièrement, elle devient une habitude, une accoutumance positive, si l'on veut. Résultat : une meilleure santé, une meilleure apparence, une vie plus riche et plus satisfaisante.

Plus vous choisirez des comportements positifs et délaisserez les gains toxiques et temporaires, plus vous renforcerez votre nouveau système de gains créé grâce à la nouvelle maîtrise de soi acquise. Pour illustrer ce que j'avance, laissez-moi vous décrire ce que j'aimerais que vous disiez, sentiez et pensiez une fois que vous aurez repris le gouvernail de votre comportement et que vous aurez atteint vos objectifs :

C'est bon d'avoir de la maîtrise de soi. Quand je me réveille, j'ai hâte de voir ce que la journée va m'apporter. Je n'ai plus honte de ce que je vois dans le miroir, j'aime mon apparence et je suis fier de moi. J'ai acquis de la discipline et je mange maintenant selon mes besoins plutôt que pour obéir à mes habitudes autodestructrices, à mes impulsions ou à mes régimes. Je suis capable d'affronter mon quotidien sans faire d'excès, je ne permets plus à mes déclencheurs et à mes habitudes de me dicter ma conduite. Mes nouvelles habitudes alimentaires sont enracinées si profondément que rien ne peut les détruire. Je vis mieux maintenant que mon corps fonctionne mieux. Je suis libre d'oublier mon obsession pour la nourriture et de continuer à vivre. Fini le temps des excès ! J'ai maintenant l'occasion de m'adonner à des activités agréables et productives. Quand je pratique un nouveau sport, quand je lis ou que j'écris un poème, je me sens mieux parce que je ne tombe plus dans l'excès. Je me suis découvert des talents que je ne me connaissais pas. J'ai assez d'assurance pour m'engager dans de nouveaux projets, suivre des cours ou changer de métier. Quand j'entre dans une pièce, les gens me félicitent parce qu'ils sont au courant de mon défi, qu'ils ont d'ailleurs partagé. On me demande ce que j'ai fait pour avoir si belle apparence. J'aime enfin mes vêtements : plus de pantalon dont je ne peux boucler la ceinture, plus d'ensemble conçu pour cacher mon embonpoint. À mesure que je deviens plus mince, plus sain et plus athlétique, j'aime davantage mon corps et j'en suis plus conscient.

Je suis plus satisfait de moi, mon niveau d'estime personnelle est plus élevé, peu importe ce que je fais. Je suis conscient que la vie n'est pas toujours un jardin de roses, mais
je sais comment faire face aux difficultés. Je suis apte à gérer
ma vie avec maturité. Je sais comment m'adapter positivement sans fuir en me réfugiant dans les excès. Je ne tourne
plus en rond. Je vais de l'avant avec l'idée claire de ma raison d'être en ce monde et de ce que je dois y accomplir.
Chaque jour est une aventure et mon cœur est rempli de
joie. J'ai donné à ma vie une direction et un sens.

Ces mots sont là pour vous faire réfléchir aux gains que vous rap-
porteront vos comportements sains et le mode de vie que vous souhaitez adopter. Relisez ce passage. Chaque jour, s'il le faut. Faites-en
une affirmation positive. Continuez à vous familiariser avec mon programme et à définir la raison qui vous a poussé à entrer dans ce processus. Quand vous aurez appris à vous servir des clés et à franchir
les portes du programme, vous saurez que rien ne peut plus vous arrêter sur votre lancée pour vivre cet accomplissement décrit ci-dessus.

En vous «comportant en gagnant», vous maigrirez encore davantage. En agissant différemment, en accord avec vos priorités de perte
de poids, vous profiterez des gains et des avantages qui s'ensuivent.
Pour juger de l'importance de vos changements, servez-vous de votre
entourage comme d'un baromètre: si vos proches ne voient pas de
grands changements à votre façon de vivre, d'agir, de penser et de
ressentir, dites-vous que ce n'est pas encore assez. Quand vous agissez différemment, cela se voit. Comportez-vous en gagnant, et vous
serez gagnant.

8

Une alimentation à haute dépense énergétique et à rendement élevé

Ouvrant la porte à la maîtrise sur votre alimentation

*En matière de régime, la seule chose qui m'intéresse,
c'est de pouvoir croquer des diamants.*

MAE WEST

CINQUIÈME CLÉ : UNE ALIMENTATION À HAUTE DÉPENSE ÉNERGÉTIQUE ET À RENDEMENT ÉLEVÉ

Vous devez comprendre que nombre de vos excès incontrôlables et inconscients sont provoqués par l'ingestion de certains aliments. En les éliminant ou en n'en mangeant qu'à l'occasion, vous perdrez automatiquement du poids et serez en paix avec la nourriture.

Si vous mangez sans vous restreindre et engouffrez tout ce qui se trouve à votre portée, vous avez instamment besoin d'adopter une *approche comportementale* de l'alimentation. Il s'agit de manger de manière à assouvir votre faim, de briser vos schémas alimentaires destructeurs et retrouver la maîtrise de votre alimentation en termes de qualité et de quantité. Cette approche est conçue pour s'insérer dans vos connaissances actuelles sur l'alimentation saine : vous n'avez donc pas à tout reprendre de la case départ. J'ai intitulé cette méthode le *plan d'alimentation à haut rendement énergétique*: il cible les aliments qui contribuent à une perte de poids définitive et qui renforcent le maintien d'un poids santé. Ce chapitre vous fera comprendre comment ce plan y réussit de façon si efficace, sans mettre votre vie sens dessus dessous et vous faire perdre la tête.

Mon approche est diamétralement opposée à celle préconisée par les « régimes » traditionnels : la plupart ont une approche métabolique de la perte de poids, et se servent de combinaisons alimentaires précises, ou limitent sévèrement la consommation de certains groupes d'aliments en promettant une fonte miraculeuse des graisses. Ces approches fonctionnent le temps de leur application mais, dès que vous reprenez vos anciennes habitudes, vos kilos excédentaires reviennent en force, et avec intérêts… Cette cinquième clé vous permet donc d'acquérir la maîtrise de votre alimentation et de vous libérer des fringales, des envies et des obsessions. Vous allez découvrir sur la nourriture certaines vérités dont vous n'avez jamais eu connaissance à ce jour, j'en suis certain. Ainsi, plutôt que de suivre un régime farfelu ou un programme trompeur qui ne vous feront jamais maigrir une fois pour toutes, vous fonderez votre démarche sur des réalités factuelles.

L'histoire de Sue Ann

Comme je crois qu'un modèle ou un exemple illustre toujours utilement un concept fondamental, je vais vous raconter brièvement l'histoire de Sue Ann, une de mes ex-patientes. Âgée de vingt-quatre ans, Sue Ann pesait 114 kg (250 lb) lors de son admission à mon programme pour obèses chroniques. Mère monoparentale, Sue Ann était devenue obèse à force de boulimie ; totalement dépourvue de maîtrise de soi, elle vivait pour manger et se détestait d'être ainsi.

Le mari de Sue Ann les avait abandonnés, son jeune fils et elle, plusieurs années auparavant. La plupart du temps au chômage, il avait été incapable de subvenir à leurs besoins, aussi Sue Ann avait-elle été forcée de travailler. Mère à temps plein, Sue Ann jonglait donc avec deux emplois, femme de chambre le jour et caissière le soir. Ses revenus lui permettaient tout juste d'arriver. Harcelée par les exigences de son emploi du temps, accablée de fatigue à la fin de ses longues journées, Sue Ann se trouvait prisonnière d'un schéma alimentaire : elle achetait du fast-food ou tout autre aliment demandant peu ou pas de préparation, et s'en gavait. Elle ne prenait jamais le temps de cuisiner ou de préparer des aliments ; elle était tout simplement trop prise et trop fatiguée pour se préoccuper d'avoir une alimentation saine. Il était plus facile de ramasser quelque chose vite fait – malbouffe, plats pour emporter, ou autres aliments vides. Sue Ann vivait ainsi depuis des années et en supportait désormais les conséquences. La nourriture lui permettait non seulement d'économiser du temps, mais elle lui procurait aussi un semblant de compagnie et de réconfort. Souvent, quand elle se sentait fatiguée et s'apitoyait sur son sort, Sue Ann s'achetait un gâteau au chocolat et le mangeait en pleurant.

Quand elle s'est inscrite au programme, son poids augmentait toujours et sa santé avait commencé à se détériorer : hypertension, hypercholestérolémie excessive et cas limite de diabète. Nous avions du pain sur la planche !

Pour améliorer la santé de Sue Ann, interrompre son cycle infernal de sabotage et l'aider à atteindre et maintenir son poids santé, il nous fallait d'abord établir une nouvelle stratégie de vie. Totalement hors de contrôle, le mode de vie chaotique de Sue Ann encourageait et perpétuait son enfer. Son existence déséquilibrée faisait trop de place aux comportements qui allaient à l'encontre de ses objectifs. C'était son mode de vie qui contribuait principalement à son obésité.

Sue Ann devait faire table rase, se débarrasser de tout ce qui nuisait à sa santé et à son poids, et commencer une nouvelle vie. Elle a laissé tomber un de ses emplois et a déménagé chez un membre de sa famille, le temps de régulariser sa situation financière et de réévaluer ses priorités et ses choix. Bref, Sue Ann a dû recréer l'ensemble de son expérience.

Une fois son monde déconstruit, puis reconstruit avec moins de pression et de contraintes de temps, Sue Ann s'est attaqué à son poids, à ses choix alimentaires et à son comportement.

Au niveau de son alimentation : ses choix – fast-food, aliments prêts-à-servir et plats préparés – ne faisaient qu'encourager une consommation rapide, incontrôlée et inconsciente, résultant inévitablement en kilos supplémentaires. La difficulté de Sue Ann étant d'ordre comportemental, la solution devait être trouvée sur ce plan.

Voici ce que nous avons fait: Sue Ann a accepté de ne manger que les aliments d'une liste que je lui ai remise. Ce n'était pas un régime, juste une liste d'aliments. Par ailleurs, nous avons convenu que, si elle voulait manger de la malbouffe ou du prêt-à-servir après s'être nourrie de ces aliments, elle le pouvait. Point. C'était le plan.

Quand Sue Ann est revenue me voir la semaine suivante, je lui ai demandé: «Comment était-ce? Avez-vous pu manger les aliments de la liste?»

Son visage s'est éclairé. Elle était ébahie: «Oui! J'ai réussi. Et ce n'était pas aussi difficile que je l'aurais cru. Je n'ai mangé que les aliments de la liste. Je me suis passé sans difficulté de la malbouffe. J'ai perdu 4 kg (8 lb) et je me sens différente.»

Sue Ann a renouvelé notre entente chaque semaine en mangeant les aliments de ma liste. Toutes les semaines n'ont pas été parfaites, mais elle a commencé à sentir qu'elle contrôlait mieux son alimentation; sa certitude de pouvoir changer ses comportements a augmenté d'autant. Après quelques mois, elle s'était acheté des vêtements de plus petite taille, portait un jean dont elle n'avait pu remonter la fermeture à glissière depuis des années, et se sentait tellement bien dans sa peau qu'elle voulait continuer le programme.

Conclusion: Sue Ann a mis dix mois à passer de 114 à 55 kg (120 lb), le poids qu'elle s'était fixé. Rééquilibrer sa vie pour prendre soin de sa santé, et prendre le temps de faire des activités enrichissantes sans lien avec la nourriture ont constitué des facteurs essentiels de sa transformation.

À mesure du changement, Sue Ann s'est sentie de plus en plus remplie d'énergie physique ainsi qu'affective. La dépendance émotionnelle a perdu de l'emprise. Elle s'est inscrite à un programme de marche, ce qui a accéléré sa perte de poids. Les aliments faciles à manger, pizza et fast-food, sont parfois revenus la tenter: elle ne les a pas éliminés de sa vie, mais les restreint à des indulgences occasionnelles.

En perdant tout ce poids, Sue Ann a vu disparaître la moitié d'elle-même, mais elle a retrouvé bien davantage. Elle a appris à faire de bons choix pour sa santé et à éliminer les complications physiques de l'obésité grâce à une bonne alimentation; elle a retrouvé la force et l'énergie qui la font vivre.

L'expérience de Sue Ann vous touche peut-être particulièrement. En êtes-vous au même point? Si c'est le cas, vous devez adopter une nouvelle approche alimentaire: quelque chose de faisable, à votre portée, pas trop radical, à commencer dès aujourd'hui, afin de retrouver la maîtrise de votre alimentation. C'est exactement ce que nous allons faire avec cette cinquième clé.

Commençons d'abord par évaluer votre alimentation, pour pouvoir étudier de plus près vos choix et leur incidence positive ou négative.

ÉVALUATION DE VOTRE ALIMENTATION

La plupart des gens sont incapables d'évaluer à quel point leur alimentation est malsaine, ou de déterminer à quelle fréquence ils mangent tel ou tel aliment. Ils ne comprennent donc pas comment leurs choix alimentaires contribuent aux comportements qui les font engraisser. En remplissant ce questionnaire, vous saisirez plus clairement où vous êtes sur le plan nutritionnel et où vous pourriez être. Vous cernerez les éléments qui affectent votre santé et nuisent à vos efforts de perte de poids. Gardez les questions – et vos réponses – à l'esprit à mesure que vous avancez dans la lecture de ce chapitre.

Le questionnaire est divisé en sept sections de questions à choix multiples. Répondez honnêtement à chaque question et additionnez vos points à la fin de chaque section. Le nombre de points est indiqué dans la colonne de droite. Une fois le questionnaire rempli, vous aurez sept résultats différents, que nous interpréterons par la suite.

PREMIÈRE SECTION: *Repas et collations*

1. Combien prenez-vous de repas par jour?

    a. 3 repas et 2 collations.   3

    b. 3 repas et 1 collation.   2

    c. 2 repas.   1

    d. 1 repas.   0

2. Prenez-vous un petit-déjeuner…

   a. Chaque matin?   3

   b. De 4 à 6 fois par semaine?   2

   c. De 1 à 3 fois par semaine?   1

   d. Je ne déjeune jamais.   0

3. Pour déjeuner, je mange généralement…

   a. Un œuf, des céréales ou du pain grillé entier, des fruits ou un jus de fruits.   3

   b. Un bol de céréales sucrées avec du lait, ou des gaufres avec du sirop.   2

   c. Un beigne.   1

   d. Je ne mange rien.   0

4. Comment caractériseriez-vous la plupart de vos soupers?

   a. Cuisine maison: viande, poulet ou poisson, légumes et salade.   3

   b. Ce que j'ai sous la main qui va au micro-ondes.   2

   c. Cuisine de restaurant.   1

   d. Fast-food ou plats à emporter.   0

5. Combien de fois par semaine mangez-vous dans des fast-foods?

   a. Rarement.   3

   b. De 1 à 3 fois par semaine.   2

   c. De 4 à 7 fois par semaine.   1

   d. Plus de 8 fois par semaine.   0

6. Variez-vous souvent les aliments que vous mangez?

   a. Très souvent.   3

   b. Souvent.   2

   c. Rarement.   1

   d. Jamais. Je mange toujours la même chose.   0

7. Comment décririez-vous vos habitudes de collation?

   a. Je mange des collations nourrissantes; c'est un
       moyen de supplémenter mon alimentation.   3

   b. Je mange une collation à l'occasion.   2

   c. Je suis toujours en train de grignoter quelque chose.   1

   d. Mes collations deviennent facilement
       des excès en règle.   0

8. En général, vous choisirez comme collation…

   a. Des fruits ou des légumes frais, une barre tendre
       ou un breuvage nutritifs.   3

   b. Des aliments céréaliers: bretzels, biscottes de riz,
       craquelins.   2

   c. Des chips – pomme de terre ou maïs –
       ou un autre aliment salé.   1

   d. Des bonbons, des biscuits, n'importe quoi de sucré.   0

PREMIÈRE SECTION – RÉSULTAT: 23 OK (16)

DEUXIÈME SECTION: *Équilibre nutritionnel*

1. Combien de portions de céréales mangez-vous chaque jour?
    (1 portion = 1 tranche de pain; ou 125 g ou ½ tasse de céréales
    cuites, comme du riz, de l'orge ou des pâtes; ou 125 g ou ½ tasse
    de céréales sèches. N'incluez ni les gâteaux secs, ni les croissants,
    ni les biscuits, ni les pâtisseries, ni aucun autre choix riche en
    sucre et en gras.)

   a. 3 portions ou plus par jour.   3

   b. 2 portions par jour.   2

   c. 1 portion par jour.   1

   d. Je n'en mange pas.   0

2. Combien de portions de lait enrichi de calcium et de produits
    laitiers (lait et yogourt écrémés, fromages à faible teneur en
    matières grasses) mangez-vous chaque jour? (1 portion = 250 ml

ou 1 tasse de lait ou de yogourt; 30 g ou 1 oz de fromage; 125 g ou 1/2 tasse de saumon en boîte; ou 115 g ou 4 oz de tofu.)

    a. 3   3

    b. 2   2

    c. 1   1

    d. Je n'en mange pas.   0

3. Combien de portions de légumes feuilles vert foncé (ex.: romaine, épinard, chou frisé, chou cavalier) mangez-vous chaque jour? (1 portion = 250 g ou 1 tasse crus; ou 125 g ou ½ tasse cuits)

    a. 2 ou plus par jour.   3

    b. 1   2

    c. 1/2   1

    d. Je n'en mange pas.   0

4. Combien de portions de légumes ou de fruits orange ou jaunes (ex.: courge d'hiver, citrouille, carotte, melon, pêche et abricot) mangez-vous chaque semaine? (1 portion = 250 g ou 1 tasse crus; ou 125 g ou ½ tasse cuits.)

    a. 3 ou plus.   3

    b. 2   2

    c. 1   1

    d. Je n'en mange pas.   0

5. Combien de portions de fruits à haute teneur en vitamine C (ex.: agrumes, fraises, kiwi) mangez-vous chaque semaine? (1 portion = 1 fruit; 125 ml ou ½ tasse de jus; 250 g ou 1 tasse de fruit en dés.)

    a. 3 ou plus.   3

    b. 2   2

    c. 1   1

    d. Je n'en mange pas.   0

6. Combien de portions de légumes (ex.: brocoli, chou-fleur, chou, chou de Bruxelles, courge d'été, courgette, haricot vert, rutabaga ou betterave) mangez-vous chaque semaine? (1 portion = 125 g ou ½ tasse cuits; ou 250 g ou 1 tasse crus.)

a. 5 ou plus.   3

b. De 3 à 4.   2

c. De 1 à 2.   1

d. Je n'en mange pas.   0

7. Chaque semaine, mangez-vous au moins une portion de viande rouge maigre, ou au moins deux portions de poulet ou de dinde ?

a. Oui.   3

b. Quelquefois.   2

c. Jamais.   1

DEUXIÈME SECTION – RÉSULTAT : 20

TROISIÈME SECTION : *Fibres*

1. Connaissez-vous habituellement le contenu en fibres des aliments que vous mangez ?

a. Oui.   3

b. Non.   1

2. Quelle sorte de céréales mangez-vous habituellement ?

a. Des céréales riches en fibres, en général avec du son, ou du son d'avoine cuit.   3

b. Des céréales cuites, comme du gruau ou de la crème de blé.   2

c. Des céréales conditionnées sucrées.   -2

d. Je ne mange jamais de céréales.   -3

3. Quelle sorte de pains (y compris les petits pains, les bagels et les muffins anglais) mangez-vous habituellement ?

a. De blé entier, de céréales entières ou d'un mélange de céréales entières.   3

b. En partie de blé entier.   2

c. Du pain blanc.   0

4. Combien de fois par semaine mangez-vous des haricots ou des légumineuses (ex. : haricot rouge, noir, pinto, pois chiche, fève soja, lentille, pois cassé)?

    a. 5 fois ou plus.   3

    b. De 2 à 4 fois.   2

    c. 1 fois.   1

    d. Je n'en mange jamais.   0

5. Combien de fois par semaine mangez-vous des céréales entières (ex. : riz brun, boulghour de blé, orge)?

    a. 5 fois ou plus.   3

    b. De 2 à 4 fois.   2

    c. 1 fois.   1

    d. Je n'en mange jamais.   0

6. Combien de portions de légumes frais ou crus mangez-vous chaque jour?

    a. De 7 à 8 portions ou plus.   3

    b. De 4 à 6 portions.   2

    c. De 1 à 3 portions par jour.   1

    d. Je n'en mange presque jamais.   0

TROISIÈME SECTION – RÉSULTAT :

QUATRIÈME SECTION : *Sucre et aliments transformés*

1. Mangez-vous souvent des bonbons ou des biscuits?

    a. Jamais ou seulement quelques fois par année.   3

    b. Plusieurs fois par mois.   2

    c. Quelques fois par semaine.   -2

    d. Presque chaque jour.   -3

2. Mangez-vous souvent des desserts (tarte, gâteau, pâtisserie) autres que des fruits?

    a. Jamais ou seulement quelques fois par année.   3

    b. Plusieurs fois par mois.   2

    c.   Quelques fois par semaine.   -2

    d.   Presque chaque jour.   -3

3. Mangez-vous souvent des produits laitiers à base de lait entier comme de la crème glacée, des desserts congelés ou des laits frappés ?

    a.   Jamais ou seulement quelques fois par année.   3

    b.   Plusieurs fois par mois.   2

    c.   Quelques fois par semaine.   -2

    d.   Presque chaque jour.   -3

4. Buvez-vous souvent des boissons gazeuses sucrées ?

    a.   Jamais ou seulement quelques fois par année.   3

    b.   Plusieurs fois par mois.   2

    c.   Quelques fois par semaine.   -2

    d.   Presque chaque jour.   -3

5. Buvez-vous souvent du café aromatisé et des boissons du même genre ?

    a.   Jamais ou seulement quelques fois par année.   3

    b.   Plusieurs fois par mois.   2

    c.   Quelques fois par semaine.   -2

    d.   Presque chaque jour.   -3

QUATRIÈME SECTION – RÉSULTAT :

CINQUIÈME SECTION : *Apport lipidique*

1. Quand vous mangez du pain – toast, bagel ou petit pain –, le tartinez-vous avec…

    a.   Des « tartinades » sans sucre, du fromage à la crème sans gras, ou rien du tout.   3

    b.   De la confiture.   2

    c.   Du beurre.   1

    d.   De la margarine ou du fromage à la crème.   0

2. Combien de fois par semaine mangez-vous des viandes trans-
    formées (ex. : bacon, viande à casse-croûte, saucisse, salami, hot
    dog) ?

    a. Jamais.   3

    b. De 1 à 2 fois.   2

    c. De 3 à 5 fois.   1

    d. Presque chaque jour.   0

3. Quand vous mangez dans un fast-food, commandez-vous géné-
    ralement…

    a. Une salade ou une entrée légère.   3

    b. Des hamburgers petit format ou format pour enfant.   2

    c. Un cheeseburger, un hamburger ou un sandwich.   1

    d. Un sandwich grand format et des frites.   0

4. Que mettez-vous dans votre salade ?

    a. Rien, ou juste du citron ou du vinaigre.   3

    b. Une vinaigrette hypocalorique ou sans gras.   2

    c. Une vinaigrette ordinaire, ou de l'huile et du vinaigre.   1

    d. Une vinaigrette à la crème – et plus il y en a, mieux c'est ! 0

5. Combien de fois par semaine mangez-vous de la viande rouge ?

    a. Une fois, ou rarement.   3

    b. De 2 à 3 fois.   2

    c. De 4 à 6 fois.   -2

    d. 7 fois ou plus.   -3

6. Choisissez parmi ces deux listes celle où vous retrouvez vos ali-
    ments préférés ?

    Aliments riches en graisses saturées: viande rouge, hot-dog, saucisse,
    bacon, viande à casse-croûte, crème sûre, beurre, fromages et
    crème glacée à base de lait entier (cheddar, Monterey Jack,
    suisse, Brie, etc.), lait entier, lait 2 % M.G., crème, crème 10 %
    M.G., aliments frits.

Aliments faibles en graisses saturées: volaille sans peau, poisson, produits laitiers à faible teneur en matières grasses (sans gras, écrémé, 1 % M.G.), légumes, légumineuses et pâtes.

    a. Je mange surtout des aliments faibles en graisses saturées. 3

    b. Je mange à peu près autant d'aliments des deux listes. 1

    c. Je mange surtout des aliments riches en graisses saturées. -3

7. En général, quand vous cuisinez avec de l'huile ou un corps gras, est-ce que vous…

    a. Réduisez la quantité de corps gras d'une recette ou lui substituez de la compote de pomme? 3

    b. Utilisez des produits faibles en gras, ou des huiles riches en graisses mono-insaturées (olive, colza)? 2

    c. Utilisez d'autres huiles végétales (soya, maïs, carthame)? 1

    d. Utilisez de la margarine, du beurre ou du shortening végétal? 0

CINQUIÈME SECTION – RÉSULTAT:

SIXIÈME SECTION: *Sel*

1. Salez-vous vos aliments quand vous cuisinez ou mangez?

    a. Jamais ou rarement. 3

    b. À l'occasion. 2

    c. Habituellement. 1

    d. Toujours. 0

2. Mangez-vous souvent des chips ou des noix salées, des viandes à casse-croûte ou des craquelins?

    a. Jamais ou rarement. 3

    b. Quelques fois par semaine. 2

    c. Une fois par jour. 1

    d. Plusieurs fois par jour. 0

3. Vous assaisonnez généralement vos aliments avec…

   a.   Des fines herbes, du jus de citron, ou des épices autres que le sel.   3

   b.   Un succédané de sel.   2

   c.   De la sauce soya ou teriyaki.   1

   d.   Du sel.   0

SIXIÈME SECTION – RÉSULTAT :

SEPTIÈME SECTION : *Liquides*

1. Combien de verres d'eau buvez-vous chaque jour ?

   a.   De 8 à 10.   3

   b.   De 5 à 7.   2

   c.   De 3 à 4.   1

   d.   Moins de 3.   0

2. Combien de portions de boissons caféinées buvez-vous chaque jour ? (1 portion = 250 ml ou 1 tasse de café ; ou 500 ml ou 2 tasses de thé ; ou 335 ml ou 12 oz de boisson gazeuse.)

   a.   Une ou aucune.   3

   b.   2.   2

   c.   3 ou 4.   1

   d.   Plus de 4.   0

SEPTIÈME SECTION – RÉSULTAT :

INTERPRÉTATION DE VOS RÉSULTATS

Nous allons interpréter chaque résultat séparément de manière que vous ayez une idée très claire des différentes facettes de votre alimentation.

Première section : Si vous avez obtenu plus de 16, vous avez développé d'excellentes habitudes en matière de repas et de collations. Quand on surveille son poids, il est important de prendre trois repas par jour et de les accompagner de collations santé pour garder son métabolisme au meilleur de sa forme. Il est également essentiel de prendre un solide petit-déjeuner ; les recherches ont démontré que les personnes qui déjeunent ont moins de fringales et d'envies plus tard dans la journée ; par ailleurs, elles maîtrisent mieux leur appétit aux autres repas. Cette section souligne l'importance de manger une grande variété d'aliments et des collations saines, de manière à fournir à votre organisme le plus large éventail de nutriments possible. Si vous avez obtenu moins de 16, vous devez faire des efforts pour vous améliorer.

Deuxième section : Si votre résultat est supérieur à 14, votre alimentation vous fournit d'abondantes quantités de vitamines et de minéraux. Les produits céréaliers fournissent les vitamines du complexe B. Les produits laitiers apportent le calcium qui contribue non seulement à la formation des os, mais aussi à la régulation du poids corporel. Les légumes verts sont une source essentielle d'acide folique, vitamine aujourd'hui reconnue pour protéger contre un ensemble de maladies comme le cancer et la cardiopathie. Votre organisme tire la vitamine A et certains nutriments essentiels des légumes orange et jaunes, et la vitamine C des agrumes. Si votre résultat indique que votre alimentation accuse des lacunes dans certains groupes, il est temps de la réviser.

Troisième section : Si vous avez obtenu 12 ou plus, vous connaissez déjà la valeur d'une alimentation riche en fibres. C'est excellent : les fibres fournissent bon nombre d'avantages quand on surveille son poids, son appétit et la qualité de son transit intestinal. Si votre résultat est lamentable, il est temps de manger davantage de céréales, de haricots et de légumineuses, et de commencer à lire les étiquettes pour connaître le contenu en fibres de vos aliments. Vous devez en consommer entre 20 et 35 grammes chaque jour.

Quatrième section : Si vous avez obtenu 10 ou plus (de préférence près de 15), toutes mes félicitations ! Vous avez réussi à proscrire de votre alimentation un groupe – le sucre et les aliments transformés – qui alourdit votre métabolisme à long terme. La consommation de sucre donne envie d'en manger davantage : voilà le cercle vicieux établi. La surabondance de sucre, d'aliments sucrés transformés et de graisses saturées de provenance animale est en grande partie responsable de « l'insulinorésistance », cette affection qui naît quand l'organisme réagit moins à l'insuline. L'insuline est une hormone dont la tâche consiste à assurer la stabilité du glucose sanguin – ni trop élevé, ni trop bas – en le véhiculant vers les cellules musculaires où il servira de combustible. Devenu insulinorésistant, votre organisme sera moins efficace à la tâche, et le glucose sanguin s'accumulera alors dans votre sang, intoxiquant votre métabolisme. Plusieurs spécialistes sont d'avis que l'insulinorésistance favorise l'obésité et conduit au diabète et à la cardiopathie.

Cinquième section : Si votre résultat est supérieur à 13, vous êtes conscient de la présence de corps gras dans votre alimentation. Si votre résultat est faible ou négatif, considérez-le comme un avertissement. Réévaluez votre comportement : consommer des mauvais gras, c'est-à-dire saturés, affecte la santé et augmente les risques de maladies responsables d'une mort prématurée.

Sixième section : Si vous avez obtenu plus de 6, vous contrôlez bien votre apport en sodium (l'élément minéral du sel). Si votre résultat est inférieur à 6, remisez la salière et réduisez votre consommation de sel. Les aliments salés ont tendance à être riches en gras – séduisante combinaison gustative qui crée une accoutumance et vous pousse à abuser d'aliments comme les chips en quantités grandissantes. Dans le cas du sel, la modération a bien meilleur goût. Par ailleurs, en coupant le sel, on réduit l'hypertension chez les personnes sensibles aux effets du sodium.

Septième section : Si vous avez obtenu plus de 4, vous hydratez bien votre corps et vous surveillez votre consommation de caféine. Ce sont de bonnes habitudes quand on veut rester en santé. Chaque cellule de votre organisme exige de l'eau pour fonctionner de façon optimale.

Prenez un moment pour réviser vos réponses. Vous avez maintenant cerné vos choix en matière d'alimentation : soit ils vous aident, soit ils vous nuisent. Respectez-vous suffisamment pour prendre le temps de réfléchir à ce que vous avez découvert. L'évaluation de vos choix nutritionnels constitue un travail important : c'est le prélude au changement. Vous voulez donc être très conscient de vos choix à partir de maintenant, de manière à agir dans le sens d'une meilleure alimentation.

MAÎTRISEZ VOTRE ALIMENTATION : COMPAREZ LES ALIMENTS À HAUTE DÉPENSE ÉNERGÉTIQUE ET CEUX À FAIBLE DÉPENSE ÉNERGÉTIQUE

D'entrée de jeu, je dois souligner un élément essentiel qui vous aidera à contrôler ce que vous ingérez : les aliments ont des *effets comportementaux*. Certains aliments conservent toute leur vitalité aux mauvaises habitudes. Prenons l'exemple de la malbouffe. La plupart des aliments vides peuvent être engloutis en cinq secondes, avant même que le signal de satiété ou de satisfaction se fasse sentir. Avant de vous en être rendu compte, vous avez mangé plus qu'à votre faim et certainement plus que vous ne vouliez. Les aliments de ce genre favorisent un schéma de comportement qui va à l'encontre des objectifs que vous poursuivez : excès rapides, inconscients et incontrôlés. Pour réussir à gérer votre poids, vous allez devoir déterminer quels sont les aliments qui fonctionnent bien pour vous et quels sont ceux qui vous nuisent, de manière à pouvoir les éviter ou limiter leur consommation à certaines occasions.

Pour être en mesure de cerner l'aspect comportemental des aliments, il peut être utile de considérer nos choix alimentaires en fonction des termes suivants :

Aliments à haute dépense énergétique   ou

Aliments à faible dépense énergétique.

Que signifient-ils exactement ? Explorons-les en détail et examinons leur incidence sur la maîtrise de votre comportement alimentaire et de votre capacité à perdre du poids.

Aliments à haute dépense énergétique

Les aliments à haute dépense énergétique sont ceux qui exigent beaucoup de travail et d'efforts de préparation et de consommation. Il faut fournir une appréciable quantité d'énergie pour ingérer ces aliments alors que, sur le plan calorique, le gain est faible – et sain.

Le brocoli est un bon exemple d'aliment à haute dépense énergétique : c'est un aliment à texture solide qu'il faut mâcher longtemps avant d'avaler. La graine de tournesol non écalée en est un autre : il faut s'évertuer un moment et le butin par graine est assez maigre. Vous ne pouvez pas non plus en avaler une poignée : vous devez gagner chaque bouchée. Le bœuf et le poulet sont aussi des aliments à haute dépense énergétique. En général, pour qu'ils soient comestibles, vous devez les sortir du congélateur, les laisser dégeler avant de les faire cuire. Vous n'en grappillerez pas un morceau pour le manger cru.

Un autre exemple d'aliment à haute dépense énergétique, probablement présent dans votre garde-manger : la soupe ! Les chercheurs en science du comportement étudient depuis des décennies le rôle de la soupe comme outil de surveillance du poids ; de nombreuses expériences ont fait la preuve qu'elle diminue la faim et aide à contrôler l'apport calorique. Pourquoi ? Parce que manger une soupe prend un moment. Le repas est donc prolongé et le signal de satiété naturel de l'organisme a le temps de se manifester. Par ailleurs, la soupe étant fort nourrissante, on peut s'attendre qu'après un bol, vous n'ayez plus faim pour autre chose. Une étude a démontré que les sujets soumis à cette expérience avaient perdu 4 kg (8 lb) sans efforts, en dix semaines, en ne faisant rien de plus extraordinaire que manger un bol de soupe avant le dîner et le souper ! (Si vous essayez, je vous conseille les soupes légères à base de bouillon, comme celles aux légumes, moins engraissantes que les potages épais à base de crème ou de lait.)

Les fruits et les légumes frais, les haricots et les légumineuses, la viande, la volaille et le poisson, les produits céréaliers et certains grains entiers sont tous des exemples d'aliments à haute dépense énergétique. Vous en trouverez une liste exhaustive à l'annexe B, qui pourra vous servir à planifier vos repas.

En résumé, les aliments à haute dépense énergétique :

- prennent beaucoup de temps et d'efforts à préparer ;

- demandent à être mâchés longuement et exigent beaucoup d'énergie pour être digérés ;

- ne peuvent être mangés rapidement ;

- ne font absolument pas partie des aliments « prêts-à-servir ».

Aliments à faible dépense énergétique

Contrairement aux précédents, les aliments à faible dépense énergétique sont pratiques, faciles à manger et demandent peu ou pas de préparation. Un burrito haricots et crème sûre au fast-food mexicain du coin est un excellent exemple d'aliment à faible dépense énergétique. Vous n'avez même pas à le mâcher pour le manger, il s'avale de lui-même en quelques bouchées rapides. Vous consommez donc un nombre incroyable de calories et de lipides dans un surprenant laps de temps.

Quand vous mangez un aliment à faible dépense énergétique, les signaux naturels de satiété n'ont pas le temps d'être activés. Souvenez-vous qu'il faut environ 20 minutes, à partir du moment où vous ingérez un aliment, pour que l'hypothalamus du cerveau envoie le signal annonçant que l'organisme est rassasié. Il est virtuellement impossible qu'un burrito satisfasse quelque faim que ce soit quand il s'engouffre ainsi en un clin d'œil. Vous en mangez donc tant et plus jusqu'à ce que vous ayez dépassé le seuil de satiété. Par la même occasion, vous alourdissez le fardeau de calories et de graisses de votre organisme.

Voici des exemples d'aliments à faible dépense énergétique : bonbons, chocolat, pouding ou crème dessert, tout aliment pris sur le pouce, ou qui se consomme directement à partir du contenant, tout mets transformé facile à préparer, ou prêt-à-servir, à haute teneur en calories, ou tout aliment considéré comme de la malbouffe. Parmi les plus notoires, mentionnons les repas rapides : hamburger, cheeseburger, sandwich au poulet frit ou au poisson, hot-dog, sandwich sur croissant, brioche, muffin, burrito, taco, poulet frit, bouchées de poulet, frites et laits frappés. Les « grignotines », en friandises, en sont aussi : chips, tacos, chips de maïs, bretzels, bâtonnets de fromage et maïs soufflé au beurre ou à l'huile. Ajoutons enfin les biscuits, les carrés au chocolat, les gâteaux, les tartes, les petits gâteaux et les pâtisseries. Consultez l'annexe B pour compléter cette liste d'aliments à faible dépense énergétique.

Ces aliments vous précipitent dans une spirale incontrôlée : vous vous gavez, rapidement et inconsciemment, comportement que vous devez éliminer en raison de son impact déterminant sur votre obésité. Changer d'habitude est déjà difficile dans le meilleur des cas, vous ne voulez certainement pas ajouter à la difficulté en mangeant des aliments qui vous poussent à vous comporter exactement comme vous ne voulez plus le faire ! Nous mangeons tous trop vite, de toute façon, et nos choix alimentaires – à faible dépense énergétique et faciles à manger – aggravent nos comportements.

Et que dire des autres conséquences ! Un aliment à faible dépense énergétique, comme un taco ou une tortilla, possède des angles pointus et croustillants et l'on peut se lacérer la gorge en les avalant. Ce n'est pas une blague ! Selon une étude, la principale cause de déchirures à la gorge dans ce pays est l'ingestion trop rapide de tacos. Quand on les avale sans les mâcher, c'est un peu comme si on avalait des éclats de verre. Et ce n'est pas tout : la brûlure causée par la consommation trop rapide d'aliments trop chauds constitue la principale blessure à la bouche rapportée par les médecins.

En résumé, les aliments à faible dépense énergétique :

- sont commodes, disponibles partout, et faits pour être vite mangés ;

- encouragent et favorisent une alimentation rapide et incontrôlée ;

- ne demandent que peu ou pas de préparation ;

- n'exigent aucun effort de mastication. Ils glissent dans la gorge sans qu'on ait besoin de les mâcher ;

- fondent dans la bouche ;

- peuvent facilement être mangés à partir de leur emballage ou leur contenant.

Les aliments à faible dépense énergétique conduisent à une perte de contrôle alimentaire parce qu'ils ont tendance à être mous, à s'avaler facilement et à être trop commodes. En résumé, ils ont un impact négatif sur votre comportement alimentaire. Faut-il ajouter que vous devriez les éviter, ou les restreindre à de rares occasions.

COMPRENEZ L'APPORT NUTRITIONNEL DES ALIMENTS

Pour triompher de votre obésité et atteindre votre poids santé une fois pour toutes, vous devez comprendre que les aliments offrent un certain *rendement* ou *apport nutritionnel*. Ce terme souligne la qualité nutritive d'un aliment et sa valeur calorique raisonnable. Certains aliments ont donc un rendement élevé et d'autres, un rendement médiocre.

Aliments à rendement élevé

Les aliments à rendement élevé fournissent beaucoup de nutriments sous forme de glucides, de protéines, de lipides, de vitamines, de minéraux, de fibres et d'autres éléments, par rapport à la quantité de calories qu'ils contiennent. Prenons une carotte : consommée quotidiennement, elle fournit presque toute la bêta-carotène nécessaire à la santé, tout en étant extrêmement hypocalorique (environ 30 calories par carotte). L'apport nutritionnel est élevé, l'apport calorique, faible. Si votre budget calorique est limité, vous essaierez d'obtenir les aliments qui vous nourriront le plus pour vos efforts. Vous y arriverez avec des aliments à rendement élevé.

Ce sont généralement des aliments de base, plus purs ou en tout cas, beaucoup plus près de leur état naturel. Ils n'ont pas été modifiés en cours de conditionnement et n'ont donc pas été additionnés de sucre, de matières grasses, d'additifs et d'autres ingrédients nocifs pour la santé.

Dans le cas des fruits et des légumes, les aliments à rendement élevé sont colorés : c'est le signe qu'ils sont riches des facteurs alimentaires essentiels qui minimisent les risques pour la santé. Pour bénéficier du pouvoir de guérison des aliments, mangez en couleurs ! Les fruits et les légumes rouges ou violets – bleuets, chou rouge, tomate, poivron rouge – contiennent des éléments qui réduisent les risques de maladies. Les aliments orange – abricot, carotte, patate douce – sont bourrés de bêta-carotène ; les fruits et les légumes jaunes et verts contiennent des éléments chimiques qui protègent votre organisme de multiples façons. Par ailleurs, à l'instar des fruits et des légumes, les grains à rendement élevé sont riches en fibres, un élément bénéfique qui rassasie naturellement.

Ce n'est pas une coïncidence si la plupart des aliments à rendement élevé sont aussi des aliments à haute dépense énergétique. Si nous reprenons l'exemple du brocoli cru, l'aliment à haute dépense énergétique mentionné plus tôt, nous constatons que ce légume a un apport nutritionnel substantiel et qu'il fournit une abondance de vitamines, de minéraux, de fibres et d'éléments chimiques présents dans les végétaux comestibles dotés de la capacité de combattre la maladie. Le brocoli cru est donc un excellent exemple d'un aliment à haute dépense énergétique et à rendement élevé.

Aliments à rendement médiocre

Nous choisissons souvent des aliments à rendement médiocre : ce sont ceux qui fournissent trop de calories par rapport à leur valeur nutritive, presque nulle, sinon inexistante. Ils ne fournissent ni vitamines, ni minéraux, aucune fibre ou composante bénéfique. Autrement dit, c'est une quantité faramineuse de calories dissimulées dans fort peu de véritable nourriture. Le sucre et les gras en sont deux bons exemples : très caloriques et pratiquement sans élément nutritif, ils doivent être prohibés si vous voulez maigrir et contrôler votre poids.

N'oubliez pas que les aliments à rendement médiocre sont conçus pour créer une accoutumance : ils sont additionnés de gras, de sucre et de sel, bourrés de calories et d'additifs néfastes – et leur valeur nutritive est contestable. Qui plus est, ils sont transformés et raffinés, c'est-à-dire qu'en leur retirant leurs fibres et leurs nutriments, on les a altérés de manière à diminuer leur valeur nutritive.

Un aliment à rendement médiocre se reconnaît également à sa couleur. Si un fruit ou un légume ordinairement coloré a l'air aussi vif qu'un bronzage de motel, vous pouvez être certain que les nutriments ont disparu avec la couleur !

Il ne faut pas s'étonner que les aliments à rendement médiocre soient presque tous des aliments à faible dépense énergétique. Peu ou pas du tout nutritifs, additionnés d'éléments nocifs, indésirables et accessoires, ces aliments nuisent à votre organisme et vont carrément à l'encontre du contrôle de votre poids, de votre santé et de la maîtrise de votre comportement.

Le tableau qui suit énumère brièvement les aliments à rendement élevé et médiocre. Vous trouverez une version détaillée de la liste à l'annexe B.

TABLEAU 5. LISTE COMPARÉE DES ALIMENTS À RENDEMENT ÉLEVÉ ET À RENDEMENT MÉDIOCRE

Aliments à rendement élevé	Aliments à rendement médiocre
Céréales entières, pains et riz	
• Céréales entières (blé, avoine, orge, millet) • Pains, bagels, petits pains, craquelins et muffins anglais faits de céréales entières • Céréales entières et riches en fibres • Pâtes de grains entiers • Riz complet (brun)	• Croissants • Riz frit • Beignes et pâtisseries • Brioches • Biscuits
Légumes	
• Germes de haricot, brocoli, choux de Bruxelles, chou, carotte, chou-fleur, maïs, concombre, haricot vert, légumes feuilles, légumineuses, champignons, pomme de terre, courges d'hiver et d'été, tomate, patate douce, igname	• Frites, légumes frits • Légumes noyés dans la sauce
Fruits	
• Tous les fruits frais, surtout : pomme, abricot, banane, baies, cantaloup, agrumes, pêche, poire • Jus de fruits naturels • Fruits en boîte ou congelés, sans sucre et dans l'eau ou le jus	• Fruits en boîte ou congelés, sucrés ou dans du sirop • Brioches aux fruits • Boissons aux fruits
Protéines et substituts	
• Œufs et blancs d'œuf, poissons, viandes maigres, légumineuses, tempeh, tofu	• Hot dogs, viandes à casse-croûte, noix, bacon, saucisse, poissons ou volailles frits
Produits laitiers	
• Lait écrémé, sans gras et 1 % M.G. • Produits écrémés : babeurre, cottage, yogourt • Boisson de soya (enrichie) • Laits glacés écrémés et sorbets	• Lait entier • Produits à base de lait entier : fromages, cottage, flans, laits frappés, crèmes desserts, crème glacée
Boissons	
• Eau • Tisanes	• Boissons gazeuses sucrées • Boissons alcoolisées

ALIMENTS SUPPRESSEURS
ET ALIMENTS INCITATIFS

Avant d'aller plus loin, je dois aborder un autre aspect de la question: quand vous mangez des aliments à haute dépense énergétique et à rendement élevé, vous apprenez à vous satisfaire de moins en termes de quantité, sans pour autant vous laisser aller à des excès et être dominé par vos envies et vos fringales.

Les aliments à haute dépense énergétique et à rendement élevé ont un *effet suppresseur*, c'est-à-dire qu'ils contribuent à assouvir votre faim. Comme ils sont plus longs à manger, votre organisme a le temps de recevoir de l'hypothalamus le signal de satiété. Comme vous vous sentez rassasié après avoir mâché et avalé ces aliments, vous courez peu de risques de faire des excès. Vous serez étonné de constater à quel point vous mangez peu et combien vous vous sentez satisfait et rassasié par la suite.

Par ailleurs, les aliments à haute dépense énergétique et à rendement élevé contiennent davantage de fibres, atout intéressant dans un programme de contrôle du poids puisqu'elles procurent un sentiment de satiété et stabilisent le taux de glucose sanguin. Vous vous sentez moins affamé et vous êtes donc moins porté à céder à la boulimie.

En matière d'appétit, quand on parle d'aliments à faible dépense énergétique et à rendement médiocre par contre, c'est une autre histoire. Nous avons vu que ces aliments se mangent rapidement et qu'ils ne génèrent pas de sentiment de satiété, ce qui prouve bien qu'ils *incitent à manger*.

De plus, tout aliment transformé à l'aide de sucre et de glucides raffinés – comme le sont la majorité des aliments à faible dépense énergétique et à rendement médiocre – aura un effet de montagnes russes sur le taux de glucose sanguin: une augmentation importante, suivie d'une chute tout aussi importante. Quand le taux de glucose sanguin est bas, la faim et les fringales se manifestent. La consommation d'aliments à faible dépense énergétique et à rendement médiocre rend les mécanismes gouvernant votre appétit totalement incontrôlables.

Comme vous pouvez le constater, les aliments à faible dépense énergétique et à rendement médiocre encouragent non seulement les comportements néfastes – manger trop et trop vite –, mais ils stimulent aussi l'appétit. Si vous saisissez ce qui précède et commencez à faire des choix différents, votre maîtrise sur vos comportements alimentaires fera un gigantesque bond en avant.

SUBSTITUTS DE REPAS: QUAND VOUS FAITES FACE À UN HORAIRE CHARGÉ

Pris dans l'engrenage complexe de la vie quotidienne, entre le conjoint, les enfants, le travail, les parents, les amis, l'église, le bénévolat et le reste, nous avons souvent peu de temps à consacrer à la planification hebdomadaire de repas nutritifs. Les jours où vous vous sentez au bout du rouleau, même la préparation d'une salade prend trop de temps. Pour plusieurs d'entre vous, il est beaucoup plus facile d'attraper quelque chose et de le manger sur le pouce, même si ce que vous « attrapez » est un aliment à faible dépense énergétique qui sabotera à coup sûr votre engagement à mieux manger, et vous entraînera à nouveau dans le cercle vicieux de l'excès.

Si vous vous retrouvez dans cette situation, ou si vous vivez des périodes de plus grande vulnérabilité, vous pouvez vous armer d'un outil pour résister aux impulsions tentatrices: les substituts de repas, sous forme de boissons ou de tablettes. Conçus pour aider à maigrir, ces suppléments ont une formulation équilibrée en nutriments et contiennent des protéines, une combinaison de glucides, des vitamines, des minéraux et d'autres ingrédients naturels à rendement élevé. Même si rien ne remplace un vrai repas, ces aliments énergétiques peuvent servir à compléter votre alimentation, à combler certaines lacunes nutritionnelles et à vous empêcher de rechuter dans les moments où vous êtes fatigué, occupé ou trop sollicité.

C'est donc une stratégie efficace et même une bonne idée de consommer un substitut de repas quand vous n'avez pas une minute pour prendre le petit-déjeuner, le dîner ou le souper, et même de vous en servir à l'occasion comme collation. J'utilise « à l'occasion » à dessein: beaucoup de substituts ont plus de 300 calories par portion, ce qui représente beaucoup trop d'énergie alimentaire pour une collation.

La vie étant ce qu'elle est, si vous devez « attraper quelque chose et le manger sur le pouce », choisissez une solution de rechange saine à la malbouffe à faible dépense énergétique et à rendement médiocre. Plusieurs substituts de repas conviennent à nos buts de contrôle du poids et offrent de nombreux avantages :

Surveillance du poids. En diététique, on considère actuellement que, pour favoriser la perte de poids, il faut manger plusieurs repas par jour (trois repas complets et deux collations) ; on stabilise ainsi le glucose sanguin, tout en contrôlant les fringales et en augmentant le métabolisme. Comme collation, les substituts de repas s'ajoutent au nombre de repas recommandés et permettent de bénéficier de ces avantages.

Maintien du poids. Utilisés intelligemment, dans le cadre d'une stratégie de maintien du poids à long terme, les substituts de repas pourront remplacer plusieurs repas par semaine. Ils réduiront automatiquement l'apport calorique et préviendront le retour des kilos excédentaires. Remplacer votre repas par un substitut plusieurs fois par semaine suffira à vous empêcher de reprendre le poids perdu, comme le confirment plusieurs études sur le maintien du poids.

Maîtrise du comportement alimentaire. Garder des substituts de repas à portée de la main exerce également un effet sur le comportement. Leur présence dans le frigo, les armoires de cuisine, votre sac à main ou votre sac de sport, servira de déclencheur positif, de rappel visuel quotidien de vous en tenir à des solutions saines, comme une boisson ou une tablette de régime, plutôt que de grignoter ou d'engouffrer des aliments que vous devriez éviter.

Récupération après l'exercice. Les substituts de repas sont un apport biochimique précieux après une séance d'exercice. Vos muscles ont alors besoin de certains nutriments, comme des glucides pour remplacer l'énergie dépensée, et des protéines pour réparer les tissus. Ces éléments figurent au nombre de ceux contenus dans ces produits.

Consultez l'encadré qui suit : il contient des lignes directrices importantes que je vous suggère de suivre afin de choisir parmi les substituts de repas sur le marché.

Attention ! Je ne suis pas en train de vous conseiller de prendre ces produits à chaque repas et chaque jour jusqu'à pouvoir atteindre le poids rêvé. Un tel mode excessif et irréfléchi d'alimentation niera tous vos progrès et vous fera revivre les scènes frustrantes des montagnes russes sur le pèse-personne. La meilleure utilisation et la plus sage consiste à se servir des substituts comme collation ou, à l'occasion, pour remplacer un repas.

En choisissant un substitut de repas, recherchez un produit:

- Complet, dont la formule nutritionnelle équilibre les protéines, les glucides et les lipides (un bon produit offrira environ de 15 à 26 grammes de protéines, de 14 à 30 grammes de glucides et de 2 à 8 grammes de lipides, ou gras).

- Enrichi de vitamines et de minéraux. Cet apport peut combler les carences et aider à compenser les éléments manquant à votre alimentation.

- Hypocalorique. Pour maigrir, il est essentiel de réduire la quantité de calories ingérées. Choisissez donc des substituts de repas qui contiennent peu de calories, pas plus de 230 par portion, pour qu'ils favorisent votre perte de poids à long terme.

- Riche en fibres. Choisissez un produit enrichi d'un supplément de 6 à 8 grammes de fibres. Cette composante bénéfique naturelle présente de nombreux avantages sur le plan du contrôle du poids. En fait, la recherche clinique tend à démontrer que l'amaigrissement est favorisé par une supplémentation de fibres dans le régime.

- Pauvre en sucre ajouté. Vérifiez l'étiquette de valeur nutritive pour connaître la quantité de sucre. Le nombre de grammes de sucre doit être inférieur à la moitié du nombre de grammes de glucides (ex.: si un produit contient 30 grammes de sucre et 40 grammes de glucides, son contenu en sucre est beaucoup trop élevé pour un substitut de repas.).

À PROPOS DES SUPPLÉMENTS DE VITAMINES ET DE MINÉRAUX

Puisque nous parlons suppléments, je veux vous entretenir d'un sujet connexe : la décision de prendre des suppléments de vitamines et de minéraux en complément de vos efforts pour améliorer votre santé et votre mieux-être.

Plus je lis sur la position du corps médical sur la valeur de la supplémentation nutritionnelle, plus je suis convaincu que nous pouvons tous bénéficier de cette supplémentation dans notre vie quotidienne. En effet, les gains pour la santé sont indéniables et bien documentés. Toutes les études démontrent que les suppléments alimentaires – vitamines, minéraux, herbes et autres facteurs alimentaires – contribuent à une bonne santé et à la prévention de la maladie. Vous devriez toujours manger un vaste assortiment d'aliments santé pour obtenir tous les nutriments essentiels dont votre organisme a besoin. Ne prenez pas de suppléments avec l'idée sournoise de manger abominablement par la suite, délaissant les fruits et les légumes pour vous bourrer de malbouffe. Les suppléments ne devraient jamais remplacer une alimentation équilibrée. Ce sont des « suppléments » à une saine alimentation, pas des substituts.

Bon. Étudions la question en détail : vous faites peut-être partie du 40 pour cent de la population américaine qui prend déjà régulièrement des suppléments. Si c'est le cas, qu'ils conviennent à votre type corporel et qu'ils sont de bonne qualité, c'est excellent. Il peut s'avérer judicieux de prendre des suppléments et ce, pour plusieurs raisons.

Premièrement, si vous êtes obèse, vous êtes par définition mal nourri. C'est la vérité : l'obésité, à l'instar de la famine, est une maladie de malnutrition. J'imagine qu'en lisant ce qui précède, vous croirez que je suis devenu fou. Poursuivez votre lecture... Vous mangez plus de calories que votre organisme n'en exige. Ces calories prennent la forme d'aliments raffinés, bourrés de gras et de sucre, nutritionnellement vides. Vous ne mangez pas suffisamment d'aliments riches en vitamines, en minéraux, en fibres et en éléments sains, et vous êtes carencés sur le plan alimentaire. Vous comprendrez donc pourquoi j'affirme que l'obésité est une forme de malnutrition engendrée par un apport excessif de calories malsaines.

Étonnamment, il y a autant d'obèses dans le monde que de gens affamés !

Deuxièmement, les calories vides de la malbouffe éliminent de votre organisme les nutriments qui favorisent la santé. Quand glucides et sucres raffinés entrent dans l'organisme, le chrome, le zinc, le magnésium, la vitamine B_6 et l'acide folique en sortent. Une grande vulnérabilité à certaines carences alimentaires s'ensuit.

Troisièmement, si vous entamez ce programme en traînant derrière vous des antécédents de valse-hésitation en matière de régime, vous avez probablement augmenté les besoins de votre organisme quant à certains nutriments. La raison en est simple : de par leur nature, la plupart des régimes limitent la consommation de quelque chose, soit les glucides, les lipides ou certains autres aliments. Ces restrictions ont une conséquence, à savoir une carence potentielle en vitamines et en minéraux. La recherche a de fait prouvé que les personnes au régime souffrent de carences marginales en vitamine A et E, en bêta-carotène, en calcium et en vitamines du complexe B. Vous êtes chroniquement au régime, vous ne mangez donc pas suffisamment, et vos repas ne sont pas équilibrés ; en conséquence, vous ne pouvez assimiler les nutriments qui manquent.

Quatrièmement, votre mode de vie peut faire chavirer d'un coup votre équilibre alimentaire. Des exemples : le tabagisme et l'exposition à la fumée secondaire et aux polluants environnementaux dérobent sa vitamine C à l'organisme à son insu ; les boissons alcoolisées nuisent à la synthèse des différentes vitamines du complexe B. Prendre des suppléments peut donc considérablement améliorer votre état, en particulier pendant la période où vous travaillez à changer les comportements qui détruisent votre santé.

Suivez les étapes ci-dessous pour vous aider :

1. Choisissez une formule de multivitamines et de minéraux de qualité supérieure contenant des antioxydants, ces nutriments qui protègent le corps de la maladie sur le plan cellulaire. La plupart des spécialistes médicaux s'entendent sur l'absorption quotidienne d'un supplément de multivitamines et de minéraux à cent pour cent de l'apport nutritionnel recommandé (ANR) et même plus. Pour une nutrition optimale et un soutien métabo-

lique efficace, votre supplément devra également fournir 200 pour cent ou plus de l'ANR des principales vitamines du complexe B, à savoir la thiamine, la riboflavine, la niacine, la vitamine B_6, l'acide folique et la vitamine B_{12}. Achetez de préférence un produit manufacturé par une compagnie réputée.

2. Prenez votre supplément au moment des repas. Pour mieux absorber les vitamines A, D, E et K, votre organisme a besoin d'un peu du gras des protéines et des produits laitiers.

3. Pensez à prendre des doses individuelles d'autres suppléments, comme la vitamine C (de 200 à 500 mg par jour), la vitamine E (de 100 à 400 UI par jour) et le calcium (de 500 à 1 000 mg par jour). Si vous êtes une femme et que vous voulez protéger la santé de vos os, prenez également un supplément de calcium.

4. Dites à votre médecin et à votre pharmacien que vous prenez des suppléments: certains d'entre eux peuvent nuire à l'action des médicaments d'ordonnance.

À QUOI VOUS ATTENDRE

Maintenant, parlons de ce à quoi vous pouvez vous attendre en mettant cette clé en œuvre. En mangeant des aliments à haute dépense énergétique et à rendement élevé, vous maigrirez beaucoup, et de façon définitive, parce que vous consommerez de vrais aliments, sains et nutritifs. En faisant des choix intelligents, jour après jour, semaine après semaine, mois après mois, vous verrez votre poids diminuer de manière significative, et votre vitalité et votre état d'esprit s'améliorer considérablement. Je le sais, parce que ce sont les résultats que j'ai pu constater chez les nombreux obèses avec qui j'ai travaillé au fil de ma carrière.

Grâce à cette approche nutritionnelle, votre organisme brûle davantage de calories en énergie qu'il n'en stocke en graisses: en effet, les aliments à haute dépense énergétique et à rendement élevé sont faibles en gras, en sucre et en glucides raffinés. Mais encore? Il a été clairement établi que, dans les cas d'obésité, un des déterminants majeurs consiste à consommer un excédent de calories qui ne seront pas brûlées en énergie, en particulier sous forme d'aliments transformés, riches en gras et en sucre, et à faible dépense énergétique. Les obèses consomment davantage de gras, de sucre et de calories que les personnes minces. Donc, si vous continuez à vous empiffrer, à emmagasiner davantage de calories que votre organisme ne peut en dépenser, attendez-vous à grossir jusqu'à ce que vous ayez besoin de deux chaises pour vous asseoir. D'un autre côté, si vous évitez la malbouffe et que vous vous recentrez sur ce que vous devez réellement manger, vous acquerrez une maîtrise extraordinaire sur la réduction de votre poids.

Éliminez les aliments à faible dépense énergétique et à rendement médiocre de votre alimentation, augmentez votre consommation d'aliments à haute dépense énergétique et à rendement élevé en respectant les besoins de votre organisme pour un fonctionnement optimal, et vous serez étonné de l'augmentation de votre vitalité. N'étant plus anesthésié par la malbouffe, votre esprit sera plus clair et plus vif; vos émotions se stabiliseront et vous serez plus positif, parce que vous aurez échappé à la condamnation que vous vous infligez à travers vos schémas alimentaires destructeurs.

Il ne s'agit pas d'une alimentation «à prendre ou à laisser». Vous avez souvent abandonné vos régimes à cause de leurs choix d'aliments autorisés, plutôt fades et limités; outre l'ennui de les manger sur le coup, envisager de continuer ainsi le reste de votre vie était totalement irréaliste. Vous avez donc laissé tomber et vous avez recommencé à manger n'importe quoi. Avec mon plan, vous n'aurez pas ce problème : vous choisirez parmi une vaste gamme de vrais aliments, consommés par de vraies personnes. Vous pourrez donc vivre normalement, persévérer et faire fondre vos kilos disgracieux.

RÉGIME ALIMENTAIRE À HAUTE DÉPENSE ÉNERGÉTIQUE ET À RENDEMENT ÉLEVÉ : OUVREZ LA PORTE À LA MAÎTRISE SUR VOTRE ALIMENTATION

En nutrition, la controverse se poursuit quant à savoir la « bonne » proportion des principaux nutriments en matière d'amaigrissement. Cette controverse porte sur le choix d'un régime: à teneur glucidique faible ou élevée, riche ou pauvre en lipides, ou encore hautement protéiné. J'ai lu nombre de livres sur le sujet et écouté les spécialistes débattre *ad nauseam* du pour et du contre. Pendant ce temps, les gens comme vous, qui veulent régler leur problème de poids, se demandent: «Oui, mais qu'est-ce qui est le mieux?»

La vérité? Rien de ce qui précède. Dans le domaine de la réduction et du maintien du poids, mieux vaut faire preuve de modération en tout – quantité modérée de glucides, de protéines, de lipides. Ce ne sont pas les gourous de l'amaigrissement ni les maîtres du régime à la mode qui le proclament, mais bien les chercheurs en sciences de la nutrition. Cela étant, le régime alimentaire à haute dépense énergétique et à rendement élevé que je vous propose fournit des quantités modérées de tous les nutriments essentiels, et c'est ce qui rend l'adhésion à la formule possible.

Mon régime est planifié en fonction d'un vaste éventail de choix alimentaires; il fournit un apport nutritionnel équilibré et suffisant qui assure autant le maintien du poids que la santé. Organisés en un système facile à mémoriser, les aliments favorisent la maîtrise du comportement, la réduction du poids, et la santé.

Vous allez planifier vos repas en fonction des groupes suivants:

- **Protéines à haute dépense énergétique et à rendement élevé.** La viande, le poisson, la volaille, les produits laitiers et les substituts de protéines fournissent les protéines dont votre organisme a besoin pour croître et réparer ses tissus. Voici une liste de protéines intéressantes:

Poissons et crustacés

Coupes de viande maigre
    Bœuf
    Agneau
    Porc
    Veau
    Volaille
    Poulet
    Dinde

Protéines végétales
    Légumineuses

Protéines végétales texturées
Boisson de soya
Tofu

Œufs entiers ou blancs d'œuf

Produits laitiers à faible teneur en matières grasses
Fromage à faible teneur en matières grasses
Lait écrémé
Lait 1 % M.G.
Cottage à faible teneur en matières grasses
Ricotta partiellement écrémé
Yogourt sans sucre

Consultez l'annexe B; vous y trouverez une liste exhaustive d'aliments.

Consommez chaque jour :

- 3 portions de protéines
- 2 portions de produits laitiers à faible teneur en matières grasses

- **Glucides à haute dépense énergétique et à rendement élevé.** Les glucides sont des aliments très énergétiques et la liste des choix est longue :
    Fruits
    Légumes
    Grains
    Pains de grains entiers
    Céréales
    Féculents (légumes comme la pomme de terre, le maïs, etc.)

(Consultez l'annexe B.)

Consommez chaque jour :

- 2 ou 3 portions de féculents (pains, grains, céréales et féculents)
- 2 fruits
- 4 portions de légumes

- **Lipides à haute dépense énergétique et à rendement élevé.** Je vous recommande de les utiliser avec parcimonie. Certains corps gras sont inclus dans cette catégorie ; ils possèdent des propriétés bénéfiques d'ailleurs abondantes dans les aliments suivants :

Huiles végétales
    Huile d'olive
    Huile de colza (canola)
    Huile de lin

Poissons

Noix

Graines

Consommés intelligemment, ces lipides protègent de la cardiopathie, des affections du glucose sanguin, des problèmes cutanés et articulaires, ainsi que de nombreuses autres maladies.

Consommez chaque jour :

- 1 portion de lipides

Avec ces premières indications, nous pouvons maintenant passer aux étapes spécifiques de notre plan et étudier la planification de vos repas.

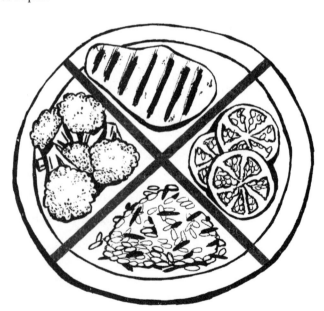

PREMIÈRE ÉTAPE :
PLANIFIEZ VOTRE ASSIETTE EN FONCTION DES ALIMENTS À HAUTE DÉPENSE ÉNERGÉTIQUE ET À RENDEMENT ÉLEVÉ

Vous détestez compter les calories, additionner les points, calculer le nombre de grammes de lipides ou de glucides, multiplier les pourcentages de nutriments et avoir à vous souvenir de détails déroutants à propos des groupes d'aliments ? Vous adorerez ma méthode de planification des repas : tout ce que vous avez à faire, c'est de diviser votre assiette en quatre sections ou quadrants.

À chaque repas, remplissez un premier quadrant avec une protéine, un deuxième avec un féculent, les deux autres soit avec deux légumes, ou un légume et un fruit. Autrement dit, un quart de votre nourriture vient des protéines, un quart des féculents, et le reste (la moitié de votre assiette) de légumes et/ou de fruits faibles en calories et riches en fibres.

J'utilise depuis toujours ce système de planification des repas avec mes patients obèses, qui est aussi celui dont se sert une vaste majorité de diététistes et d'organisations du domaine de la santé pour simplifier la planification des repas. Vous créez donc vos repas grâce à ces quatre éléments que vous distribuez également dans votre assiette. Le système fonctionne pour tous les repas. Des exemples :

- Le petit déjeuner pourra comprendre une petite omelette aux légumes (légumes et protéines à haute dépense énergétique et à rendement élevé), la moitié d'un pamplemousse (fruit à haute dépense énergétique et à rendement élevé), et du gruau de maïs (féculent à haute dépense énergétique et à rendement élevé).

- Le dîner se composera de saumon (protéine à haute dépense énergétique et à rendement élevé), d'une salade de laitue et de tomates (légumes à haute dépense énergétique et à rendement élevé), et de riz brun (céréale à haute dépense énergétique et à rendement élevé).

- Le menu du souper pourra consister en rôti de bœuf (protéine à haute dépense énergétique et à rendement élevé), haricots verts (légumes à haute dépense énergétique et à rendement élevé), courge jaune vapeur (légume à haute dépense énergétique et à rendement élevé), et petite pomme de terre au four (féculent à haute dépense énergétique et à rendement élevé). Pour maigrir encore davantage, vous pourrez choisir de diminuer votre consommation de féculents. Vous modifierez donc légèrement le contenu de votre assiette en omettant les féculents et les remplaçant par une portion de légume, pour obtenir un quadrant de protéines à haute dépense énergétique et à rendement élevé, et trois de légumes à haute dépense énergétique et à rendement élevé. On sait que réduire l'apport en féculents aide à brûler les graisses.

Pour ce qui est des lipides, les lignes directrices sont simples : consommez chaque jour 15 ml ou 1 cuillère à soupe de gras ou d'huile à haute dépense énergétique et à rendement élevé, ou si vous choisissez des lipides à faible teneur en matières grasses, 30 ml ou deux cuillères à soupe.

Comme collation, choisissez autant que possible des aliments à haute dépense énergétique : fruits, légumes, produits laitiers. Vous pouvez consommer un substitut de repas (tablette ou boisson) à l'occasion. Les boissons de régime en boîte ou en poudre à mélanger dans du lait peuvent remplacer les produits laitiers recommandés. Rappelez-vous de manger deux ou trois fruits ainsi que deux produits laitiers par jour.

DEUXIÈME ÉTAPE : LIMITEZ VOS PORTIONS

Quand on utilise le système des quadrants pour planifier ses repas, on est tenté de tricher et d'empiler dans chaque section autant d'aliments que possible. Vous devrez donc exercer davantage de maîtrise de soi et ne manger ni trop ni trop peu. Fournissez plutôt à votre organisme la quantité de nourriture dont il a besoin. Comprenez bien : je ne vais pas vous inviter à vous équiper de cuillères et de tasses à mesurer ou d'une balance pour peser vos aliments, ni vous demander de mesurer et de peser chaque bouchée avant de la manger. Cette approche ne vaut rien. Je veux que votre centre d'intérêt se porte ailleurs le plus souvent possible, là où il doit être, c'est-à-dire sur des activités sans lien avec la nourriture.

Il y a quelques années, mon ami et associé Gary Dobbs a décidé de se mettre au régime. Il a choisi un programme selon lequel il devait mesurer et peser religieusement chaque bouchée de nourriture. Matin, midi et soir – et même à la pause-café –, Gary se cassait la tête à mesurer des légumes dans des tasses, peser une poitrine de poulet sur une toute petite balance, compter des biscottes de régime, procéder à d'interminables relevés de volumes et de quantités, au point où on avait l'impression qu'il travaillait au service local des poids et mesures. Frustré, Gary a fini par me dire : « Avec ce programme, je ne fais que m'occuper de nourriture. Je compte ceci et je compte cela. Je trimballe de la nourriture toute la journée dans des petits pots de plastique, et tout ce à quoi je pense, c'est manger. Je passe mon temps à saliver, c'est devenu une véritable obsession ! »

Pour Gary, ce régime était devenu un cauchemar : c'est ainsi que des programmes rigides et pointilleux causent plus de problèmes qu'ils n'en résolvent. Laissez-moi vous poser une question : vous savez que, pour s'en sortir, l'alcoolique doit renoncer à l'alcool. Qu'arriverait-il à un alcoolique repenti, tout juste sorti d'un programme de désintoxication, s'il était placé dans une situation où il aurait à manipuler de l'alcool toute la journée ? Faut-il que je vous fasse un dessin ? Pour contrôler la consommation d'une substance, quelle qu'elle soit, il faut occuper son esprit à autre chose, sinon on ne fait que nourrir son obsession.

À moins d'être doté de connexions neuronales bizarres, qui manquent à la plupart d'entre nous, et de prendre un plaisir indécent à mesurer et à peser vos aliments, vous n'avez pas à aller aussi loin que Gary. Certains moyens créatifs fort simples permettent de jauger la grosseur d'une portion sans instrument de mesure et sans balance. Tout ce que vous avez à faire est d'établir une comparaison entre la taille de votre main, ou celle d'une balle de tennis, et la portion que vous voulez manger. Ainsi :

- Une portion de viande, de poisson ou de poulet aura à peu près la taille de la paume.

- Une portion de fruit ou de légume remplira votre main en coupe ou aura à peu près la taille d'une balle de tennis. (Le volume d'une balle de tennis équivaut en fait à 125 g ou ½ tasse, soit la norme pour une portion de fruit ou de légume.) La même chose s'applique au cottage, au riz, aux pâtes, aux céréales ou aux féculents.

- Pour mesurer approximativement une portion d'une pleine tasse d'un aliment comme du yogourt ou du lait, utilisez la taille de votre poing ou celle de deux balles de tennis.

- Une tranche de pain, ou un petit pain, ou la moitié d'un bagel ou d'une brioche compte pour une portion.

- Une portion de fromage à sandwich représente une tranche.

- Pour les corps gras, huiles, noix et graines, utilisez votre pouce (ou la moitié de celui-ci, si vous avez de gros doigts) pour mesurer une portion raisonnable.

Si vous mangez souvent à l'extérieur de chez vous, utilisez ces mesures en plus de la division de votre assiette en quadrants pour évaluer la taille de vos portions. (Après tout, vous avez toujours vos mains avec vous; pourquoi s'encombrer d'instruments de mesure?) Utiliser ces mesures au restaurant vous permet d'exercer davantage de maîtrise de soi, étant donné que les portions sont souvent plus grosses que celles auxquelles vous devez vous restreindre pour perdre du poids. Ainsi, dans certains restaurants, la pomme de terre ne représente pas une seule portion, mais plutôt deux ou trois.

En vous servant de ce système de mesures, la gestion de la taille de vos portions deviendra un facteur libérateur puisque vous serez dégagé du stress de savoir si vous mangez trop ou pas assez. La quantité de nourriture consommée ne sera plus une manifestation exagérée de vos exigences, mais le portrait exact des besoins de votre organisme. Une fois que vous aurez compris l'astuce, vous gérerez la taille de vos portions sans même y penser.

TROISIÈME ÉTAPE: PLANIFIEZ VOS REPAS

Pour exercer davantage de maîtrise sur votre alimentation, vous devez apprendre à planifier vos repas, et mettre votre plan à exécution. Par « planifier vos repas », j'entends écrire sur papier ce que vous comptez manger chaque jour, et ne manger que ce que vous avez prévu. Essentiellement, une bonne stratégie de planification des repas vous dégage des décisions de dernière minute et vous aide à résister à l'impulsion de faire des excès. Planifier vos repas éliminera les doutes de votre esprit et vous libérera de la peur de perdre la maîtrise de soi. Vous n'aurez plus à vous fier à votre volonté, émotion volatile s'il en est, pour éviter ce que vous savez devoir éviter. Votre plan de régime est là pour étayer votre engagement lorsque l'énergie émotionnelle fait défaut.

Planifiez une à la fois vos journées et décidez de trois repas et d'au moins deux collations. En appliquant cette stratégie quotidienne où vos aliments et vos goûts sont détaillés à l'avance, vous vous assurez un mécanisme d'entraînement qui vous gardera dans la course toute la journée, peu importe la situation.

Évidemment, pour ce qui est du fonctionnement humain, certaines de ces lignes directrices ne sont pas nouvelles, mais il n'en demeure pas moins que c'est probablement la première fois que vous allez les appliquer à vos efforts pour maigrir et rester mince. Toute la différence est là. Jusqu'à présent, vous avez vécu en mode réactif, suivant vos impulsions, en répondant arbitrairement aux tentations alimentaires de votre environnement. Plus vous réagissiez, moins vous arriviez à maigrir. Au lieu de dépendre du soutien de votre volonté, vous pouvez maintenant programmer votre comportement alimentaire avec ces outils. Fiez-vous à la planification, à la stratégie et à la programmation plutôt qu'à la volonté, et vous ne pourrez faire autrement que perdre du poids.

Pour vous donner un aperçu et vous faciliter la chose, j'ai composé une semaine de menus. Vous vous sentirez peut-être plus à l'aise au début en suivant un menu déjà préparé: beaucoup d'hésitations seront ainsi gommées et, par ailleurs, cela facilitera le passage vers une nouvelle forme d'alimentation. Si vous utilisez les menus que je propose, sachez que vous pouvez modifier l'attribution des repas. Par exemple, vous pouvez manger le déjeuner du jour 1 n'importe quel jour de la semaine, ou le souper du jour 3 le jour 7. En vous servant des menus, souvenez-vous d'utiliser les outils que je vous ai donnés plus tôt: la division de votre assiette en quadrants et les outils de mesure de vos portions.

Dans votre planification quotidienne, pensez à noter votre consommation de liquides. Vous devez boire de 8 à 10 verres d'eau pure par jour. L'eau doit devenir votre principale boisson: elle procure un sentiment de satiété et favorise les processus physiologiques concernant le métabolisme des graisses et la perte de poids. La recherche a même démontré que les obèses ne boivent pas suffisamment d'eau, ce qui suggère un lien possible entre l'obésité et le déficit d'alimentation en eau.

UNE SEMAINE DE REPAS À HAUTE DÉPENSE ÉNERGÉTIQUE ET À RENDEMENT ÉLEVÉ

Premier jour : Dimanche

Déjeuner :

Banane, son d'avoine cuit, lait écrémé, café ou thé

Collation :

Pomme, boisson de régime

Dîner :

Thon, soupe aux légumes, salade verte, tomate en tranches, pain de blé entier (moyen), vinaigrette hypocalorique

Collation :

Orange

Souper :

Bifteck de surlonge, pomme de terre au four, crème sûre écrémée, brocoli, haricots verts

Deuxième jour : Lundi

Déjeuner :

Framboises (ou autre primeur fraîche), 1 tranche de pain multigrains, 1 œuf poché, café ou thé

Collation :

Fruit frais, lait écrémé ou yogourt sans sucre

Dîner :

Cottage à faible teneur en matières grasses, salade de légumes, 125 g ou 1/2 tasse de morceaux d'ananas non sucré, 30 ml (2 c. à soupe) de sauce à salade de fruits hypocalorique

Collation :

Orange, lait écrémé

Souper :

Poitrine de dinde, tomates étuvées, courge d'été vapeur, riz brun

Troisième jour : Mardi

Déjeuner :

Pamplemousse, omelette aux légumes, gruau de maïs, thé ou café

Collation :

Poire, yogourt sans sucre

Dîner :

Chili con carne (viande et légumineuses), crudités, sauce à salade crémeuse hypocalorique

Collation :

Smoothie : boisson de régime et fraises congelées

Souper :

Poitrine de poulet, chou frisé (kale), petite salade assaisonnée, purée de patates douces

Quatrième jour : Mercredi

Déjeuner :

Jus d'orange, yogourt sans sucre, muffin au son, café ou thé

Collation :

Café sans sucre, yogourt à la vanille ou au citron

Dîner :

Canapé à la dinde : poitrine de dinde, 1 tranche de fromage suisse à faible teneur en matières grasses, pain de blé entier, laitue, tomate en tranches, mayonnaise hypocalorique

Collation :

Pomme, tablette de régime

Souper :

Rôti de porc maigre, épinards, petite salade verte, vinaigrette hypocalorique, petite pomme de terre au four

Cinquième jour: Jeudi

Déjeuner:

Bleuets, céréales de son enrichies de fibres, lait écrémé, café ou thé

Collation:

Smoothie: lait écrémé ou boisson de soya et pêches congelées non sucrées

Dîner:

Pain pita: pita de blé entier, saumon en boîte, céleri haché, mayonnaise hypocalorique, tomate en tranches, carottes crues

Collation:

Deux petits abricots, tablette de régime

Souper:

Poulet de Cornouailles rôti, courge d'hiver, salade assaisonnée, vinaigrette hypocalorique

Sixième jour: Vendredi

Déjeuner:

Pamplemousse, muffin au son, œuf brouillé, café ou thé

Collation:

Yogourt sans sucre, mangue ou autre fruit de saison en dés

Dîner:

Salade grecque: féta à faible teneur en matières grasses, romaine, oignon haché, vinaigrette hypocalorique, pain de blé entier, pomme

Collation:

Lait écrémé ou boisson de soya, tablette de régime

Souper:

Espadon grillé, feuilles de navet, petite salade de fruits frais, petite igname au four

Septième jour : Samedi

Déjeuner :

Cantaloup, yogourt sans sucre, petit bagel de blé entier (environ 5 cm ou 2½ po de diamètre), fromage à la crème à faible teneur en matières grasses, café ou thé

Collation :

Smoothie : boisson de régime mélangée avec une banane congelée

Dîner :

Crevettes vapeur, salade de chou (sauce à salade hypocalorique), tomate en tranches, sauce à cocktail, petit pain de blé entier

Collation :

Raisins frais

Souper :

Bœuf haché maigre, macédoine de légumes, pâtes de blé entier, sauce à spaghetti

Une fois que vous aurez compris comment agencer les aliments à haute dépense énergétique et dans quelle proportion, commencez à planifier vos repas. Utilisez l'exemple qui suit pour vous aider à organiser vos choix.

EXERCICE 2.
RÉGIME À HAUTE DÉPENSE ÉNERGÉTIQUE ET À RENDEMENT ÉLEVÉ : PLANIFICATEUR DE REPAS

Repas	Aliment
Déjeuner :	Fruit à HDÉ/RÉ : Protéine à HDÉ/RÉ : Céréale ou pain à HDÉ/RÉ : Autre (produit laitier ou corps gras) :
*Collation :	Lait à HDÉ/RÉ : Fruit à HDÉ/RÉ :
Dîner :	Protéine à HDÉ/RÉ : Légumes à HDÉ/RÉ : Céréale, pain ou autre féculent à HDÉ/RÉ : Autre :
*Collation :	Lait à HDÉ/RÉ : Fruit à HDÉ/RÉ :
Souper :	Protéine à HDÉ/RÉ : Légumes à HDÉ/RÉ : Céréale, pain ou autre féculent à HDÉ/RÉ : Autre :

* Les boissons ou tablettes de régime peuvent servir de collation, en plus de remplacer un repas à l'occasion.

En préparant vos aliments, tirez avantage des condiments sans gras qui parfument les saveurs, et des assaisonnements qui permettent de rehausser le goût sans ajouter de sel ; pensez aussi aux sauces hypocaloriques comme la sauce soya, la sauce Worcestershire, le ketchup, la salsa et les sauces épicées, ainsi qu'au raifort, à la moutarde, aux épices et aux fines herbes. Parmi les aliments qui agrémenteront vos repas, mentionnons aussi les bouillons et les consommés, les aspics, les confitures et les gelées sans sucre, ainsi que les substances végétales antiadhésives pour la cuisson. Ajoutez à ces lignes directrices en consultant également la liste des choses à faire et à ne pas faire à la fin du chapitre.

QUATRIÈME ÉTAPE : RESTEZ SOUPLE ET AUTHENTIQUE

En vous familiarisant avec la liste des aliments à haute dépense énergétique et à rendement élevé, vous pourrez penser que le plan est contraignant. Je vous rassure, ce n'est pas le cas. Les listes et la stratégie de planification des repas sont simplement des lignes directrices garantissant les meilleurs résultats. Même si vous n'avez pas à éviter certains aliments, vous devez cependant apprendre à refuser ceux qui ne vous conviennent pas et à faire de meilleurs choix. Dressez la liste des aliments qui vous causent problème et exercez-vous à contrôler votre consommation.

Pour donner à cet élément crucial un cadre réel, je vais vous parler d'une de mes anciennes patientes. Colleen se débattait depuis des années avec un problème de boulimie qui s'était matérialisé par un excédent de 18 kg (40 lb). Dans ses périodes émotionnellement difficiles, Colleen consommait des quantités phénoménales de nourriture à toute vitesse, même sans avoir faim. Comme son comportement l'humiliait, elle s'empiffrait généralement toute seule. Après un épisode de boulimie, Colleen se mettait au régime et, peu importe son choix, il comportait toujours des restrictions. Aussitôt qu'un nouveau facteur de stress faisait son apparition, Colleen retombait dans la boulimie, se gavant invariablement des aliments à éviter selon le dernier régime à la mode. Prisonnière de ce cercle vicieux, Colleen était dégoûtée d'elle-même et détestait son corps.

Avant sa thérapie, Colleen avait poursuivi d'autres avenues thérapeutiques, sans succès. Une de ces tentatives avait eu le résultat malheureux de la « conditionner » à croire qu'à l'instar d'une alcoolique, elle serait en permanente réhabilitation. Elle s'était laissé prendre à une sorte de lavage de cerveau qui lui faisait croire qu'elle était une « boulimique repentie ». Dans les faits, on lui avait déclaré que son état relevait d'une incapacité permanente et qu'elle ne réussirait jamais à « manger normalement ». Endossant cette façon de penser, Colleen s'est mise à croire qu'elle ne pourrait jamais savourer une pointe de tarte ou de pizza ou un bol de crème glacée, parce que ces aliments étaient aussi dangereux pour elle que les drogues ou l'alcool, et que, par ailleurs, si elle en mangeait, elle n'était qu'une ratée sans espoir d'absolution. Tourmentée par son désir, elle avait investi certains aliments d'un tel pouvoir qu'elle en était paralysée de peur. De plus, le fait d'être écrasée de culpabilité en cédant à la tentation était profondément débilitant sur le plan émotionnel. Elle se fustigeait sans pitié si elle avait le malheur de prendre ne serait-ce qu'une bouchée des aliments «interdits»; conséquemment, son comportement la conduisait généralement à la boulimie.

Comme je l'ai mentionné, il y a une différence essentielle entre l'alcool et les drogues d'une part, et la nourriture d'autre part: dans le premier cas, vous pouvez vous en abstenir totalement, mais, dans le cas de la nourriture, vous ne pouvez pas vous en priver entièrement. Même si ceux qui ont qualifié Colleen de «boulimique repentie» avaient probablement de bonnes intentions, ils l'ont convaincue qu'elle était incapable de faire face au monde «normal» foisonnant d'aliments et de tentations qui incitent à les consommer. Par ailleurs, à cause de l'importance qu'elle accordait à cette étiquette, Colleen se voyait limitée dans son aptitude à exercer des choix, ce qui a entraîné de sévères conséquences mentales et émotionnelles.

Colleen a dû apprendre à nouer une nouvelle relation avec la nourriture. Mon côté réaliste était convaincu que, pour retrouver un jour son pouvoir et échapper à l'emprise de la peur et de la culpabilité qu'elle avait associées à la nourriture, Colleen devrait s'exposer aux aliments qu'elle craignait, afin de se désensibiliser. Une des stratégies que je lui ai proposées consistait à manger un morceau de gâteau ou de tarte, une ou deux fois par semaine. Il fallait manger un seul morceau, et non la tarte ou le gâteau au complet. Au départ, Colleen était terriblement anxieuse. (Cette méthode peut vous apparaître comme une torture inhabituellement cruelle mais, croyez-moi, c'est plutôt une forme très puissante et très efficace de thérapie comportementale.)

Bref, la peur de Colleen face à certains aliments a graduellement diminué au fur et à mesure qu'elle s'y exposait. Elle a adopté une attitude plus saine à l'égard de la nourriture: les aliments ne sont pas intrinsèquement bons ou mauvais, mais certains d'entre eux doivent être consommés en petites quantités ou à l'occasion. Une fois que Colleen eut compris ce qui convenait à son organisme, le choix de ses aliments s'est mis à dépendre de ce qu'elle comptait en faire: un aliment quotidien favorisant la santé ou une gâterie occasionnelle. Elle comblait ainsi les besoins de son organisme sans se sentir privée.

En procédant à d'autres changements dans son mode de vie (par exemple, en devenant plus active), Colleen a perdu ses 18 kg (40 lb) – tout en mangeant un morceau de gâteau ou de tarte une ou deux fois par semaine – et, ce qui est plus significatif, elle s'est libérée de sa peur et de sa culpabilité à l'endroit de certains aliments.

Ce que je veux que vous compreniez, c'est ceci : si un régime, une autre personne ou vous-même déclarez que vous devez vous priver de certains aliments, vous pouvez être certain que votre désir d'en manger augmentera. Par nature, l'être humain veut avoir ce qu'il n'a pas : admettons donc la futilité des restrictions alimentaires ! Voilà pourquoi je prends le contrepied de la tradition en matière de régime et que je vous dis de ne rayer aucun aliment de votre liste, à moins qu'il ne constitue un aliment problème pour vous. Je ne vais pas vous interdire de manger ceci ou cela. En fait, vous n'aurez rien de particulier à inclure ou à éviter.

Je vous recommande de rester souple en suivant mon régime d'aliments à haute dépense énergétique et à rendement élevé. Ne vous inquiétez pas de savoir si vous avez bien mangé le nombre de portions permises hier, ou si vous vous êtes servi une portion de la taille recommandée au souper. Si vous voulez manger un morceau de gâteau avec de la crème glacée à l'occasion de la fête de votre enfant, allez-y de bon cœur ! Si vous vous créez une obsession avec ce que vous devez manger ou ne pas manger, vous saboterez vos efforts et rendrez le contrôle de votre poids encore plus problématique. Vous pouvez vous offrir des gâteries à l'occasion, tant que vous n'en profiterez pas pour retomber dans la boulimie ou vous remettre à manger comme un ogre.

Point essentiel : ne laissez jamais une gâterie se transformer en excuse pour laisser tomber votre régime. Plusieurs d'entre vous êtes encore prisonniers de la mentalité du tout-ou-rien, dont j'ai parlé dans le chapitre sur la première clé. Vous raisonnez un peu comme suit : « J'ai mangé un bol de crème glacée. J'ai tout gâché ; manger tout le contenant ne fera pas vraiment de différence. » Faire d'une gâterie ou d'un petit luxe une excuse pour retomber dans un épisode prolongé de boulimie est profondément irrationnel. C'est le genre de raisonnement qui vous empêchera toujours d'atteindre le poids dont vous rêvez. Vous avez peut-être trébuché, d'accord, mais servez-vous du recul pour réaffirmer votre engagement. Utilisez-le comme un catalyseur pour renforcer votre détermination de faire mieux demain.

Si vous êtes tourmenté par une envie dévorante pour les aliments vides dont vous abusiez auparavant, substituez-leur des solutions minceur: crème glacée sans sucre plutôt que crème glacée régulière; crudités et trempette hypocalorique pour remplacer la trempette et les chips à haute teneur en matières grasses; fruits frais ou secs pour combler une fringale de bonbon. En optant pour des solutions de remplacement plus saines, que vous prendrez le soin de garder sous la main, vous serez en mesure de gérer vos fringales sans leur céder.

Vous pouvez maintenir votre poids santé à vie grâce au régime alimentaire à haute dépense énergétique et à rendement élevé. Comme vous connaissez et comprenez maintenant le fonctionnement des aliments sur le plan physiologique autant que psychologique, vous possédez les outils pour garder votre poids stable, et votre santé équilibrée. Tout en poursuivant vos objectifs de perte de poids, vous pourrez, par exemple, vouloir augmenter légèrement votre apport alimentaire. Vous ajouterez alors un fruit ou une portion de lait à votre menu quotidien, une portion supplémentaire de féculents (en particulier si vous êtes plus actif physiquement), ou une petite portion de crème glacée hypocalorique et sans sucre pour le dessert. Surveillez votre poids en vous pesant régulièrement, Quand vous constatez une augmentation, faites les corrections qui s'imposent: revenez à une forme plus stricte du régime alimentaire à haute dépense énergétique et à rendement élevé jusqu'à ce que vous ayez retrouvé votre poids cible. Si vous abordez votre alimentation ainsi, de concert avec les étapes, les outils et les programmations présentés ici, vous serez étonné de la facilité avec laquelle vous réussirez à maintenir votre poids.

Dans ma pratique avec les obèses, j'avais l'habitude de donner aux patients qui avaient atteint leur poids cible ce conseil pour l'avenir: mangez tout ce que vous voulez, en quantité raisonnable, à l'occasion. Il suffit d'établir la quantité et la fréquence. Ne perdez toutefois pas de vue que certains aliments – à faible dépense énergétique et à rendement médiocre – ont des conséquences désastreuses sur le comportement et un effet toxique sur le métabolisme, en raison de leur contenu élevé en sucre et en glucides raffinés : en abuser vous fera reprendre des kilos indésirables et néfastes.

Je vous dirai la même chose qu'à mes ex-patients : si vous choisissez souvent des aliments engraissants et malsains que vous êtes incapable de bien gérer, vous obtiendrez de piètres résultats et vous resterez obèse. Si vous choisissez des aliments sains et complets, vous obtiendrez d'excellents résultats et vous maigrirez. Meilleurs seront vos choix, meilleurs seront vos résultats. Vous connaissez vos objectifs : c'est donc à vous de décider quels sont les aliments qui vous y mèneront et quels sont ceux qui vous en éloigneront.

RÉGIME ALIMENTAIRE À HAUTE DÉPENSE ÉNERGÉTIQUE ET À RENDEMENT ÉLEVÉ : À FAIRE ET À NE PAS FAIRE

À faire

Variez vos repas en mangeant un grand choix d'aliments pour procurer à votre organisme tous les nutriments dont il a besoin.

Mangez au moins deux ou trois portions de poisson chaque semaine pour bénéficier de leurs gras sains et abondants.

Mangez au moins un fruit riche en vitamine C par jour, par exemple un agrume, un jus d'agrumes, des fraises ou du cantaloup.

Mangez des fruits et des légumes riches en vitamine A et en bêta-carotène presque tous les jours de la semaine : abricots, carottes, patates douces – tout aliment orange, jaune ou rouge, finalement.

Prévoyez dans vos menus quotidiens beaucoup d'aliments riches en fibres : les légumineuses (haricots et lentilles), les fruits, les légumes et les céréales entières sont ceux qui en ont le plus.

Mangez lentement. Savourez.

Servez-vous des livres de recettes hypocaloriques pour créer des repas sains et variés, ou reprenez les recettes familiales pour en réduire les calories.

Oubliez le sel. Pour vous aider à en réduire l'usage, assaisonnez vos aliments avec des herbes et des épices.

Buvez de huit à dix verres d'eau pure par jour.

À ne pas faire

Évitez le sucre et les mets sucrés, ou n'en mangez qu'à l'occasion.

Évitez les corps gras dommageables ou diminuez votre consommation: graisses saturées présentes dans les produits animaux; huiles tropicales (comme l'huile de coco ou de palme); et gras hydrogénés, corps gras concocté par l'homme, qui contient des substances nocives appelées acides gras trans, et que l'on retrouve dans la margarine en bâtonnets, le shortening végétal et de nombreux produits cuisinés du commerce.

Évitez de recouvrir vos aliments – pain, petit pain et autres – de beurre ou de margarine. Évitez également les plats de style salade de thon, où il y a davantage de mayonnaise que de thon et d'autres ingrédients.

Ne sautez pas de repas.

Ne mangez pas après 19 ou 20 heures. (La nourriture ingérée tard le soir est métabolisée très lentement dans la nuit et tend à être stockée sous forme de graisse.)

Si vous avez reçu un diagnostic de cardiopathie, ne mangez pas plus de trois œufs entiers par semaine.

9

L'exercice physique

Ouvrant la porte à la maîtrise corporelle

C'est important d'être en forme. Quand elle a eu 60 ans,
ma grand-mère a commencé à marcher 6 kilomètres par jour.
Elle en a 97 aujourd'hui et nous n'avons aucune idée où elle se trouve.

ELLEN DEGENERES

SIXIÈME CLÉ : L'EXERCICE PHYSIQUE

Faites de l'exercice physique une priorité de vie. L'outil est trop puissant pour que vous ne l'utilisiez pas pour parvenir à perdre du poids. Vous n'y arriverez pas autrement : si vous ne faites pas d'exercice physique, vous ne réussirez pas à maintenir votre poids santé de façon durable.

Cette clé est très directe : l'exercice physique régulier et intentionnel est vital ! Elle ouvre la porte à la *maîtrise corporelle* : un état de forme physique où, tout en débordant d'énergie et de vitalité, votre métabolisme fonctionne de manière à ce que vous perdiez du poids et que vous ne le regagniez pas.

L'habitude bien ancrée de faire de l'exercice constitue un dénominateur commun parmi les personnes qui réussissent à maintenir leur poids et leur forme. Si vous ne mettez pas cet élément en tête de liste de vos priorités, ou si vous ne l'incluez pas du tout, vous échouerez. En effet, vous vous priverez non seulement d'un outil supplémentaire pour maigrir, mais aussi d'un moyen de rester en santé et de stabiliser votre poids de façon permanente. Votre vie sera entièrement différente selon que vous déciderez de faire de l'exercice une priorité ou non. Abordez cette sixième clé, armé de la plus intense détermination; gardez votre objectif et l'urgence d'agir à l'esprit. Ayez la ferme intention de maîtriser cette clé. Votre mission consiste à secouer votre inertie actuelle et à la remplacer par un mouvement d'expansion orienté vers un but. Si vous vous contentez de garder cette clé dans votre poche, vous n'obtiendrez jamais ce à quoi vous aspirez. Pour réussir à perdre du poids de façon définitive, vous devez cesser de vivre comme un escargot paresseux. Pour pouvoir gérer adéquatement la question de votre poids, vous devez commencer à vous en demander davantage dans ce domaine capital de l'activité physique.

Cela dit, je suis très conscient du fait que, selon les statistiques, 66 pour cent des Américains ne font aucun exercice physique. C'est probablement votre cas. Vous évitez peut-être encore de vous lancer. Vous rentrez chaque jour du travail pour vous étaler sur le divan, comme une limace sur une roche, et végéter. Arrêtez, je vous en prie. Arrêtez dès maintenant. Même si c'est confortable, c'est un mode de vie inerte et vide, qui vous englue dans votre obésité. Soit vous comprenez ce que je dis, soit vous ne comprenez pas. Cependant, j'ai à cœur que vous soyez de ceux qui comprennent.

Parmi les personnes les plus en forme que j'ai rencontrées, plusieurs ont été obèses et ont vaincu leur excès de poids en prenant une décision très simple, soit de devenir plus actives. Pour chacune d'elles, cette décision a été le début d'un programme structuré de contrôle du poids, et d'une vie saine et organisée. C'est le cas de Holly, dont je vais maintenant vous raconter l'histoire.

«J'ai encore cette photo dans mon porte-monnaie», m'a dit Holly, 31 ans, en me montrant une photo d'elle prise plusieurs années auparavant par Bob, son mari. «C'est pour me rappeler mon apparence, il y a 45 kilos de cela. »

Holly prenait part à l'un de mes séminaires sur les aptitudes de vie fondamentales, il y a quelques années. Difficile de croire que le sujet de la photo – une jeune femme obèse affublée d'une robe ample – et la femme mince et musclée assise au troisième rang était une seule et même personne. C'était pourtant le cas.

Lors du séminaire, Holly nous a livré un récit extraordinairement inspirant. De petite taille, Holly n'avait pas toujours été obèse : elle avait engraissé peu à peu au cours des premières années de son mariage, quand leur couple avait dû affronter des difficultés financières. Bob avait alors perdu son emploi d'adjoint aux ressources humaines après que son employeur eut été contraint de mettre du personnel à pied en raison d'une baisse dans les commandes. La déveine les poursuivit environ cinq ans pendant lesquels Bob dériva d'un emploi à l'autre. Holly occupa donc deux emplois administratifs afin qu'ils arrivent à joindre les deux bouts.

Physiquement épuisée et émotionnellement stressée, Holly se mit à compenser les difficultés de son existence par des quantités croissantes de nourriture. Au bout d'un moment, elle avait développé une telle accoutumance à la nourriture qu'elle perdit la maîtrise de ses excès. Précipitée dans une spirale, Holly ne voyait pas quand elle finirait par toucher le fond.

Bob trouva enfin un emploi dans une entreprise offrant davantage de possibilités et de sécurité. Grâce à ses revenus réguliers, leur vie se stabilisa. Hélas ! Prisonnière de ses schémas, Holly restait esclave de la nourriture et continuait d'engraisser. Elle finit par peser 100 kg (220 lb). « Je me sentais comme le dirigeable de Goodyear », nous dit-elle. Au fil du temps, son obésité commença à affecter sa santé. Plus elle engraissait, plus elle devenait léthargique. Elle avait de la difficulté à respirer à cause de l'effort que son poids exigeait de son cœur et de ses poumons. Elle se sentait mieux assise que debout.

Le point tournant survint quand Holly et Bob décidèrent de fonder une famille : leur médecin les avertit que c'était hors de question jusqu'à ce que Holly perde du poids. Il lui dit clairement que son obésité pourrait provoquer une fausse couche, ajoutant que, même en admettant qu'elle rende le bébé à terme, elle risquait l'hypertension, l'infection, un accouchement difficile et plusieurs autres complications potentiellement sévères.

Ces renseignements choquèrent et effrayèrent Holly. Plus tard, au supermarché, elle rencontra une amie du secondaire perdue de vue depuis des années. Sans malice, celle-ci lui demanda : « Et le bébé, c'est pour quand ? » Brisée, Holly s'enfuit du magasin en pleurant.

À cet instant crucial, Holly eut un choix : rester prisonnière de la nourriture ou se libérer de son obsession et des effets inhibitifs de son comportement. Ayant eu la sagesse de choisir la seconde option, Holly se mit à changer son mode de vie. Fini de s'empiffrer quotidiennement sans réfléchir, fini de se vautrer dans le fauteuil inclinable, fini tout ça ! Plus jamais.

La journée même, Holly est allée marcher : elle voulut revenir après quelques pas hors de la maison, tellement elle avait du mal à respirer. À chacun de ses pas, ses cuisses frottaient l'une contre l'autre, irritant la peau et la laissant marbrée de plaques rouges. Le simple fait de bouger était douloureux.

Mais elle a persévéré et, ce jour-là, elle a fait le tour du pâté de maisons. Le lendemain, elle a marché un peu plus loin, et ainsi de suite chaque jour, malgré la lenteur de ses progrès et l'intensité de ses souffrances. Plus Holly marchait, moins la nourriture avait d'emprise sur elle. Elle s'est aussi mise à mieux manger, si bien qu'en moins d'un an, elle avait perdu 23 kg (50 lb). Ce résultat triomphal lui a donné l'élan nécessaire pour s'inscrire à un gym où elle a commencé à faire des poids et haltères. Au bout de deux ans, Holly en faisait trois fois par semaine, en plus de courir plusieurs fois par semaine. Durant la deuxième année, Holly a perdu encore 23 kg (50 lb), atteignant ainsi 52 kg (115 lb), le poids qu'elle s'était fixé.

Cette année-là, Holly est aussi tombée enceinte. L'accouchement s'est bien passé et elle a donné naissance à un beau garçon en santé. Le peu de poids pris durant sa grossesse a rapidement disparu, étant donné que son organisme était en forme et physiologiquement programmé pour garder un poids santé.

Un dernier détail à cette conclusion heureuse : Holly est devenue entraîneur au gym où elle avait commencé à faire de l'exercice. Elle aide maintenant les autres à atteindre un but a priori hors de portée, pourtant accessible quand l'effort de se dépasser est accompli chaque jour. Holly est une source d'inspiration pour nous tous, en particulier quand elle sort la photo de son « ancienne vie ».

Maintenant que vous connaissez son histoire, vous comprendrez qu'il y a peu de chances que vous arriviez à changer définitivement votre corps, votre poids, votre apparence ou vos états d'âme à moins de quitter votre douillette et de vous mettre à bouger ! Aussi, je vous en conjure : n'écartez pas l'exercice physique, ne refusez pas cet outil. Faites un effort.

ÉVALUATION DE VOS ACTIVITÉS PHYSIQUES

Faisons une pause et tentons maintenant d'évaluer l'intensité actuelle de votre activité physique. Le questionnaire qui suit vous demande d'estimer le plus justement possible la fréquence à laquelle vous vous adonnez à différentes activités. Vous utiliserez vos réponses pour vous hisser à un nouveau palier de forme physique, alors soyez scrupuleusement honnête !

SECTION A : ACTIVITÉS MODÉRÉES

Les activités « modérées » sont celles qui brûlent environ 200 calories l'heure. Les effets de ces activités pouvant être cumulés, vous pourrez, par exemple, faire des tâches ménagères pendant 20 minutes, trois fois par semaine, accumulant ainsi une heure d'activité physique qui a dépensé 200 calories. La preuve clinique tend à démontrer que des activités modérées, régulières et hebdomadaires contribuent au maintien du poids et protègent de la cardiopathie.

Pour évaluer votre degré d'activités modérées, cochez parmi les activités suivantes, celles que vous pratiquez chaque semaine.

1. Accumuler une heure d'exercice hebdomadaire en montant les escaliers plutôt que de prendre l'escalier mécanique ou l'as-censeur.

2. Garer votre voiture assez loin de votre destination pour aug-menter votre temps de marche à une heure par semaine.

3. Marcher pour le plaisir (non pour l'exercice) au moins une heure par semaine.

4. Accumuler une heure d'exercice hebdomadaire grâce à des acti-vités professionnelles modérées (ex. : approvisionner les étagères, déplacer du matériel, soulever des objets).

5. Accumuler une heure d'exercice hebdomadaire grâce à des activités modérées d'entretien extérieur (tondre le gazon autrement qu'avec un tracteur à gazon, creuser, etc.).

6. Accumuler une heure d'exercice hebdomadaire grâce à des tâches ménagères modérées (laver et balayer les planchers, laver les vitres).

SECTION A – RÉSULTAT :

Accordez-vous un point pour chaque activité cochée. Si vous avez obtenu 3 ou moins, votre degré d'activités modérées est très inférieur à la norme. Vous ne brûlez pas suffisamment d'énergie avec vos activités quotidiennes pour créer une différence significative dans votre état de santé. Si vous avez obtenu 4 ou plus, votre degré d'activités est bon et contribue en partie à l'efficacité de vos efforts pour perdre du poids.

SECTION B : ACTIVITÉS ÉNERGIQUES

Les activités « énergiques » sont celles qui brûlent 350 calories ou plus l'heure. Pratiquées au moins trois fois par semaine, elles favorisent la perte de poids et réduisent de beaucoup les risques de cardiopathie.

Pour évaluer votre degré d'activités énergiques, cochez parmi les activités suivantes, celles que vous pratiquez chaque semaine.

1. Marche rapide, jogging, course, vélo ou natation au moins deux à trois heures par semaine. (Incluez le temps passé à travailler avec des appareils d'exercice aérobique comme le tapis roulant et le vélo d'exercice.)

2. Suivre un cours d'aérobie au moins deux à trois heures par semaine.

3. Suivre un cours de callisthénie ou d'exercice en général au moins deux à trois heures par semaine.

4. Jouer des sports de raquette exigeants (simples de tennis, squash ou racquetball) au moins deux à trois heures par semaine.

5. Pratiquer des sports exigeants (basketball, volleyball, arts martiaux, ski, tourisme pédestre, etc.) au moins deux à trois heures par semaine.

6. Faire des poids et haltères au moins deux à trois heures par semaine.

SECTION B – RÉSULTAT :

Comme précédemment, accordez-vous un point pour chaque activité cochée. Si vous avez obtenu 0, de deux choses l'une : ou vous ne pratiquez aucune de ces activités, ou vous ne les pratiquez pas suffisamment longtemps pour qu'elles aient un effet sur votre poids et votre santé. Chaque activité cochée vous permet de brûler, environ, de 700 à 1 000 calories supplémentaires chaque semaine et peut-être davantage, selon l'intensité de votre effort. Si vous avez obtenu 1, ne doutez pas : vous êtes sur le bon chemin et vous brûlez assez de calories avec l'exercice pour déclencher les changements métaboliques qui favoriseront votre perte de poids. C'est encore mieux si vous avez obtenu 2 ou plus : vous pouvez perdre jusqu'à 250 grammes de gras par semaine, à condition de ne pas manger trop copieusement. Par ailleurs, la recherche a démontré que les personnes qui brûlent jusqu'à 2 000 calories par semaine diminuent de moitié le risque de cardiopathie. Si vous avez obtenu 3 ou plus, c'est parfait. Vos activités vous aident à brûler vos graisses à un rythme d'environ 1/2 kg (1 lb) par semaine.

INTERPRÉTATION D'ENSEMBLE :

La conclusion est simple : vous devriez pratiquer des activités modérées au moins trois à quatre heures par semaine, et des activités vigoureuses au moins deux à trois heures par semaine. C'est une exigence minimale. À moins de cela, vous n'êtes pas suffisamment actif. Vous devez intensifier votre degré d'activités et vous discipliner pour atteindre un point où votre corps sera en meilleure santé et en meilleure forme.

L'EXERCICE ET SES FABULEUSES RÉCOMPENSES

Le fait que le contrôle de votre poids vous ait échappé indique que vous souffrez depuis très longtemps d'un déséquilibre entre la quantité de nourriture que vous ingurgitez et la vitesse à laquelle vous brûlez cette nourriture en énergie. Vous mangez plus que votre corps n'en demande, aussi l'excédent est-il stocké sous forme de graisses, et résultat: vous engraissez. Diminuer votre apport en nourriture est essentiel, mais faire de l'exercice l'est tout autant pour aider votre organisme à recouvrer son équilibre énergétique. L'exercice brûle des calories; en fait, vous pouvez perdre 450 g (1 lb) de gras automatiquement en cinq à dix séances d'exercice, à condition de ne pas consommer de surplus calorique. L'exercice accélère le métabolisme, c'est-à-dire le processus physiologique qui convertit la nourriture en énergie; vous brûlez donc davantage de calories, même au repos.

Un autre élément joue ici un rôle important: les comportements alimentaires et les comportements touchant l'exercice sont extrêmement interactifs; le lien entre les deux est très fort. En faisant régulièrement de l'exercice, vous assistez à un curieux phénomène: pratiquement à votre insu, vous commencez à avoir moins envie d'abuser et de céder à la boulimie. Vos comportements alimentaires changent presque automatiquement, et vous en venez à faire automatiquement des choix santé. En fait, de nombreuses recherches ont démontré que les personnes qui font régulièrement de l'exercice tendent à manger naturellement plus de fruits et de légumes que les personnes inactives et téléphages. Personne ne comprend pourquoi, mais je suis certain que les effets persistants de l'exercice sont liés au sentiment de bien-être qui en découle. Vous vous sentez mieux, vous voulez donc manger mieux.

Nous devons parler davantage de cet apport positif parce qu'être plus actif vous permettra de gérer votre poids et veiller à votre santé d'une manière que vous n'auriez jamais cru possible. Consultez le tableau de la page 243 pour un exposé détaillé des avantages physiques et psychologiques de l'exercice. Pesez toutes ces informations. Qui voudrait passer à côté de tels résultats?

TABLEAU 6.
LES BÉNÉFICES DE L'EXERCICE PHYSIQUE

LES BÉNÉFICES DE L'EXERCICE PHYSIQUE	
Physiques	Réduction des graisses corporelles
	Accélération du métabolisme
	Meilleure proportion de la musculature
	Silhouette mieux proportionnée (femmes), plus découpée (hommes)
	Amélioration de l'apparence
	Facilité à maintenir votre poids
	Augmentation de la force et de l'endurance
	Énergie décuplée
	Meilleure mobilité, plus grande souplesse
	Protection contre l'ostéoporose et la perte de densité osseuse
	Immunité accrue, meilleure résistance aux maladies
	Meilleure forme cardiovasculaire
	Réduction des risques de diabète
	Réduction des risques de certains cancers
	Diminution du tabagisme, de la consommation d'alcool, des excès de table
	Amélioration de la vie sexuelle
	Ralentissement du processus de vieillissement
Psychologiques	Meilleure concentration, plus grande acuité mentale
	Soulagement de la tension, du stress et de l'anxiété
	Meilleure humeur, moins de dépression
	Amélioration de l'image corporelle
	Meilleure estime de soi
	Augmentation de la confiance en soi
	Sens plus aiguisé de l'autodiscipline

Ce que je souhaite, c'est que vous ayez envie, sur-le-champ, de matérialiser ces résultats dans votre vie. Quand vous vous y mettrez, quand vous ferez de l'exercice une habitude, votre santé physique et psychologique fonctionnera de manière entièrement nouvelle.

Pour l'instant, vous avez peut-être l'impression d'être au pied d'une montagne incroyablement escarpée, que vous devez escalader à mains nues, mais, si vous y allez un pas à la fois, les résultats vous donneront des ailes. Vous serez enchanté de ne plus avoir à travailler autant pour maigrir et rester mince. Vous serez conquis par votre image dans le miroir. Vous exulterez devant la force et l'énergie à votre disposition pour donner le meilleur de vous-même.

Il n'y aura jamais de meilleur moment que celui-ci pour décider de faire de l'exercice : plus d'excuses faciles, aucune raison de vous dire «C'est plus facile de ne pas en faire». Sachez que votre corps comprend 620 muscles qui travaillent en synchronie pour faire bouger les 206 os de votre squelette : il a donc été conçu pour l'activité. À moins que vous n'utilisiez vos muscles, votre corps va dégénérer comme une banane laissée trois jours sur le comptoir. Le vieux dicton selon lequel «Ce qui ne sert pas s'atrophie» s'avère pour tout ce qui concerne votre corps, en particulier vos muscles.

Comme je l'ai déjà mentionné plusieurs fois, en choisissant un comportement, vous en choisissez les conséquences. Tournez-vous résolument vers l'exercice pour bénéficier de ses conséquences extraordinairement puissantes. Pour créer un mode de vie actif, vous devez élever vos normes de rendement à un degré que vous n'avez encore jamais osé viser, et vous armer de détermination pour vous efforcer de les dépasser. À mesure que vous adoptez un mode de vie plus énergique, exigez ce qu'il y a de mieux de vous-même et pour vous-même.

ÉTAPES POUR ATTEINDRE LA MAÎTRISE CORPORELLE

J'ai travaillé avec des milliers d'obèses et j'ai noté que plusieurs n'aiment tout simplement pas faire d'exercice. En fait, vous vous reconnaîtrez probablement dans Sharon, une de mes ex-patientes, âgée de 45 ans : «Je déteste l'exercice. Je suis désolée, je n'ai pas le tempérament athlétique. Je n'aime pas suer. Je n'aime pas faire d'efforts. J'ai vraiment essayé. Je n'aime pas ça.»

Sharon peut servir de modèle idéal pour la définition de téléphage, mais elle est suffisamment honnête pour assumer ce qui lui déplaît, entre autres l'exercice physique. Je lui ai expliqué que, même si c'était le cas, elle devait s'y mettre. Je l'ai encouragée à prendre le taureau par les cornes et à ne pas céder à sa propension à l'inertie. Heureusement, Sharon a eu assez de maturité pour admettre qu'elle devait vraiment être plus active.

Pour la libérer de sa paresse physique autoproclamée, j'ai conçu un plan précis, infaillible, pour transformer radicalement autant son poids que son mode de vie. J'ai préparé un contrat avec elle, dans lequel elle s'engageait à faire de l'exercice au minimum trois fois par semaine pendant un mois. Et elle l'a fait. Elle a persévéré. À la fin du mois, un changement incroyable s'était déjà produit. Je me souviens bien de l'énergie et de l'enthousiasme de Sharon, assise dans mon bureau, les yeux brillants. Elle m'a avoué : « Je ne pensais jamais dire cela un jour, mais je commence à vraiment aimer l'exercice. C'est devenu partie intégrante de ma vie. Je suis fière d'avoir fait un changement aussi positif. »

Wow ! Avez-vous compris ? Ne laissez pas passer trop vite ce que vous venez de lire : Sharon, qui détestait l'exercice, en est venue à se discipliner suffisamment pour en faire régulièrement. Elle a remplacé son attitude butée – « Je n'aime pas ça/Je ne veux pas en faire ! » par une attitude d'ouverture – « Je peux le faire ! ». Comment y est-elle parvenue ?

Pour passer, comme Sharon, du point A – détester l'exercice – au point B – en faire un élément de votre mode de vie –, vous devez vous aussi faire quelques interactions, ou corrélations. En cours de route, le processus vous demandera peut-être de vous imposer de faire de l'exercice, de prendre le temps et de rassembler votre énergie pour y arriver. Vous devez le faire, et je vais vous montrer comment. Pour vous donner une idée du chemin à parcourir, voici comment faire ces corrélations :

Rendez l'exercice motivant en choisissant une ou des activités que vous aimez et que vous pouvez pratiquer avec talent et compétence.

Organisez votre environnement afin de favoriser la poursuite régulière de ces activités, sans interférence d'aucune sorte. Programmez-vous pour réussir à faire de l'exercice.

Graduez vos efforts de manière que votre organisme soit physiologiquement capable, et de perdre du poids et d'en contrer tout nouveau gain. Vous maximiserez ainsi votre perte de poids et votre capacité de maintenir un poids santé à vie par la suite.

Et le bouquet, le meilleur : en profitant des puissantes récompenses que je viens d'énumérer, votre poids restera stable à vie.

Faites ces corrélations! Pour plusieurs d'entre vous, c'est une question vitale. Votre mission consiste à renverser la vapeur, à vous détourner de votre mouvement négatif habituel et à prendre une direction positive. Pour réellement intégrer l'exercice à votre mode de vie, vous allez devoir réorganiser votre horaire et vos activités de telle sorte qu'il vous soit impossible d'échouer. Une des fameuses signatures de Nike résume à merveille ce que je veux vous faire comprendre : «Fais-le!» J'ajouterais : encore, et encore, et encore. Alors maintenant, allons-y. Si vous êtes prêt, passons à l'attaque!

PREMIÈRE ÉTAPE : FAITES QUELQUE CHOSE DE MOTIVANT

Si vous voulez que l'exercice physique devienne un élément incontournable de votre vie, vous devez choisir une ou des activités qui ont une *valeur de renforcement*. En résumé, cela signifie que vous continuerez à les faire parce que vous aimez les pratiquer, qu'elles s'intègrent agréablement à votre horaire et que vous en retirez des gains extrêmement positifs, autant à court qu'à long terme. Quand on pratique une activité qu'on aime, tout est plus facile. Le fait d'aimer l'activité et d'en retirer des gains positifs sert d'incitatif pour la pratiquer.

La première interaction déterminante du processus qui fera de vous un adepte convaincu de l'exercice consiste donc à trouver une activité qui vous intéresse. Vous pourrez avoir à expérimenter, à essayer un certain nombre d'activités différentes avant de trouver celle qui vous convient. N'abandonnez pas, ne jetez surtout pas l'éponge. Trouvez quelque chose que vous aimez et voudrez continuer votre vie durant.

Vous devez être adapté à la forme d'exercice que vous envisagez de pratiquer, en posséder la capacité physique et avoir une coordination suffisante, ou être persuadé de pouvoir les développer. Il faut aussi que vous vous sentiez un degré raisonnable de talent et de compétence pour pouvoir y obtenir des résultats positifs. En langage psy, on parle de *connaissance de ses propres capacités* : elle détermine si vous adopterez un nouveau comportement, la quantité d'efforts que vous déploierez, et dans quelle mesure vous persévérerez, confronté à des difficultés et des obstacles. Bref, la connaissance de ses propres capacités décrit un état d'esprit volontaire. Plus vous connaîtrez vos capacités par rapport à l'exercice choisi, plus vous serez enclin à persévérer et à en faire un élément permanent de votre vie.

En réfléchissant à la forme d'exercice que vous voulez faire, prenez aussi en compte vos capacités physiques. Si vous ne pouvez pas pratiquer un exercice en raison de vos limites physiques, vous ne pourrez pas connaître vos capacités ; n'envisagez donc même pas que cette activité soit viable. Je vous donne un exemple : je n'ai aucun équilibre. Si j'essaie de me tenir sur une jambe, je tombe comme un arbre qu'on abat. Il est donc hors de question que je pratique des activités comme le ski ou le patin à roues alignées, ou une activité qui exige de l'équilibre.

La connaissance de ses propres capacités ne s'acquiert pas automatiquement ; elle se bâtit avec le temps et la pratique. Imaginons que vous décidiez que le jogging vous intéresse. Au début, l'idée de courir 30 minutes par jour vous semble impossible : vous voulez abandonner avant d'avoir mis le pied sur la piste. Divisez plutôt votre entraînement en séquences plus courtes : au début, courez 10 minutes par jour, puis 15, puis 20. Vous courrez bientôt 30 minutes ou plus par jour, avec assez d'enthousiasme et de capacité pour penser à peut-être vous inscrire à un marathon.

Réfléchissez bien à ce qui vous convient. Vous aimez les sports de compétition et d'équipe ? Vous serez peut-être attiré par :

- Tout sport d'équipe tel le basketball ou le volleyball, où vous êtes constamment en mouvement
- Tennis
- Racquetball
- Handball

- Golf (en tirant vous-même le chariot)
- Arts martiaux
- Sports d'endurance comme la course à pied, ou de compétition comme le marathon ou le triathlon

Vous aimez plutôt faire de l'exercice seul et vous voulez suivre un programme avec des exercices précis et des buts mesurables. Tournez-vous alors vers ces options :

- Musculation
- Appareils d'exercice (tapis roulant, simulateur d'escalier, vélo d'exercice, etc.)
- Marche
- Jogging
- Course à pied
- Natation
- Randonnée pédestre
- Vélo
- Exercice à la maison

Vous aimez le travail en groupe et fréquentez particulièrement les cours d'exercice et les installations où il y a beaucoup de gens. Par ailleurs, vous aimez travailler avec un partenaire. Les possibilités qui s'offrent à vous incluent :

- Tout type de cours de groupe (ex. : aérobie)
- Musculation en compagnie d'un partenaire
- Activités d'endurance (ex. : clubs de vélo ou de course à pied)

Vous préférez peut-être les activités qui ne génèrent pas d'impact physique important, mais qui privilégient la souplesse et sont pratiquées dans une atmosphère favorisant le calme intérieur. Si vous souffrez de limitations physiques ou médicales et que vous avez besoin d'une forme plus douce d'exercice, ce type d'activités pourra s'avérer approprié. Pensez alors au :

- Yoga
- Pilates

- Tai chi

- Étirements

Après avoir réfléchi à toutes ces options, vous aurez peut-être découvert qu'un certain nombre d'activités vous intéressent : autant les sports et les cours de groupe que les formations individuelles, tels les poids et haltères. C'est très bien : vous pourrez ainsi varier vos activités, changer le rythme et éviter l'ennui.

Conclusion : choisissez des activités qui vous attirent et que vous vous croyez capable de pratiquer avec un degré raisonnable d'habileté. Ensuite, soyez indulgent envers vous-même et ayez la patience d'acquérir de la maîtrise. Conjugué à vos résultats, constater que vous devenez meilleur renforcera votre comportement positif. L'étape suivante dans le processus d'interaction consiste à programmer votre mode de vie de manière qu'il vous soit impossible de ne pas faire d'exercice.

DEUXIÈME ÉTAPE : PROGRAMMEZ UN MODE DE VIE ACTIF

Pour persévérer dans l'exercice, vous avez généralement tendance à vous fier à votre volonté comme vous le faites pour d'autres aspects concernant votre santé. Comme je l'ai mentionné plusieurs fois déjà, la volonté est un combustible émotionnel volatile qui s'épuise et vous laisse en plan. Lisez ceci et dites-moi que ce n'est pas ce que vous faites, dans le détail : le 1er janvier, vous enfilez un survêtement ou un léotard (d'ailleurs presque neuf) et vous sortez courir, soulever des poids, ou suer pendant quelques cours d'exercice mais, le 31 janvier, votre volonté s'est déjà émoussée et vous avez réintégré vos fonctions de téléphage chronique.

Le rituel est familier, et vous ne comptez plus le nombre de fois où vous l'avez accompli. Admettez-le : la pression est terrible et vous vous sentez tiraillé en tous sens. Toute cette énergie émotionnelle que vous dépensez ne fait qu'ajouter à vos difficultés. Elle vous consume, littéralement. En essayant de changer par la seule force de votre volonté, vous êtes certain d'échouer. Bien sûr, vous devez être « volontaire », mais le succès à long terme ne se fera pas sous la contrainte ; il se produira si vous vous programmez à faire mieux, et si vous conditionnez votre environnement à mieux vous soutenir. Voici comment vous allez arriver à ce que vous voulez réellement.

Pour programmer un mode de vie actif, vous devez intégrer l'exercice physique à votre vie quotidienne de manière à causer un minimum de changements ou de bouleversements à votre routine. Vous allez organiser votre vie pour que l'exercice fasse partie de vos habitudes au même titre que vous laver les dents.

Cela dit, je suis très conscient que le manque de temps représente la principale excuse invoquée pour ne pas faire d'exercice. Si c'est votre cas, j'ai une question : « Avez-vous le temps de *ne pas* faire d'exercice ? » Dans les faits, en ne pratiquant aucune forme d'activité physique, vous déclarez que vous avez le temps de rester obèse et aussi le temps, dans un avenir pas si lointain, de souffrir d'une liste grandissante de maladies débilitantes et mortelles que l'on sait prévenues par l'exercice. Vous n'avez pas le temps de faire de l'exercice ? Demandez-vous si vous avez du temps pour la cardiopathie, l'infarctus, le cancer et le diabète. Si vous ne faites pas d'exercice avec une certaine régularité, vous prenez la décision de compromettre votre qualité de vie, aujourd'hui et dans l'avenir.

Chaque fois que j'entends cette excuse éculée, je pense à Anna, une vieille amie de la famille. Mère de quatre enfants turbulents d'âge scolaire, Anna mène le genre de vie frénétique et trépidante que beaucoup d'entre nous considérons comme normal. À telle heure, c'est la réunion parents/professeurs, ensuite la partie de baseball, puis le comité bénévole à l'église. Et ainsi de suite, jour après jour, semaine après semaine.

Vous penserez donc que, n'ayant pas une minute à elle, Anna ne fait pas d'exercice. Faux.

Anna fait de l'exercice régulièrement et ce, depuis des années. Son secret ?

Elle utilise le temps qu'elle a déjà. Même si, apparemment, il n'y en a plus de disponible, elle en trouve en aménageant son emploi du temps de façon rigoureuse.

Au début de chaque semaine, Anna vérifie sur le calendrier les engagements de ses enfants, toujours prioritaires. Une fois qu'ils sont définis, Anna planifie les moments où elle peut aller au gym, en utilisant les plages horaires qui sont libres. Simple question de planification.

Au lieu de considérer l'exercice physique comme une corvée qu'elle est impatiente de terminer, Anna en fait une partie intégrante de son quotidien. L'exercice ne la sépare pas de sa famille; au contraire, il améliore leur vie à tous. L'état d'esprit d'Anna est meilleur et elle se sent bien dans sa peau, ce qui améliore son état général et nourrit émotionnellement les membres de sa famille.

Alors, entendons-nous dès maintenant: vous allez planifier des séances d'exercice à des moments précis de la semaine. Ensuite, vous allez réserver ces périodes, comme vous le faites pour toute autre activité quotidienne importante. Vous n'envisageriez pas d'aller travailler sans vous être d'abord habillé, arrangé et coiffé. Vous ne diriez jamais : « Je n'ai pas le temps de faire ma mise en plis, je vais donc porter des bigoudis chauffants au travail » ou « Je n'ai pas le temps d'enfiler un habit, je vais aller au bureau en pyjama ».

Planifier des séances et respecter votre horaire : deux éléments essentiels pour perdre du poids et gérer votre vie de façon enrichissante. Peu importe la frénésie de votre existence et la démence de votre horaire, vous pouvez prendre le temps, même si, pour cela, vous vous servez d'une vidéo d'exercice pendant que les enfants font leur sieste ou sont occupés de toute autre façon. Bref : aucune excuse ! Ce qui compte pour réussir, c'est de trouver le temps et de prendre le temps.

Votre décision de faire de l'exercice doit avoir une importance telle que vous ferez en sorte de bloquer plusieurs plages dans votre horaire hebdomadaire et ce, chaque semaine. Voilà précisément ce que je vous demande de faire : prenez votre calendrier, votre agenda ou ce que vous utilisez pour noter vos rendez-vous, et écrivez au stylo vos périodes d'exercice, même s'il ne s'agit au début que d'une promenade de vingt minutes, trois fois par semaine. Ma consigne est la suivante : respectez ces engagements comme s'il s'agissait d'un rendez-vous chez le coiffeur, le médecin ou le dentiste. Rien, absolument rien, ne doit vous en détourner.

Au début, faire de l'exercice pourra s'avérer douloureux et incommodant, mais ces sensations désagréables s'effaceront à mesure que votre cerveau les diluera en sécrétant des endorphines, ces messagers chimiques des sensations agréables. Plus vous ferez d'exercice, plus ces sensations agréables s'intensifieront. Au départ, vous n'aimerez peut-être pas bouger. Persévérez : avant longtemps, l'exercice deviendra une habitude régulière plutôt que l'exception à votre routine. Souvenez-vous que votre poids et votre état de santé général sont nourris, positivement ou négativement, par votre mode de vie et votre environnement. La création d'un environnement favorisant l'activité physique est essentielle pour continuer de vivifier le mouvement positif qui vous habite.

Planifier des périodes d'exercice est un outil de programmation vital ; il assure votre réussite parce qu'il vous donne un cadre qui vous évite de vous fier à vos propres méthodes d'essais et erreurs. Un bon programme d'exercice doit comprendre des séances fixes, et être suffisamment structuré pour vous soutenir et vous garder en mouvement dans les moments où vous n'avez pas envie de bouger. Vous ne pouvez pas *ne pas* le faire : c'est à l'horaire. Intégrer des séances d'exercice à l'horaire hebdomadaire développe l'autodiscipline, un outil important dans le processus de contrôle du poids.

Vous pouvez programmer autrement votre réussite. Tenez un journal d'exercice où vous rapporterez vos succès – le nombre de kilomètres de marche ou de course, les poids levés, les classes suivies et le nombre de séances d'activités sportives par semaine. La tenue honnête d'un registre fournit une rétroaction précieuse : elle vous garde concentré, au fait de votre progression, et vous indique noir sur blanc l'importance de vos progrès dans votre programme de mise en forme. J'ai conçu, pour vous aider, un journal d'exercice que vous trouverez à l'annexe C : adaptez-le ou modifiez-le pour répondre à vos besoins. Des lignes directrices pour favoriser le succès sont aussi présentées en fin de chapitre.

Il faut aussi programmer votre environnement pour qu'il soutienne vos objectifs. Le meilleur exemple que je puisse donner est celui de Jacob, un de mes ex-patients. Quand je l'ai rencontré, Jacob détestait l'exercice, le considérant comme une corvée à remettre aux calendes grecques. Pour lui faciliter la tâche de se motiver, nous avons convenu qu'il sortirait ses vêtements d'exercice avant d'aller au lit. Dès son réveil, Jacob devait les enfiler et sortir marcher 30 minutes. Ses vêtements lui rappelant constamment de persévérer, il s'est exécuté sans faillir et, avant longtemps, il se sentait en mesure de poursuivre ce programme d'exercice quotidien à vie.

De la même manière, Katrina a radicalement changé sa vie en gardant ses vêtements de sport dans sa voiture, et en passant chaque jour devant un centre de santé après le travail. Cet horaire lui convenait : elle s'arrêtait faire de l'exercice avant de rentrer à la maison. Désormais, elle manque rarement une séance, puisque la stratégie de sa programmation s'intègre à une vie active et énergique.

Il y a aussi Ted qui a joint un groupe de marche. Tous les midis, à l'heure du lunch, Ted et plusieurs de ses collègues enfilent leurs chaussures de marche et font de la marche rapide à l'usine où ils travaillent.

Chacune de ces personnes a ajusté son mode de vie de manière à se donner du temps pour faire de l'exercice, et à rendre sa pratique plus facile. Elles ont rendu leur environnement « convivial à l'exercice ». Vous pouvez faire la même chose : placez des rappels ou des déclencheurs dans votre environnement ; laissez vos vêtements d'exercice à la vue, installez un tapis roulant à côté de votre bureau, retournez à la maison en passant par le gym, peu importe ! Organisez-vous pour n'avoir à faire qu'un petit geste pour vous y mettre.

TROISIÈME ÉTAPE : SOYEZ CONSÉQUENT AU SUJET DE VOTRE COMPORTEMENT EN MATIÈRE D'EXERCICE

Cette étape reconnaît qu'il faut souvent faire appel à la *gestion prévisionnelle* pour étayer et renforcer un comportement productif mais *a priori* inintéressant comme l'exercice. La gestion prévisionnelle consiste à décider au préalable de la récompense qui suivra un comportement précis. Elle se fonde sur une prémisse comportementale qui veut que les gens pratiquent des activités peu agréables si elles leur permettent d'accéder à des activités qui le sont davantage.

Pour illustrer ce concept en termes simples, j'utiliserai un exemple connu de tous les parents : votre enfant a des devoirs à faire et, comme d'habitude, il refuse de s'exécuter. Vous lui dites donc : « C'est ton émission favorite ce soir ; si tu fais tes devoirs, tu pourras la regarder. » En essence, vous avez subordonné le fait de regarder la télé à celui de faire ses devoirs. Pour votre enfant, regarder la télé sert alors d'incitatif. S'il ne fait pas ses devoirs, il en subira les conséquences: pas de télé.

En utilisant la gestion prévisionnelle (je parie que vous n'aviez pas réalisé à quel point vous étiez fin psychologue!), vous décidez des conséquences des actions de votre enfant. Vous créez une équivalence, vous associez deux activités: l'une moins désirable (faire ses devoirs) et son pendant, qui sert de récompense (regarder la télé). Chaque possibilité – accomplir l'activité peu agréable ou refuser – comporte une conséquence. Je suis certain que vos parents et vos grands-parents se sont servis de la même technique pour vous faire manger avant de vous laisser aller jouer. La beauté de la gestion prévisionnelle est la suivante: elle modifie positivement la fréquence d'un comportement en en changeant les conséquences.

Dans ma pratique professionnelle avec les obèses chroniques, j'ai maintes et maintes fois utilisé la gestion prévisionnelle, en particulier pour les motiver à adopter un programme d'exercice que j'avais conçu à leur intention: je décidais des conséquences de leur implication en me servant de quelque chose qui leur tenait à cœur, par exemple l'apparence vestimentaire. Je travaillais entre autres avec un groupe d'hommes qui n'avaient jamais fait d'autre exercice que de porter la fourchette à la bouche au moment des repas. Des cas désespérés! Au Texas, on compare de telles personnes à des ampoules aux mains: elles n'apparaissent qu'une fois le travail terminé. Vous voyez ce que je veux dire?

Voici ce que j'ai fait: je leur ai donné comme consigne de faire nettoyer, amidonner, presser et plier leurs chemises de travail et de les ranger dans un casier au centre sportif local plutôt qu'à la maison. Pour pouvoir enfiler une chemise – obligatoire pour aller travailler – ces messieurs devaient donc se rendre au gym. Une fois là, nous avions convenu qu'ils devaient faire de l'exercice. S'habiller pour aller travailler était maintenant subordonné au fait de se rendre au centre sportif pour faire de l'exercice. Autrement dit, le message était le suivant: à moins de faire de l'exercice au gym (action), vous ne pourrez pas vous habiller pour aller travailler (conséquence). J'ai assigné une conséquence à leurs actions, ce qui a créé une différence majeure dans leur comportement. Ces hommes – de véritables *pares-*

seux – sont passés de téléphages confirmés à sportifs engagés, améliorant du même coup leur vie et leur santé.

Décidez donc des conséquences de votre comportement en matière d'exercice. De quoi avez-vous besoin ? Quel type de gestion prévisionnelle sera la plus efficace dans votre cas ? Ne vous y trompez pas : aucune forme n'est insignifiante. Le secret consiste à utiliser quelque chose de déterminant qui vous motivera à poursuivre les changements dans votre comportement. Établissez plusieurs types de contingences pour vous programmer et changer votre comportement. Par exemple : si vous ne faites pas d'exercice le matin, vous ne vous peignez pas ; ou vous ne vous maquillez pas ; ou vous ne prenez pas de douche. Nulle contingence n'est trop dérisoire pour ne pas être envisagée.

Faisons une pause : je parie que vous pensez pouvoir « tricher » et ne pas suivre vos contingences jusqu'au bout. Vous vous dites que vous pourrez vous donner une excuse ou deux pour vous laisser aller. Peut-être déciderez-vous de vous en sortir, de vous rendre illico, d'agiter le drapeau blanc. C'est votre choix. Sachez que, si vous le faites, vous vous privez de la chance de perdre du poids, d'être en santé et bien dans votre peau. Lisez ce qui suit comme si je m'adressais directement à vous : pour arriver à stabiliser efficacement votre poids, vous devez vous demander davantage d'intégrité, d'honnêteté et de maturité. Ayez le courage de vous dire : « Je suis suffisamment sérieux et honnête pour ne pas me jouer ce genre de subterfuges. » Oui, vos défis sont importants mais, quand vous vous serez engagé à démontrer encore plus d'intégrité et de maturité, le respect de vos propres contingences deviendra une question de principe.

QUATRIÈME ÉTAPE : SUIVEZ VOS PROGRÈS

Quand il s'agit de faire de l'exercice, certains donnent l'impression de traîner un boulet. Avec ce genre d'attitude, les choses n'avancent pas. Pour faire progresser votre programme d'exercice, vous devez pouvoir mesurer vos progrès. Il vous faut un moyen de vérifier si vous travaillez à une intensité suffisante pour vous faire maigrir comme vous le souhaitez.

Dans le cadre des programmes d'exercices aérobiques, on utilise un moniteur de fréquence cardiaque pour mesurer ses progrès. Personnellement, je trouve que c'est un excellent outil pour suivre mes efforts. Quand je ne l'utilise pas, j'ai l'impression d'être au neutre ; je ne travaille pas suffisamment pour que mon rythme cardiaque augmente à une fréquence efficace. Mais quand je m'en sers, j'essaie d'atteindre la limite supérieure de la fourchette de rythme cardiaque considéré comme normal pour mon âge. Un moniteur de fréquence cardiaque responsabilise.

Ces petits instruments abordables coûtent en général moins de 100 dollars ; vous pouvez les porter comme une montre bracelet et, dans certains cas, transférer vos résultats dans votre ordinateur pour suivre vos progrès chronologiques.

Pour calculer votre fourchette de fréquence cardiaque, vous devez soustraire votre âge de 220. Le résultat représente votre fréquence cardiaque maximale (FCM), difficile à atteindre et à maintenir à moins d'être un athlète de calibre olympique en pleine compétition. Maintenez votre pouls à un rythme oscillant entre 50 et 75 pour cent de votre FCM. Aller jusqu'à 60 pour cent constitue un but raisonnable et donne un bon entraînement. Quand vous atteignez 75 pour cent plusieurs fois par semaine, vous êtes dans une forme optimale. Si votre pourcentage est inférieur à 50, vous vous la coulez douce et feriez mieux d'utiliser un calendrier pour vous chronométrer. Le tableau n° 7 ci-contre indique la fourchette inférieure et supérieure de la fréquence cardiaque à cibler selon l'âge.

Déterminez votre FCM et portez votre moniteur de fréquence cardiaque quand vous faites de l'exercice. Après vous être échauffé, efforcez-vous de garder votre pouls dans la fourchette ciblée.

TABLEAU 7. FRÉQUENCES CARDIAQUES À VISER PENDANT L'EXERCICE

Âge	Fourchette de fréquence cardiaque en battements par minute (50 à 75 pour cent du maximum)	Fréquence cardiaque maximale
20	100-150	200
25	98-146	195
30	95-142	190
35	93-139	185
40	90-135	180
45	88-131	175
50	85-128	170
55	83-124	165
60	80-120	160
65	78-116	155
70	75-113	150
75	73-109	145
80	70-105	140

Si vous n'utilisez pas de moniteur de fréquence cardiaque, vérifiez votre pouls en posant deux doigts sur votre poignet (sur le côté de votre pouce) ou votre carotide (ne pressez pas trop fort). Comptez les pulsations pendant 10 secondes et multipliez le nombre par six.

CINQUIÈME ÉTAPE : MAXIMISEZ VOTRE PERTE DE POIDS

Ma famille est membre d'un gym où on voit une certaine scène se répéter fréquemment : ornées de bijoux, coiffées à la perfection, vêtues d'ensembles parfaitement assortis, plusieurs femmes se rassemblent dans la salle d'exercice. Elles échangent des potins pendant quarante minutes, font quelques minutes de tapis roulant, lèvent un ou deux poids et reprennent leur conversation à bâtons rompus. En deux heures, elles accumulent moins de cinq minutes d'exercice et je n'en ai jamais vue une transpirer. Leurs homologues masculins viennent faire un tour après le travail, enfilent leur survêtement, grimpent sur un vélo d'exercice et se plongent dans la section affaires du journal en pédalant à une allure de tortue. Un seul regard suffit pour comprendre que ces gens ne sont pas en train de faire de l'exercice!

Voici ce que je veux vous faire comprendre: après avoir donné un élan positif à la pratique d'une forme d'exercice que vous aimez et avoir programmé votre environnement de manière à persévérer, vous devez graduellement augmenter l'intensité de vos efforts pour rendre votre pratique significative en termes de perte de poids et de mise en forme. Les physiologistes de l'exercice recommandent généralement aux personnes grosses ou obèses d'augmenter graduellement leur temps d'exercice à cinq heures par semaine.

Pour y arriver, ne vous contentez pas de faire semblant: investissez-vous dans ce que vous faites. Si vous prenez deux cours de yoga hebdomadaires, intensifiez vos efforts en y allant trois ou quatre fois par semaine. Si vous faites deux fois le tour du pâté de maisons, allongez votre promenade à cinq tours. Si vous marchez sans difficulté, accélérez et mettez-vous au jogging. Si vous faites de l'aérobie avec un simulateur d'escalier au gym, ajoutez un volet renforcement musculaire à votre programme, par exemple des poids et haltères.

Pour faire fondre vos graisses encore davantage avec l'aérobie, entraînez-vous par petites pointes: cinq à dix minutes d'une activité qui accélère le rythme cardiaque, puis cinq minutes d'une activité qui le ralentit. Un exemple: dix minutes de jogging suivies de cinq minutes de marche, et ainsi de suite pendant quarante-cinq à soixante minutes d'activité aérobique. La recherche a prouvé que cette méthode exerce un effet incroyable sur la perte de poids.

Par contre, je ne vous demande pas de vous entraîner jusqu'à suer des litres d'eau ni à vous pousser jusqu'à en avoir le visage bleu. C'est peut-être ainsi quand on a pratiqué l'exercice toute sa vie et qu'on n'a jamais eu à lutter contre l'obésité, mais ce n'est pas votre cas, surtout si vous n'avez pas fait d'exercice depuis longtemps. En fait, si vous tombez dans l'exercice à pieds joints, vous courez le risque de vous blesser.

Je vous suggère plutôt d'adopter une approche graduelle, d'en faire chaque jour un peu plus, et de poser délibérément les gestes qu'il faut pour atteindre vos buts. En cet instant même, vous êtes peut-être en train de rationaliser, de vous dire que c'est impossible, que vous êtes incapable de vous pousser autant, que vous ne l'avez jamais fait. Ne laissez pas votre résistance saper votre bonne volonté. Vous pouvez le faire. Le fait est que vous ne l'avez pas *encore* fait, mais ouvrez-vous à la possibilité d'y arriver.

En travaillant à vous dépasser, vous atteignez une forme physique éclatante et vous vous sentez mieux que jamais. Ne vous méprenez pas : je ne vous demande pas de vous entraîner pour le marathon. Il y a effort intense quand la marche, le jogging ou la course à pied sont assez vigoureux pour accélérer la respiration sans empêcher la conversation. Votre fréquence cardiaque est alors idéale pour l'entraînement cardiovasculaire et la fonte des graisses. En pratiquant l'aérobie à ce niveau, vous brûlerez davantage de calories et renforcerez votre muscle cardiaque qui battra plus lentement tout en pompant plus de sang.

Pour intensifier la combustion des graisses, je vous recommande également d'ajouter à votre programme d'exercice une forme d'activité de renforcement, comme les poids et haltères, au moins deux ou trois fois par semaine. Je vais m'étendre sur le sujet puisque c'est un élément très important en ce qui concerne le maintien d'un poids santé.

Les poids et haltères constituent un excellent moyen de faire fondre vos graisses rapidement. Bien sûr, les activités aérobiques – marche ou natation – et d'assouplissement – étirements ou yoga – sont importantes et votre programme doit en inclure, mais, dans le cas des poids et haltères, les avantages sont uniques. Ils permettent de brûler les graisses et de maigrir tout en préservant la masse musculaire (avec les poids et haltères, les graisses comptent pour presque tout le poids perdu). Ils renforcent également les muscles, les articulations et les os. Ils font diminuer le taux d'insuline de manière à améliorer l'équilibre hormonal, facilitant ainsi le maintien d'un poids santé. En fait, plusieurs études récentes affirment que cette forme d'exercice est remarquablement efficace pour maintenir un poids santé à long terme et qu'en ce sens, elle vaut d'être intégrée au mode de vie.

Faire des poids et haltères accélère durablement le métabolisme : vous brûlez davantage de calories, même au repos. Chaque gramme de muscles qui s'ajoute à votre silhouette est un incinérateur à graisses; vous pouvez donc manger raisonnablement sans vous soucier d'engraisser. Une fois que vous avez atteint le poids que vous vous êtes fixé, votre nouvelle musculature garde votre métabolisme au meilleur de sa forme. Tant et aussi longtemps que vous continuez à lever des poids, vous n'avez pas à craindre de reprendre le poids perdu. Vous n'avez pas non plus à vous restreindre autant sur le plan alimentaire, étant donné la vitesse à laquelle votre musculature brûle les calories.

Au fur et à mesure de votre entraînement, vous verrez votre corps se transformer. Vous serez ravi de votre apparence, meilleure que vous n'auriez osé espérer. Évanouies les poignées d'amour, fini le bourrelet à la taille, envolées les hanches et les cuisses adipeuses! À la place, une taille bien marquée, des fesses fermes, des jambes que vous ne voudrez plus cacher sous des vêtements amples, bref, un corps d'apparence plus jeune et un métabolisme lui-même rajeuni. Vous n'aurez jamais eu plus belle allure. Vous vous sentirez au summum de votre forme.

Mesdames, je vous entends penser: «C'est bien beau, mais il n'est pas question que je lève des poids. Je suis déjà assez enveloppée, je n'ai pas l'intention de ressembler à l'incroyable Hulk!»

Attention! Alerte rouge! Cette façon de penser est aussi dépassée qu'elle est fautive. Comme vous êtes une femme, votre profil hormonal (principalement l'absence d'hormones masculines) vous empêchera de devenir un amas de muscles, peu importe l'intensité de vos séances d'exercice. Quand vous faites des poids et haltères, c'est un peu comme si vous preniez un burin pour sculpter votre corps. Un coup ici pour gommer la gélatine des cuisses, un autre là pour éliminer l'excédent de fesses. Vous découvrez que les muscles de vos bras présentent une harmonie de formes inconnue. Tout votre corps devient ferme, mince et mieux proportionné. Vous vous sentez tellement bien dans votre peau et vous êtes tellement fier de vous que vous décidez que les carrés au chocolat, les chips et la pizza ne font tout simplement plus le poids.

Que vous soyez un homme ou une femme, vous maintiendrez beaucoup plus facilement la stabilité de votre poids si vous faites des poids et haltères un élément de votre programme d'exercice. Si vous débutez, vous devez comprendre et suivre quelques lignes directrices :

- Apprenez la technique d'une personne qualifiée qui pourra vous montrer, outre les techniques de levage, l'utilisation correcte des haltères, des barres à disques et des appareils d'exercice. Choisissez de préférence un entraîneur diplômé qui a de l'expérience avec cette forme d'exercice. La plupart des gyms et des centres de santé en ont un dans leur équipe et leurs services sont généralement gratuits.

- Commencez votre séance par une période d'échauffement en pratiquant pendant cinq à dix minutes une activité aérobique douce : tapis roulant, vélo d'exercice ou quelques tours de piste.

- Commencez avec des poids légers, que vous pouvez facilement lever une douzaine de fois sans forcer. Vous renforcerez ainsi vos muscles et en améliorerez le tonus, tout en assouplissant vos tendons, vos ligaments et les tissus conjonctifs entourant vos articulations. Ajoutez de 500 g à 1 kg (de 1 à 2 lb) lors de la séance suivante.

- Ciblez tous les groupes musculaires à chaque séance : jambes, abdominaux, thorax, épaules, dos et bras. Vous avez besoin de six à dix exercices différents pour travailler l'ensemble de votre corps. Répétez chaque exercice deux ou trois fois (un exercice comptant entre huit et dix répétitions du même mouvement). Votre séance peut durer seulement trente minutes. Répétez-la deux ou trois fois par semaine ; laissez passer une journée entre chaque séance pour laisser à vos muscles le temps de récupérer.

CONSEILS AUX DÉBUTANTS

Si vous émergez d'un coma larvaire et que vous n'avez jamais fait d'exercice régulier, ou du moins pas depuis un moment, entrez dans la danse doucement et graduellement. Il vous faut bâtir votre succès un pas à la fois. Je vous propose donc un programme pour vous mettre en mouvement, avec des buts hebdomadaires qui orchestreront votre succès.

Confiez à votre médecin traitant votre intention de commencer un programme d'exercice et obtenez son approbation. C'est primordial, en particulier si vous souffrez de problèmes de santé chroniques tels la cardiopathie ou le diabète. Si vous êtes un homme de plus de quarante ans ou une femme de plus de cinquante ans, et que vous voulez commencer à faire de l'exercice, parlez-en à votre médecin pour écarter tout risque de problème de santé. Votre médecin vous félicitera certainement de votre décision, étant donné que, pour la plupart des gens, l'exercice constitue une forme précieuse de médecine préventive quotidienne.

En conclusion, je veux que vous compreniez bien où je veux en venir: plus vous serez actif, meilleurs seront vos résultats. Si vous repoussez le moment de vous y mettre, laissez-moi simplement vous rappeler que le compte à rebours est commencé. Restez inactif, et vous continuerez à gaspiller des jours, des semaines, des mois et des années qui auraient certainement pu être mémorables et riches de sens. Commencez à bouger tout de suite et, en moins de dix minutes, vous vous sentirez mieux. Vous aurez plus d'énergie, votre état d'esprit sera meilleur et vous aurez davantage confiance en l'avenir. Il vous suffit d'agir. Dans le cas contraire, il deviendra de plus en plus facile de stagner et de végéter. Arrêtez de justifier votre inertie. Cessez de fuir les défis du changement. Pour transformer une existence inactive en vie active, il faut de l'énergie et de la détermination mais, que la tâche soit facile ou non, vous savez que vous devez le faire. Votre poids, votre santé et votre vie sont en jeu.

TABLEAU 8. PROGRAMME D'EXERCICE POUR DÉBUTANTS

PROGRAMME D'EXERCICE DE HUIT SEMAINES POUR DÉBUTANTS	
But de la première semaine	2 séances de 20 minutes chacune de marche rapide ou d'une autre activité aérobique ; 1 séance de poids et haltères
But de la deuxième semaine	3 séances de 20 à 30 minutes chacune de marche rapide ou d'une autre activité aérobique ; 2 séances de poids et haltères
But de la troisième semaine	4 séances de 30 minutes chacune de marche rapide ou d'une autre activité aérobique ; 2 séances de poids et haltères
But de la quatrième semaine	4 séances de 30 minutes chacune de marche rapide ou d'une autre activité aérobique ; 3 séances de poids et haltères
But de la cinquième semaine	5 séances de 30 minutes chacune de marche rapide ou d'une autre activité aérobique ; 3 séances de poids et haltères
But de la sixième semaine	5 séances de 30 à 45 minutes chacune de marche rapide ou d'une autre activité aérobique ; 3 séances de poids et haltères
But de la septième semaine	6 séances de 30 à 45 minutes chacune de marche rapide ou d'une autre activité aérobique ; 3 séances de poids et haltères
But de la huitième semaine	6 séances de 45 à 60 minutes chacune de marche rapide ou d'une autre activité aérobique ; 3 séances de poids et haltères

EXERCICE PHYSIQUE :
LES ÉLÉMENTS DE VOTRE SUCCÈS

- Portez des chaussures avec un support adéquat. Je veux parler d'une bonne paire de chaussures de sport ou de course, conçus pour un type d'exercice précis. Elles permettent de mieux maîtriser le mouvement tout en vous coussinant de l'impact au sol. Vos vieilles savates pour tondre le gazon et jardiner ne sont pas à la hauteur ; en les portant, vous ouvrez la porte aux problèmes de chevilles, de genoux et d'articulations.

- Habillez-vous convenablement ; portez des vêtements qui respirent et permettent le mouvement. Habillez-vous aussi en fonction de la température. Le port du survêtement pour accélérer la perte de poids est une pratique dangereuse qui mène à la déshydratation et même à l'évanouissement. Il est faux de croire qu'on perd des graisses ainsi. La seule chose que vous perdez, c'est de l'eau – et de l'énergie, si vous vous déshydratez.

- Échauffez-vous correctement en augmentant graduellement la température de votre corps. Par exemple, pédalez lentement sur le vélo d'exercice ou marchez à un rythme normal. Ensuite, faites quelques étirements musculaires pour éviter de vous blesser en travaillant, et d'être endolori par la suite – ce qui se produit si vous ne vous échauffez pas.

- Prenez un moment pour récupérer à la fin de chacune de vos séances d'exercice, c'est important. Étirez-vous ou marchez pendant quelques minutes.

- En plus du moniteur de fréquence cardiaque, vous pouvez utiliser un pédomètre pour calculer la distance parcourue. Semblable à un téléavertisseur qui se fixe à la ceinture ou à la taille, le pédomètre compte le nombre de vos pas dans une journée ou pendant que vous pratiquez votre programme de marche. C'est un outil très motivateur qui encourage l'activité. Quand vous le voyez ou le sentez à votre taille, vous avez envie de bouger. Utilisez un pédomètre pour vous aider à augmenter graduellement le nombre de pas que vous faites chaque jour. Plus vous marchez, plus vous brûlez de calories.

- Essayez les bâtons d'exercice. Ce sont des bâtons de ski spécialement conçus pour la marche. Ils encouragent les mouvements de bras du ski de fond, augmentent l'endurance du torse et renforcent la musculature des bras et des épaules. La recherche a démontré que, comparé à une marche ordinaire au même rythme, vous brûlez environ 20 pour cent de calories supplémentaires avec les bâtons. Si vous avez des problèmes de genoux ou de pieds, ils sont faits pour vous.

- Buvez beaucoup d'eau. Avant de commencer, buvez 250 ml (1 tasse) d'eau. Buvez aussi pendant que vous faites de l'exercice, à raison de 125 à 250 ml (½ à 1 tasse) d'eau toutes les 15 ou 20 minutes. Quand vous avez terminé, remplacez les fluides perdus en buvant encore 250 à 500 ml (1 à 2 tasses) d'eau.

10

Votre cercle de soutien

Ouvrant la porte à la maîtrise relationnelle

Un ami, c'est quelqu'un qui arrive quand les autres s'en vont.

WALTER WINCHELL

SEPTIÈME CLÉ : VOTRE CERCLE DE SOUTIEN

Perdre du poids ne se fait pas tout seul. Si vous voulez atteindre et maintenir votre poids santé, vous devrez nouer et nourrir des relations qui vous soutiennent et vous font avancer sur le chemin de votre transformation. L'appui de gens en qui vous avez confiance vous enveloppera comme un courant et vous donnera l'énergie nécessaire pour obtenir des résultats et atteindre vos objectifs. Il y a de la force et du pouvoir dans le soutien.

Cette clé ouvre la porte à la *maîtrise relationnelle*, soit la capacité de développer des relations fondées sur la confiance, l'acceptation et l'encouragement. C'est une vérité du fonctionnement psychologique qu'une personne qui essaie de changer son comportement ou son mode de vie, et donc son régime alimentaire et son degré d'activité physique, y arrivera si elle a le soutien sincère et enthousiaste de sa famille, de ses amis, de ses collègues, ou de ressources professionnelles – médecins, thérapeutes, conseillers ou groupes d'entraide. Cette clé porte donc principalement sur votre entourage et sa capacité à vous encourager ou à vous saboter. Elle prend en compte le fait que personne n'est télépathe. Vous avez la responsabilité d'exprimer vos besoins, vos attentes et vos souhaits ; c'est la seule manière de bénéficier du soutien de votre entourage dans la quête de vos objectifs. Dans cette clé, je vous encourage à faire preuve d'autonomie, et à briser les liens qui ne vous conviennent pas, afin de créer un réseau de soutien constructif, inspirant et structuré.

Pourquoi cette clé, avec les mesures qu'elle propose, est-elle si importante ? C'est que, ou bien les gens encouragent vos efforts pour contrôler votre poids, ou bien ils les contrecarrent. Imaginons un instant que vous êtes venu me voir parce que vous voulez perdre 34 kg (75 lb). Il vous faudra plusieurs sessions de counselling pour vous sentir sur la bonne voie, car nous devrons prendre plusieurs heures pour parler de votre comportement et de votre mode de vie. Or, supposons que je vous rende visite chez vous. Je rencontre votre conjoint et votre belle-mère, tous deux de la taille d'un éléphant… Voilà ! J'ai tout compris. Vous êtes entouré d'obèses et il y a tout à parier que ces relations ont eu une influence négative sur votre poids.

En vérité, vos relations ont un impact puissant sur votre poids, votre santé et votre bien-être. Elles peuvent influencer vos choix et vos comportements, positivement ou négativement. Dans le cas de la nourriture, par exemple, nous tendons à manger plus quand nous sommes en compagnie et davantage de ce qui est mauvais pour nous. Nous avons tendance à nous divertir avec la nourriture si notre cercle social en fait autant. Nous nous retrouverons rivés au match de football à la télé, plutôt que de passer l'après-midi au grand air à en jouer une partie. Nous avons tendance à faire ce que notre famille, nos amis et nos proches font, même si cela va à l'encontre du bon sens : nous voulons nous intégrer et être acceptés. Nous nous conformerons donc au comportement des groupes auxquels nous appartenons. Nos relations ont l'heureuse ou la malheureuse tendance de nous pousser à nous conformer. Ainsi va la nature humaine.

Dans certains cas, la relation est saine et constructive ; d'autres fois, c'est l'inverse. Il y a un autocollant de pare-chocs qui exprime bien l'un des dangers de la conformité : « *Ne me suivez pas. Je suis aussi perdu que vous.* » L'énoncé est d'une sagesse limpide. Faites attention si vous suivez le troupeau : il ne sait peut-être pas où il s'en va. La toxicomanie illustre bien ce dont je parle. Si vous êtes un ex-cocaïnomane et que vous continuez à côtoyer des cocaïnomanes, il y a de fortes chances pour que vous recommenciez à en prendre. Pour vivre sainement, vous devez comprendre l'influence de vos relations sur votre vie et rester vigilant afin qu'elles ne vous poussent pas dans la mauvaise direction.

ÉVALUATION DU SOUTIEN DE VOTRE ENTOURAGE

Dans quelle mesure êtes-vous actuellement soutenu dans ce que vous tentez d'accomplir ? Répondez rapidement au questionnaire qui suit ; il s'agit d'une série de vrai ou faux conçue pour vous éveiller aux manifestations de soutien ou de sabotage de vos relations actuelles. Reconnaître ces aspects de votre vie relationnelle s'avérera libérateur quand vous vous ouvrirez les yeux et réaliserez ce qui vous entoure. Lisez chaque phrase et encerclez la réponse qui exprime le mieux l'état de vos relations. N'ayez pas peur d'affronter la vérité, même si certaines choses peuvent paraître effrayantes, une fois par écrit. Il y a pire encore que d'avoir des relations qui ne sont d'aucun soutien, c'est de nier que tel soit le cas. Comme cela se produit toujours, une intervention juste et précoce produira un changement positif.

Les membres de ma famille ou mes amis (selon la situation qui s'applique)...

1. Me complimentent sur mon alimentation saine.   *Vrai/Faux*

2. Refusent de manger santé.   *Vrai/Faux*

3. Remarquent quand mon comportement change
de façon positive.   *Vrai/Faux*

4. Insistent pour m'inviter dans des buffets
et des fast-foods.   *Vrai/Faux*

5. Me complimentent sur mon apparence.   *Vrai/Faux*

6. M'encouragent à manger les aliments
qui me posent problème.   *Vrai/Faux*

7. M'aident à acheter et à préparer des repas sains.   *Vrai/Faux*

8. Contestent les changements au
régime alimentaire de la famille.   *Vrai/Faux*

9. M'aident à résister à la tentation de manger.   *Vrai/Faux*

10. Ridiculisent mes efforts pour maigrir.   *Vrai/Faux*

11. M'offrent de faire de l'exercice avec moi.   *Vrai/Faux*

12. Se plaignent du temps que je passe
    à faire de l'exercice.   *Vrai/Faux*

13. M'encouragent à faire de l'exercice et à persévérer. *Vrai/Faux*

14. Achètent et ramènent à la maison des aliments
    à faible dépense énergétique et rendement
    médiocre qui sont malsains pour moi.   *Vrai/Faux*

15. Réorganisent leur horaire pour pouvoir faire
    de l'exercice avec moi.   *Vrai/Faux*

16. Ne veulent pas que je fasse de l'exercice,
    ou n'encouragent pas mes efforts.   *Vrai/Faux*

17. Me parlent positivement de l'exercice.   *Vrai/Faux*

18. Planifient des activités qui interfèrent avec
    mes séances d'exercice.   *Vrai/Faux*

19. Me donnent des renseignements utiles sur
    l'alimentation, l'exercice et la santé.   *Vrai/Faux*

20. Mangent des aliments engraissants devant moi.   *Vrai/Faux*

RÉSULTATS ET INTERPRÉTATION

Toutes les questions impaires auxquelles vous avez répondu *faux* et toutes les questions paires auxquelles vous avez répondu *vrai* sont à porter au compte négatif de vos relations en termes de soutien de votre entourage. Relisez vos réponses pour cerner les domaines où vous ne recevez pas d'appui. Ne vous diminuez pas et ne fustigez pas non plus votre entourage. Il est bon de connaître les failles de vos relations; selon moi, on peut affronter n'importe quoi à condition de reconnaître son existence.

ÉTAPES POUR FRANCHIR LA PORTE DE LA MAÎTRISE RELATIONNELLE

Quand vous assumez la responsabilité de votre poids et de votre santé, ce n'est pas tout le monde qui se réjouit. Certains minimiseront vos efforts, vous ridiculiseront, ou affirmeront même que vous êtes incapable d'y arriver et vous encourageront à manger des aliments qui ne vous conviennent pas. Vous avez commencé à vous en rendre compte en répondant au questionnaire. Les gens qui ont ces attitudes ou ces comportements ne sont pas sournois : ils ne veulent pas que les choses changent, tout simplement. Ils sont à l'aise avec le fonctionnement actuel des choses, aussi n'apprécient-ils pas du tout que vous vous mettiez en tête de le changer. Les gens craignent réellement le changement, en particulier quand il touche leurs relations et leur mode de vie : votre entourage pourra prendre peur et refuser d'accepter de modifier le statu quo. Votre conjoint redoutera que, une fois mince, vous le quittiez pour un autre homme. Votre meilleur ami pensera que toutes les filles vous tomberont dans les bras quand vous serez en forme. Et maman croira que vous ne l'aimez plus parce que, chaque soir, vous refusez une part de sa tarte aux pommes tout juste sortie du four. Si vos proches constatent que le « prix de la course » s'apprête à augmenter et que vous voulez bouleverser les règles d'un coup, ils se sentiront extrêmement menacés.

Peu importe la situation ou la motivation sous-jacente, vous vous égarerez si vous vous laissez détourner de votre but par la réaction de vos proches. Vous devez faire très attention pour ne pas les laisser vous décourager d'atteindre vos objectifs. Persistez dans votre désir d'atteindre et de maintenir votre poids santé. Soyez sensible à leurs peurs et aidez-les si vous le pouvez, mais souvenez-vous que leurs sentiments leur appartiennent et qu'ils en sont responsables. Il s'agit ici de vous, de votre poids et de votre santé. Ça n'a rien à voir avec eux.

Bon. Poursuivons en abordant la manière dont vos relations peuvent jouer en votre faveur ou à votre détriment en ce qui concerne le maintien de votre poids. Pour atteindre votre objectif de perte de poids, il est évident que vous avez besoin du soutien de votre entourage : vos amis, les membres de votre famille, et ceux de vos proches qui vous aiment inconditionnellement et croient en vous. En revanche, vous devez rester vigilant pour dépister les « saboteurs », certains évidents, d'autres plus cachés. Ce sont les personnes qui tenteront de faire obstacle à vos efforts de différentes façons, et dont le comportement pourra nuire à votre succès si vous n'en prenez pas conscience. Je suis certain que le questionnaire que vous venez de remplir a servi à vous ramener les deux pieds sur terre en ce qui concerne le degré de soutien ou de sabotage que vous rencontrez actuellement.

Les étapes qui suivent vous indiquent en détail comment faire face aux personnes qui cherchent à saboter vos efforts, intentionnellement ou non, et comment vous immuniser contre leurs manipulations. Comme votre cercle de soutien est indispensable à votre succès, nous aborderons également le choix de l'équipe qui convient pour vous aider à faire les changements qui s'imposent à votre mode de vie. C'est donc un mode d'emploi pour apprendre à bénéficier d'un véritable réseau de soutien.

PREMIÈRE ÉTAPE: SÉPAREZ LES SABOTEURS DES SUPPORTEURS

Dans mon travail avec les obèses, j'ai pu observer les dynamiques animant ceux qui réagissent de façon toxique au désir d'un proche de maigrir et de se mettre en forme. Vous devez être conscient de ces mécanismes de manière à ne pas laisser saboter vos efforts.

Les saboteurs peuvent nuire à votre processus de contrôle de votre poids. Faites preuve de discernement pour les débusquer et cerner leurs schémas de comportement. Soyez prudent en situation de vulnérabilité, et ayez toujours en tête un plan pour y faire face. Ceux qui tentent de vous miner n'essaient pas de saboter vos efforts de perte de poids, ils s'efforcent plutôt de protéger leur vie et leurs intérêts. Ils se mettent en travers de votre chemin parce que vous vous êtes mis en travers du leur, en changeant d'alimentation et d'apparence, ou en modifiant un mode de vie familier et confortable pour eux. Quand vous réussirez à comprendre leurs efforts de sabotage, la manière de les désactiver dépendra du type de saboteur rencontré. J'en ai identifié quatre, les plus susceptibles d'essayer de saboter, volontairement ou non, vos efforts pour atteindre vos objectifs.

Le gaveur

C'est le saboteur le plus connu: pensez à votre mère qui vous impose affectueusement mais tout aussi implacablement ses carrés au chocolat, alors qu'elle sait très bien que vous essayez de maigrir; à l'hôte de la soirée qui vous dit que vous ne pouvez absolument pas vous mettre au régime ce soir, en vous poussant à vous resservir de la purée de pommes de terre et de la sauce ; à votre collègue de travail qui vous tente, à la pause-café, en vous offrant une brioche maison à la cannelle ; ou bien à votre conjoint qui rapporte un peu trop souvent à la maison du chocolat fourré aux cerises.

Le travail de sape du gaveur est dangereux, parce que ses méthodes sont presque invisibles. Il semble si aimant, si bien intentionné. Son influence, pour subtile qu'elle soit, peut s'avérer particulièrement pernicieuse, parce qu'elle provient généralement de personnes en qui vous avez confiance : vos parents, vos grands-parents, les membres de votre famille, votre conjoint, vos meilleurs amis. La nourriture qu'ils veulent vous voir manger vous est offerte dans un geste d'amour et d'intérêt sincère, ce qui la rend d'autant plus difficile à refuser, en particulier si vous ne voulez pas les blesser.

Vous devez comprendre que le gaveur essaie d'obtenir votre approbation et que, ce faisant, il tente de vous manipuler : il veut vous voir manger pour être content de lui-même. L'appétit du gaveur pour les encouragements et le réconfort est insatiable, et une façon pour lui de l'obtenir consiste à rechercher les compliments sur sa cuisine. Il ne croit pas en lui-même, alors il recherche un sentiment de sa valeur à l'extérieur, en se tournant vers les gens ou les circonstances.

Souvent, le gaveur – en particulier quand c'est votre mère ou votre grand-mère – ne sait tout simplement pas comment vous venir en aide maintenant que vous êtes adulte. Il se sent plus à l'aise en vous traitant en enfant à nourrir. C'est compréhensible, car le gaveur n'a appris à aimer qu'à travers la nourriture. En refusant de manger, vous dites que vous ne voulez plus être aimé ainsi. Le gaveur est blessé et se sent rejeté.

Étudiez votre environnement et voyez si ce portrait correspond à des personnes de votre entourage. En même temps, apprenez à vous blinder pour être en mesure de résister à leur pouvoir de persuasion. Soyez gentil quand vous le pouvez, ferme quand vous le devez. Vous êtes seul responsable de ce qui entre dans votre bouche et de ce que vous faites pour vous mettre en forme. Si les gens qui vous entourent ne le comprennent pas, c'est leur problème, pas le vôtre.

Le contrôlant

Dans le cas du contrôlant, tout tourne autour de l'exercice du pouvoir. Le contrôlant est résolu à vous saboter au niveau de la maîtrise de soi et à briser votre capacité à gérer votre poids. Je me souviens d'un couple avec qui j'ai travaillé pendant plusieurs mois : Darren et Sara étaient mariés depuis moins de deux ans et envisageaient déjà de divorcer plutôt que de poursuivre leur union dans un climat aussi hostile. C'était le premier mariage de Sara ; pour Darren, le deuxième. Des années auparavant, la première épouse de Darren avait eu une aventure. Un jour, Darren est rentré pour trouver la maison vidée de leurs possessions : sa femme l'avait quitté pour un autre homme. Le divorce est rapidement prononcé et Darren tente de refaire sa vie, même s'il est profondément blessé et étourdi par ce rejet. Un ami l'ayant présenté à Sara lors d'un rendez-vous surprise, il se lance dans une cour intense. Sara est jolie, intelligente et pétillante mais, contrairement à la première épouse de Darren, elle a environ 15 kg (30 lb) en trop. Ce détail ne rebute pas Darren qui est quand même attiré sexuellement. Neuf mois plus tard, les tourtereaux convolent.

Peu après leur mariage, Sara décide de maigrir : elle se met au régime et commence à faire de l'exercice au gym du quartier. Darren s'inquiète. D'abord il critique Sara, se plaignant qu'elle est trop souvent à ses cours d'exercice et qu'elle ne passe pas suffisamment de temps avec lui. Ensuite, il se met à critiquer sa cuisine, se plaint que les plats sont fades comme de la mousse de polystyrène. Pour obtenir ce qu'il veut, il lance des phrases culpabilisantes du genre : « Si tu m'aimais, tu cuisinerais des plats que j'aime. Si tu m'aimais vraiment, tu arrêterais de passer tout ton temps au gym. » Les seuls mots gentils dont il semble capable sont : « Je t'aime bien enveloppée. »

Le comportement de Darren empire. Il interdit à Sara de poursuivre ses cours d'exercice et même de se maquiller. Il commence à rapporter des aliments engraissants à la maison – bonbons, gâteaux, brioches et ainsi de suite. Pour se venger, Sara l'abreuve d'injures venimeuses. La seule façon de se calmer après ces engueulades épiques consiste à engouffrer des quantités phénoménales d'aliments gras et sucrés. Impossible de maigrir dans ce cyclone mental et émotionnel ! Leur cruauté réciproque les déchire, et leur relation est en perte de vitesse.

En thérapie, à mesure de nos interactions, il devient évident que Darren souffre d'une profonde insécurité. Il a tellement peur que Sara le quitte, comme sa première épouse, qu'il fait tout ce qu'il peut pour contrôler son apparence. Suivant ce raisonnement tordu, Darren est convaincu que Sara a beaucoup moins de chances de le tromper tant qu'elle reste grosse et moins attirante. Il souffre d'une peur pathologique de voir Sara, une fois mince, le quitter pour un autre homme. Aussi fait-il tout ce qu'il peut pour qu'elle reste comme elle est. Il préfère la voir obèse que de la perdre.

Un certain nombre de problèmes complexes devaient donc être traités. Darren devait décider s'il voulait continuer à jouer au dictateur et laisser la peur dominer sa vie, ou s'il était prêt à mûrir et à courir le risque d'aimer et de faire confiance. Je voyais clairement que, s'il choisissait de ne pas aller dans ce sens, Sara le quitterait, mais non pour la raison qu'il craignait le plus.

En fin de compte, tous deux ont décidé de porter un regard critique sur leurs comportements afin de faire cesser le sabotage, autant de leur mariage que de la volonté de Sara d'être en forme. En confrontant leurs difficultés et en résolvant les problèmes de contrôle qui les déchiraient, Darren et Sara ont réussi à sauver leur mariage. Quand il eut compris le tort qu'il causait à Sara et à leur relation, Darren est passé de saboteur à supporteur. De son côté, Sara a appris à maîtriser son comportement de « chien dressé pour l'attaque » en se concentrant sur les qualités qui l'avaient d'abord attirée chez Darren. Travailler à résoudre leurs difficultés a renforcé leurs liens et, aujourd'hui, c'est ensemble qu'ils planifient leurs repas santé et font de l'exercice au gym où ils se servent mutuellement d'entraîneur. En passant, Sara a remporté un autre succès : elle pèse maintenant 57 kg (125 lb), grâce au soutien aimant de Darren et à la transformation de leur relation.

Apprenez à évaluer les messages de vos proches. Votre conjoint affirme que vous ne pourrez pas réussir : est-ce parce qu'il se sentira menacé si vous y arrivez ? Cet ami, ce membre de la famille, réagissent-ils par peur ? Souvenez-vous de ce que je vous ai dit : les gens qui vous aiment réellement vont quand même avoir peur quand vous allez vouloir changer. Ils vont réagir en essayant de vous garder bien entortillé dans leur cocon et, aussi, de vous faire céder à la puissance de leur autorité.

S'il y a un contrôlant dans votre vie, soyez direct. Vous aurez peut-être à le rassurer devant le changement et à lui répéter que votre amitié, votre affection ou votre amour, eux, ne changeront pas. Votre attitude face à ce que vous êtes déterminé à accomplir ne devrait être mise en doute par quiconque partage votre vie.

Le monstre aux yeux verts

Pensez à un copain ou à une amie trop amorphe pour s'attaquer à son obésité ou faire de l'exercice. Vous apparaissez dans le décor, plus mince et plus en forme qu'au moment de votre dernière rencontre.

La jalousie, l'envie et le ressentiment font irruption avec la puissance d'un volcan depuis longtemps endormi.

Bien sûr, cette personne tournera autour de vous en s'exclamant : « Tu es splendide ! Comment as-tu fait ? », tout en pensant : « Le salaud ! », ou « La garce ! »

Ces saboteurs, les monstres aux yeux verts, ne sont pas contents de vous voir réussir. Ils sont carrément jaloux de vous voir en si belle forme et essaient de saboter vos efforts et de vous contrôler par le biais de leur jalousie. Ils feront certaines réflexions du genre « Tu maigris trop », ou « Tu as vraiment l'air maigre », ou encore « Tu ne penses pas que tu prends cette histoire de régime trop au sérieux ? » Surveillez ce type de commentaires qui expriment davantage l'envie qu'un intérêt sincère pour votre santé. Sachez que la jalousie peut les pousser à adopter certains comportements, comme insister pour vous faire manger. Qu'importe son choix, le monstre aux yeux verts fera tout pour vous faire abandonner votre programme et vous ramener sur le même pied que lui ou plus bas, en termes de forme physique. Il ne l'admettra jamais, mais il n'aimerait rien de mieux que vous voir échouer, ou être dans une forme encore pire que la sienne.

Souvenez-vous que les monstres aux yeux verts de ce monde ont peur de faire face aux changements qu'il leur faut absolument apporter à leur vie. Ils s'acharnent sur vous parce qu'ils sont incapables d'agir pour eux-mêmes. Ils se sentent coupables parce qu'ils n'ont pas réussi à prendre en charge leur propre santé physique.

Dites au monstre aux yeux verts que son comportement érige un mur entre vous. À moins que ce mur ne tombe, la confiance mutuelle et la communication honnête qui vous unissaient seront perdues.

Ne vous laissez pas décourager de la poursuite de vos objectifs, parce que quelqu'un d'autre a peur des siens ou manque de motivation pour les atteindre. Personne d'autre que vous n'a le droit de vous dire quoi manger et combien peser. Vous êtes l'unique responsable de votre poids et de votre santé. D'ailleurs, personne n'a le pouvoir de vous persuader d'abandonner vos buts à moins que vous ne les laissiez faire.

La statue

Certaines personnes éviteront de vous encourager à changer parce qu'elles veulent – consciemment ou inconsciemment – maintenir le statu quo. J'appelle ces saboteurs les statues parce qu'ils deviennent rigides et inflexibles aussitôt que vous apportez des changements positifs à votre mode de vie. Les statues préfèrent le statu quo, car c'est un endroit confortable où elles se sentent en sécurité. Vous cuisinez pour votre famille et décidez que vous allez tous mieux manger ? Attendez-vous à voir fleurir un complot pour que « maman abandonne son régime ». Vous arrêtez d'aller boire un verre avec les copains le vendredi soir ? Attendez-vous à ce qu'ils vous en veuillent. Votre bedaine de bière a fait place à des abdos de fer, et ils détestent ça : ils vont tenter de vous faire redescendre à leur niveau, parce qu'ils ne veulent tout simplement pas être dérangés dans leur routine.

Il est clair qu'une fois que vous aurez décidé de changer, certains de vos proches résisteront. Votre changement de position sera perçu comme une grave menace. Votre décision pourra déclencher de la résistance : le saboteur s'élèvera devant ce qu'il perçoit comme une menace. On vous lancera des remarques du genre « Tu n'es plus du tout amusant », ou « Est-ce qu'on va retourner au restaurant un jour ? »

Il est difficile d'obtenir le soutien des statues, en particulier si vous avez déjà essayé de maigrir et avez échoué. Chacune de vos tentatives semble si précaire, les statues s'attendent à ce que vous échouiez. Elles vous diront peut-être même: «Pourquoi essayer? Regarde ce qui est arrivé la dernière fois!»

Comme dans les autres cas de sabotage, ce genre de pression peut vous faire vaciller dans votre détermination de vouloir apporter des changements dans votre vie. Le secret consiste à ne laisser personne vous déposséder de votre engagement, surtout quand il est question de ne pas bousculer de petites existences confortables.

Faites cet exercice

Y a-t-il des saboteurs dans votre entourage? Si tel est le cas, il est impératif de savoir comment se comporter à leur égard. Écrivez le nom des personnes qui pourraient saboter vos efforts de contrôle de votre poids, intentionnellement ou non. Relisez la description des quatre types de saboteur et classez chaque nom de votre liste selon le type qui lui convient (certaines personnes pourront appartenir à plus d'une catégorie). Soyons clairs: cet exercice ne sert pas à jeter la pierre. C'est un moyen de faire le tour de votre jardin pour dépister les personnes qui, même avec les meilleures intentions du monde, pourraient faire dérailler vos efforts pour maigrir.

Pensez ensuite à la réponse à opposer aux agissements de chaque saboteur. Allez-vous tout simplement éviter cette personne? Allez-vous vous asseoir avec elle et prendre le temps de lui expliquer le programme que vous avez entrepris et la raison de votre décision, afin de lui faire comprendre vos motivations? Lui ferez-vous savoir que son attitude malsaine et négative nuit à vos efforts de contrôle de votre poids? Si c'est votre conjoint qui se sent menacé, allez-vous lui dire que votre amour restera intact en dépit des changements à votre mode de vie? Allez-vous trouver des façons élégantes de refuser la nourriture qu'on vous pousse à manger? Servez-vous du modèle qui suit pour planifier votre stratégie.

EXERCICE 3.
RÉPONDRE AUX AGISSEMENTS DES SABOTEURS

RÉPONDRE AUX SABOTEURS		
Identité du saboteur	*Type de saboteur*	*Ma réponse*

Souvenez-vous que la plupart des gens que vous aimez et respectez ne veulent aucunement vous faire du mal ou nuire à votre santé. Je suis certain que ce sont tous des gens épatants, mais cela ne veut pas dire qu'ils savent toujours ce qui vous convient. Les amis et les membres de la famille ne projettent pas toujours de vous faire abandonner votre programme. Certains le font par besoin de vous materner. D'autres tentent de protéger leur relation ou de se protéger du changement. D'autres encore essaient de garder intact le monde prévisible que vous partagez avec eux.

Malgré cela, je me dois d'être honnête avec vous : il est très difficile de combattre son obésité tout en luttant contre sa famille et ses amis. Vous avez besoin d'être entouré de gens qui croient en vous. Si votre entourage en est incapable, vous devrez réinventer vos relations et vous entourer de gens qui seront de votre côté. Vous avez le droit de choisir ceux et celles qui vous entourent pendant que vous vous efforcez de maigrir et d'améliorer votre santé : c'est votre privilège et vous devez le revendiquer sans crainte. Cessez de prétendre que vous ne savez pas qui prend vos intérêts à cœur et qui s'en désintéresse. Vous le savez très bien. Permettez-vous d'agir en fonction de ce que vous savez et réclamez votre droit à une existence saine. Vous verrez par la suite que votre entourage en tiendra compte.

Conclusion : entourez-vous de gens qui vous appuient dans la poursuite de vos objectifs. Vous allez maintenant apprendre à former une équipe qui vous aidera à fonctionner au meilleur de vos capacités.

DEUXIÈME ÉTAPE : RÉUNISSEZ VOTRE ÉQUIPE DE SOUTIEN

Comme des saboteurs gravitent peut-être dans votre entourage, vous devez faire un effort conscient pour recruter une équipe de soutien. J'ai conçu des stratégies de vie pour un grand nombre de gens comme vous, et j'ai pu observer qu'il est possible d'obtenir du soutien grâce à des moyens très efficaces, en leur ajoutant un élément de plaisir et de créativité.

L'histoire de Lyle est typique de mon propos ; même si le but de Lyle consistait à arrêter de fumer, son expérience s'applique à toute situation où du soutien est nécessaire pour adopter un nouveau mode de vie. Il achetait généralement ses cigarettes d'une distributrice au travail, et cette habitude l'empêchait d'atteindre son objectif. Je lui ai donc suggéré d'imprimer une série de cartes et de les distribuer à ses collègues. Ces cartes portaient les instructions suivantes : *S'il vous plaît, ne me donnez pas de cigarette, ni d'argent pour en acheter. J'essaie d'arrêter de fumer et j'ai besoin de votre aide.* Aussitôt que les collègues de Lyle ont compris qu'il était sérieux, mais qu'il abordait sa démarche de façon amusante et légère, ils l'ont aidé. À l'instar de Lyle, restez ferme dans votre détermination, mais laissez l'humour, la créativité et le plaisir faire fondre la résistance de ceux qui n'ont pas encore commencé à vous encourager.

Pour rassembler vos supporteurs, il vous faut décider quelles sont les personnes dont vous avez besoin, qui jouera dans votre camp et qui fera partie de votre cercle de soutien. Vous avez le droit de choisir votre équipe et, pour réussir, vous allez choisir soigneusement et après mûre réflexion. Pour vous aider dans votre sélection, je vous présente ici quatre « membres de l'équipe » qui s'avéreront indispensables et précieux au fil de vos progrès.

L'entraîneur

L'entraîneur possède un bagage technique ou une formation professionnelle qui lui permet de vous conseiller sur la nutrition, l'exercice ou tout autre aspect de la prise en charge de votre santé. Les entraîneurs, les instructeurs d'exercice, les animateurs de groupe d'entraide, les nutritionnistes, les thérapeutes et les médecins sont tous des gens qui peuvent vous servir d'entraîneur. Ils ont l'information, les ressources, les conseils, les indices et les réponses à vos questions. Ils fournissent de l'aide pratique et ont la formation et les antécédents pour le faire. Leur force motivatrice tient en partie au fait qu'ils sont des symboles d'autorité ; c'est en effet une prémisse bien connue de la psychologie sociale que les symboles d'autorité exercent une influence considérable sur le comportement. L'entraîneur exerce une influence positive dans votre vie, en particulier si vous commencez tout juste à vous intéresser à l'exercice et à l'alimentation. Les conseils de votre entraîneur vous ouvrent de nouvelles perspectives et de nouvelles façons de faire, et résolvent les problèmes que vous pensiez insolubles. L'entraîneur est souvent un modèle d'inspiration ; il vit sainement et vous incite à l'imiter et à faire preuve des mêmes qualités que vous aimez et admirez chez lui.

Le coéquipier

Parmi les membres de votre cercle, il serait bon de pouvoir compter sur un coéquipier, une personne dont les objectifs de mise en forme et de perte de poids sont semblables aux vôtres. C'est peut-être votre conjoint, un ami ou un copain partageant la même détermination. C'est quelqu'un avec qui vous faites de l'exercice, qui suit le même programme que vous, qui vous aide à préparer des repas santé, ou qui pratique des activités récréatives avec vous. Votre coéquipier et vous pouvez observer vos comportements mutuels, établir des comparaisons quant à ce qui fonctionne et ce qui ne fonctionne pas, et vous venir mutuellement en aide. À cause de ses aptitudes naturelles de motivateur, votre coéquipier joue un rôle unique et essentiel dans votre vie : en effet, vous serez plus réticent à rater votre séance d'exercice s'il compte sur votre présence. Pensez à recruter quelqu'un dont l'enthousiasme est contagieux. Ainsi, quand vous serez avec lui, vous partagerez son entrain et sa motivation. Vous serez rempli d'énergie et de passion et vos comportements les plus sains seront renforcés.

Le partisan

Le partisan vous parle honnêtement et sincèrement, il vous encourage dans les moments difficiles et vous soutient sans vous juger. Il ne vous félicitera pas de vos progrès si vous déjeunez d'une demi-douzaine de beignes chaque jour. Quel qu'il soit, le partisan constitue une présence affirmative, responsable et aimante dans votre vie. C'est la personne qui sait vous convaincre que vos buts valent la peine d'être atteints, et qui vous oriente discrètement vers le chemin qui y mène. Je me souviens d'un patient qui m'a dit que sa femme avait réussi à lui faire faire de l'exercice « par la ruse » en l'encourageant à aller prendre un café à la librairie du quartier plusieurs fois par semaine. Au début, détestant l'exercice, il était en si mauvais état qu'il était épuisé après quelques pas. Mais il a persévéré et, aujourd'hui, c'est un adepte du jogging qui habille plusieurs tailles en moins, grâce aux encouragements de sa femme. Savoir que votre partisan est là pour vous soutenir affectivement donne de la force et de l'énergie de bien des manières. On a tous besoin d'un partisan – ou davantage –, parce que c'est lui, notre plus grand admirateur.

L'arbitre

L'arbitre est prêt à vous donner des commentaires constructifs et des réponses inspirantes avec une candeur et une honnêteté rafraîchissantes. C'est quelqu'un qui vous aime suffisamment pour vous communiquer des vérités utiles et constructives. Le trait caractéristique de l'arbitre est sa qualité d'écoute et son sens de l'observation: il est vif, intéressé, interactif, jamais ailleurs quand vous avez une conversation sérieuse. Votre relation est empreinte de confiance et vous êtes capable, en sa présence, de partager vos émotions et de révéler vos faiblesses. Dynamique et plein d'empathie, l'arbitre vous écoute attentivement de façon à vous donner la meilleure réponse ou à vous suggérer le geste le plus approprié. Plus souvent qu'autrement, il vous aide à réfléchir à vos problèmes d'une manière qui vous permet de trouver vous-même les solutions. Ce type de relation augmente vos chances de succès, parce que l'arbitre se tient à vos côtés, même si vous vivez des conflits personnels déchirants ou une profonde détresse.

Avertissement important: les gens de votre groupe de soutien pourront ne pas cadrer exactement avec les rôles d'entraîneur, de coéquipier, de partisan et d'arbitre. Certains de vos supporteurs pourront présenter ces quatre caractéristiques et se révéler admirables et motivants de plus d'une façon. Vous êtes choyé si vous avez une telle personne dans votre cercle. Continuez à nourrir ces relations même après avoir maigri et stabilisé votre poids. Ces personnes vont contribuer à votre succès. Gardez vos liens vivants: c'est essentiel à votre santé et à votre bonheur à long terme.

Si pour une raison ou une autre, vos proches sont réticents à vous soutenir, vous devrez leur lancer un ultimatum quant à savoir s'ils feront partie de votre équipe ou non. Soyez attentionné mais ferme; allez jusqu'au bout et dites-leur ce que vous voulez et ce dont vous avez besoin. Certains ne voudront tout simplement pas mettre fin à leur entreprise de sabotage. Par contre, vous pouvez changer la façon dont vous y réagissez. Réfléchissez: il est impossible de changer vos proches. Ce que vous pouvez changer, c'est la manière dont vous entrez en relation avec eux. La personne devant laquelle vous devez d'abord vous affirmer, c'est vous-même. Affirmez votre position, défendez-la et revendiquez votre droit d'obtenir ce que vous voulez: vos proches arrêteront peut-être de vous saboter quand ils auront compris qu'ils en sont incapables.

Cela peut s'avérer difficile à assumer, mais vous devrez peut-être vous faire de nouveaux amis, du moins pendant que vous travaillez à atteindre vos objectifs. Choisissez: préférez-vous être en santé et seul, ou obèse et accompagné? Démontrez que vous ne bluffez pas, ne racontez pas d'histoires. Jouez pour gagner. Vous devez en arriver à préférer vivre seul, heureux et en santé, dans la dignité et le respect, que vivre entouré de gens sur lesquels vous ne pouvez pas compter. Vous avez l'habitude de fréquenter certaines personnes, soit; mais si elles ne font pas l'effort de vous traiter raisonnablement et correctement et qu'elles mettent votre santé en danger, il est temps que vos routes se séparent et que vous fassiez ce que vous avez à faire.

TROISIÈME ÉTAPE: RÉOUVREZ LES NÉGOCIATIONS AVEC LA FAMILLE

Parlons de votre famille immédiate: je ne suis pas en train de vous suggérer d'abandonner femme et enfants parce qu'ils ne font pas preuve de suffisamment de soutien à votre égard. Ce que je vous suggère par contre, c'est de renégocier le fonctionnement de votre famille. Considérez les choses sous cet angle: c'est vous qui avez établi les règles, fait griller le poulet, cuit les biscuits et conduit tout le monde chez McDonald. Votre famille s'est habituée comme vous à cette même bonne vieille façon de vivre. Si vous vous apprêtez à changer le décor, vous devez à tout le moins préparer votre famille au changement. Si c'est vous qui avez montré les règles du jeu aux autres joueurs et que vous les changez, vous devez le faire savoir. Ce n'est que justice.

Quand vous mettez le sujet sur la table, faites-le en restant centré sur votre force et votre détermination. Ne vous laissez pas miner par vos insécurités et vos doutes. La pire chose à faire, c'est de grimper aux barricades, afin de changer votre mode de vie, pour en redescendre aussitôt et reprendre les mêmes vieux schémas de comportement autodestructeurs. Si vous parlez de changer et que vous n'agissez pas, vous enseignez à votre famille à faire fi de vos déclarations et de vos engagements, et à les considérer comme vides de sens. Restez ferme. Commencez votre conversation avec une phrase comme:

J'ai besoin de votre amour, de votre aide et de votre coopération.

Je vous demande de m'encourager.

Aidez-moi à y arriver en m'encourageant par des compliments.

Offrez-moi des cadeaux et des récompenses sans lien avec la nourriture – des fleurs, des livres, de la musique ou des soins au salon d'esthétique.

Donnez-moi de l'affection, mais exprimez-la autrement qu'avec de la nourriture.

J'aimerais beaucoup que vous m'offriez de la nourriture santé.

Organisons nos horaires de manière à pouvoir faire de l'exercice ensemble ou une activité récréative plaisante.

Laissez-moi vous expliquer en quoi consistent les clés et les étapes que j'utilise pour perdre du poids.

Aimeriez-vous goûter à mes repas santé ?

Parlons davantage de mes progrès et moins de nourriture.

Aidez-moi à résister quand je faiblis et que je m'apprête à succomber.

Deviens mon partenaire dans le programme. Mon succès sera le tien.

Ne parlez pas pour ne rien dire et ne vous laissez pas dissuader de vos projets. En ce qui concerne votre mieux-être, engagez-vous à ne pas faire de compromis, même si les changements éprouvent vos relations. Ne transigez pas ! Ne laissez pas s'envoler vos rêves et vos buts de vivre une vie plus saine et plus satisfaisante dans un corps en meilleure forme.

QUATRIÈME ÉTAPE : RENDEZ COMPTE DE VOS PROGRÈS

Comme je l'ai mentionné dans le deuxième chapitre, rendre compte de vos progrès à une personne ressource – quelqu'un qui fait partie de votre cercle de famille ou d'amis – constitue un processus motivateur d'une valeur exceptionnelle. C'est l'un des éléments essentiels pour atteindre le but. Je suis certain d'une chose : vous suivrez mieux votre programme si vous savez que quelqu'un vous suit de près. Cette approche est utilisée avec beaucoup de succès par des associations comme les Alcooliques anonymes (AA), où chaque personne qui cesse de boire se voit assigner un « parrain » pour l'aider à rester sobre.

Une autre façon de rendre compte de vos progrès consiste à participer à un groupe d'entraide pour personnes obèses ou boulimiques. Ces groupes sont précieux quand vous avez le sentiment que votre entourage est incapable de mesurer vos défis, de comprendre ce que vous traversez et ce que vous vivez. En étant membre d'un groupe d'entraide, vous rencontrez des gens aux prises avec les mêmes problèmes que vous, ce qui vous permet de partager autant vos victoires que vos difficultés. Vous devez bien sûr travailler vous-même à régler votre problème – c'est d'abord à vous que vous devez rendre des comptes –, mais vous pourrez être soutenu par les ressources d'un groupe qui vous ouvre un espace d'entraide et de responsabilisation. Assurez-vous que le groupe auquel vous participez adopte une approche positive, c'est-à-dire que les membres expriment ce qui les aide sans se plaindre, s'excuser ou s'apitoyer sur eux-mêmes. Si l'atmosphère est négative, l'expérience sera vide de joie et d'encouragement. Vous devriez vous sentir encouragé, inspiré et élevé chaque fois que vous quittez votre groupe d'entraide. Si vous vous sentez déprimé et découragé, ce n'est pas un groupe pour vous: quittez-le sans attendre.

Si vous ne rendez compte de vos progrès à personne, vous courez le risque de vous égarer, de ne pas vous apercevoir que votre comportement se relâche irrémédiablement, et de rechuter. Avouez tout à une personne en qui vous avez confiance, et cherchez de l'aide au besoin. Choisissez une personne ou un groupe à qui vous rendrez périodiquement compte de vos progrès. Faites-en une activité systématique, par exemple en rencontrant votre personne ressource chaque vendredi après-midi pour l'informer du nombre de kilos perdus durant la semaine, de la fréquence et de la durée de vos séances d'exercice et même de votre incapacité à faire ce qui était convenu. Ce cadre de responsabilisation vous motivera et vous aidera à persévérer, puisque vous serez mis en examen chaque semaine.

Certains jours, vous n'aurez aucune difficulté à bien manger et à faire de l'exercice et, d'autres, ce sera moins évident. Mais si vous savez précisément ce que vous voulez et comment vous y rendre, si vous avez prévu et confirmé des plages horaires précises, et si le fait d'échouer comporte de réelles conséquences, vous serez beaucoup plus enclin à poursuivre vos objectifs.

Il vous faut trouver la bonne personne, dont le soutien fera que vous ne pourrez pas ne pas réussir. N'oubliez pas qu'il vous appartient d'assumer la responsabilité du contrôle de votre poids, et que la personne à qui vous rendez compte de vos progrès est là pour vous aider et vous soutenir. En définitive, c'est à vous et à vous seul qu'il revient de perdre du poids une fois pour toutes.

L'utilisation de cette clé vous obligera à ne plus faire cavalier seul. Si vous êtes isolé, vous aurez beaucoup plus de difficulté à maigrir et à rester mince. Entourez-vous de gens avec qui vous interagissez sainement, qui vous aiment et qui ont vos intérêts à cœur. Ce qui compte, c'est que vous ayez autour de vous des gens qui veulent vous voir réussir, pas juste aujourd'hui, la semaine prochaine ou le mois qui vient, mais le reste de votre vie. Cette clé est d'une importance capitale pour atteindre et maintenir un véritable poids santé.

TROISIÈME PARTIE

INFORMATION ESSENTIELLE

11

Lorsqu'on ne parvient plus à déloger ses kilos en trop

Êtes-vous résistant à la perte de poids ?

Ne faites pas de compromis avec vous-même.
Vous êtes tout ce que vous avez.

BETTY FORD

P our plusieurs d'entre vous, le contrôle de votre poids constitue depuis longtemps un combat exténuant et sournois qui ne semble pas en voie de se terminer. Peu importe ce que vous faites, vos kilos restent là. En matière d'obésité, les coupables sont généralement les choix désastreux, les mauvaises habitudes, une façon erronée de penser, la boulimie émotionnelle, et ainsi de suite, mais certaines questions d'ordre médical peuvent aussi jouer un rôle sous-jacent. Si c'est votre cas, c'est une réelle injustice, mais sachez que les affections de la santé contribuant à l'embonpoint sont connues et qu'il est possible de les corriger. La raison pour laquelle je suis convaincu de ce que j'avance est que j'ai vécu la même situation il y a quelques années : je devais travailler beaucoup trop dur pour maintenir un poids stable, qui me semblait naturel et satisfaisant.

Les indices que quelque chose clochait étaient subtils mais discernables. Certains après-midis, pendant mon set de tennis, je me sentais lourd, comme si je me déplaçais au ralenti, et je me fatiguais beaucoup trop vite.

Comme j'ai presque toujours été sportif, je suis en assez bonne forme et j'ai intérêt à le rester. Comme je vous l'ai dit au début de ce livre, j'ai grandi dans une famille avec de longs antécédents d'obésité, ce qui s'est traduit par de graves problèmes de santé pour certains membres de ma famille immédiate. C'est à mes années d'athlétisme – à mes premières années de football et par la suite au tennis – que je dois de ne pas être moi-même obèse. À ce jour, je fais de l'aérobie et des poids et haltères avec beaucoup de discipline et d'intensité, parce que je crois fermement qu'un rendement maximal exige un engagement à se surpasser. Comme je fais systématiquement des choix santé en matière de nutrition, je peux honnêtement dire que je mange davantage de légumes et d'aliments sains que Quaker fabrique de gruau.

Et voilà qu'à 51 ans, je luttais beaucoup trop pour maintenir mon poids stable. Suivant la seule logique que je connaissais, j'ai répondu en m'en demandant encore davantage : plus d'exercice, surveillance encore plus stricte de mon alimentation, autant en quantité qu'en qualité. Avec tout ce que je faisais, j'aurais dû avoir la minceur d'un fil. Pourtant, j'avais l'impression d'essayer de grimper une montagne à toute vitesse dans trente centimètres de boue juste pour en rester au même plan ! Rien ne fonctionnait : ni les stratégies de succès déjà utilisées ni ce qui aurait normalement dû fonctionner.

Je savais qu'il y avait un problème, mais j'ignorais ce qui provoquait cette nouvelle résistance, surtout que je n'étais pas un novice. J'avais mené une vie d'athlète et voilà que je perdais du terrain. Je souscris à la stratégie suivante : si ce que vous faites ne fonctionne pas, essayez autre chose. C'est ce que j'ai fait.

J'ai passé un examen médical complet, y compris une série de tests pour découvrir si la chimie de mon organisme n'était pas détraquée – c'est-à-dire le mélange réactif de substances organiques qui composent le métabolisme, hormones, lipides et glucose sanguins.

Peu après, mon médecin m'a téléphoné et m'a assommé avec la nouvelle : mon taux de triglycérides (un composé lipidique qui circule dans le sang) était dangereusement élevé. Mon taux de glucose sanguin dépassait le pourcentage normal, indiquant que mon organisme métabolisait mal les glucides absorbés et les stockait plutôt en graisses. Les résultats des tests m'ont bouleversé, mais mon médecin m'a affirmé que les deux problèmes pouvaient être corrigés grâce à une prise en charge médicale et alimentaire.

Quel soulagement de le savoir! Par contre, l'information soulignait un élément inquiétant: à moins d'équilibrer les taux de triglycérides et de glucose sanguin, je courais tout droit à la cardiopathie ou au diabète. En réalité, les déséquilibres ne m'auraient pas affecté avant cinq ou dix ans – rien n'avait encore véritablement cessé de fonctionner – mais je savais qu'à un moment donné, les conséquences seraient inévitables. Les résultats de mes tests ont constitué un réveil brutal. À travers ces difficultés métaboliques, mon organisme essayait de me faire comprendre que je me dirigeais vers des maladies graves. Maintenant que je le savais, j'étais déterminé à écouter.

Au bout du compte, ce qui m'a permis de m'en sortir, c'est un programme de nutrition, de supplémentation et de médicaments pour rééquilibrer la chimie de mon organisme et me rendre la santé. Chacune de ces mesures a eu un résultat remarquable; mon poids est revenu à la normale, et il est resté stable depuis.

Question: serait-il possible que, vous aussi, quelque chose à l'intérieur de votre corps vous empêche de maigrir?

Absolument. Parmi les 65 pour cent d'obèses américains existe un groupe que j'appelle «résistant à la perte de poids»: en raison de certains dérèglements biochimiques et métaboliques, ces personnes sont incapables de maigrir, même en suivant des programmes d'exercice et de contrôle du poids par ailleurs efficaces.

Il est possible que vous fassiez partie de ces gens qui restent obèses sans raison apparente, et en dépit de leurs efforts. Si tel est le cas, votre configuration biochimique et métabolique fait que vous serez incapable de perdre un nombre raisonnable de kilos ni d'obtenir de résultats, peu importe votre discipline, vos sacrifices et les tortures auxquelles vous vous soumettez pour être en forme. Vous pouvez suivre le même régime que votre meilleure amie, faire le même programme d'exercice et travailler sur le même processus d'amélioration de soi, au bout du compte, vous aurez toujours un postérieur qui en impose, et votre amie deviendra si mince qu'on aura l'impression qu'elle va s'envoler. Bref, c'est terriblement facile pour vous d'engraisser et horriblement difficile de maigrir.

Si vous êtes aux prises avec une obésité que vous n'avez ni voulue ni provoquée, votre problème prend peut-être sa source dans votre physiologie, et non dans votre régime alimentaire ou votre mode de vie. Votre corps vous joue un mauvais tour. Résultat: votre obésité semble faire partie de votre destinée. Je suis d'accord, vous n'avez pas fait une très bonne affaire, mais votre cas n'est pas désespéré. Vous pouvez déjouer votre corps avec un bon traitement médical et une intervention ciblée.

Même si vous vous sentez frustré par ce que vous lisez, je vous demande de poursuivre votre lecture. Je suis l'une des rares personnes à savoir exactement ce que vous ressentez: c'est l'histoire de ma vie. Je sais comment on se sent lorsqu'une bonne alimentation et une pratique régulière d'exercices physiques ne donnent plus de résultats. Si vous en avez assez d'être prisonnier de cette ornière, sachez que vous êtes au bon endroit. Ensemble, nous allons vous sortir du piège où vous vous êtes enlisé, et vous permettre de reprendre la responsabilité de votre poids.

ÊTES-VOUS RÉSISTANT À LA PERTE DE POIDS?

Suivre un régime et faire de l'exercice quand vous êtes résistant à la perte de poids, c'est comme essayer de noyer, piéger ou empoisonner une colonie de taupes qui détruit votre gazon méticuleusement soigné. Ce genre de choses ne se règle pas tout seul, d'autant que vous ne vous attaquez pas au véritable problème. Le véritable problème, c'est que les taupes se nourrissent de larves et que le sol en contient. Éliminez les larves et vous éliminerez les taupes.

De la même façon, pour être en mesure de vous débarrasser des kilos accumulés autour de vos hanches et de votre estomac, vous devez découvrir ce qui vous rend résistant à la perte de poids. C'est une question cruciale qui exige une réponse honnête. Si vous n'allez pas au cœur du problème, vous ne maigrirez pas, peu importe ce que vous ferez, et votre organisme continuera de vous saboter de l'intérieur. Vous ne pouvez changer ce dont vous ne reconnaissez pas l'existence. Vous ne pouvez pas savoir à moins de demander.

Commençons par découvrir si vous êtes vraiment résistant à la perte de poids. Un simple questionnaire nous aidera à en déterminer la possibilité. Le profil que nous allons établir n'est pas conçu pour remplacer un examen médical complet; c'est simplement la première étape pour découvrir si vous résistez à la perte de poids.

Prenez le temps de répondre honnêtement à chaque question. Ne vous défilez pas en disant « Oui, c'est moi » en réponse à chaque question quand, en réalité, vous oubliez volontairement toutes ces deuxièmes portions auxquelles vous avez si manifestement succombé. Trop de « oui » signifie que vous cherchez des excuses pour être gros et préférez rejeter la responsabilité de votre problème sur autre chose, parce que vous n'avez pas encore consciemment résolu de changer votre comportement et votre mode de vie. Aussi, je vous en prie, soyez honnête dans vos réponses. Si vous ne l'êtes pas, vous n'aborderez pas le problème comme il faut, et la solution appliquée sera fausse et ne réglera rien. Vous négligerez une situation qui nécessite une attention médicale immédiate.

PROFIL DE RÉSISTANCE À LA PERTE DE POIDS

Dans le questionnaire qui suit, vous devez répondre aux questions par « oui » ou par « non ». Encerclez la réponse qui décrit le mieux votre situation. Si vous ne savez pas quoi répondre, ne répondez rien, mais essayez quand même de donner une réponse aussi honnête et précise que possible à toutes les questions.

1. Êtes-vous incapable de maigrir en dépit de régimes répétés et d'un programme d'exercice régulier?   *Oui/Non*

2. Prenez-vous l'un ou l'autre des médicaments suivants: antidépresseurs (en particulier une catégorie de médicaments connus sous le nom d'antidépresseurs tricycliques), stéroïdes, traitement hormonal substitutif (THS), médicaments pour traiter l'hypertension, le diabète ou l'épilepsie?   *Oui/Non*

3. Avez-vous récemment expérimenté deux ou plusieurs des symptômes suivants: intolérance au froid et aux variations de température; fatigue; constipation, peau sèche, rude ou pâle; voix enrouée; perte de cheveux, pertes de mémoire, difficulté de concentration?   *Oui/Non*

4. Mesurez votre taille en plaçant un mètre à ruban 2½ cm (1½ po) au-dessus de votre nombril. La mesure est-elle supérieure à 89 cm ou 35 po (dans le cas d'une femme)? À 102 cm ou 40 po (dans le cas d'un homme)?   *Oui/Non*

5. Lors de votre dernier examen, votre médecin vous a-t-il dit que vous souffriez de trois ou plusieurs des affections suivantes: hypertension, hypertriglycéridémie (150 ou plus), faible taux de cholestérol HDL (150 ou moins), ou élévation du taux de glucose sanguin?   *Oui/Non*

6. Avez-vous tendance à engraisser principalement des hanches et des cuisses?   *Oui/Non*

7. (Pour femmes) Avez-vous récemment expérimenté deux ou plusieurs des symptômes suivants: changements d'humeur, sensibilité des seins, changements menstruels (saignements), sécheresse des organes génitaux, bouffées de chaleur, sueur excessive?   *Oui/Non*

RÉSULTATS ET INTERPRÉTATION

Si vous avez répondu « oui » à deux questions ou plus, vous êtes probablement résistant à la perte de poids. En réalité, la seule façon d'en être certain, c'est de passer des examents médicaux et paracliniques. Poursuivons.

COMMENT SAVOIR SI VOUS RÉSISTEZ À LA PERTE DE POIDS: EXAMENS MÉDICAUX ET PARACLINIQUES

Le plus important consiste à passer des examens médicaux et à obtenir l'avis de votre médecin, comme je l'ai moi-même fait. Dites-lui que vous êtes incapable de maigrir, en particulier si vous avez engraissé ou si vous n'avez pu perdre du poids en dépit d'un programme précis de régime et d'exercice. Si vous le souhaitez, vous pouvez informer votre médecin des résultats du questionnaire précédent. Votre médecin en sait long sur votre état de santé, mais vous en savez encore davantage sur vous-même, la manière dont vous

vous sentez et ce que vous percevez. Il en va de votre responsabilité de fournir l'élément qui orientera votre médecin dans la bonne direction. La plupart du temps, une description exacte des symptômes permet au médecin de poser un diagnostic précis.

Si votre médecin est méthodique et méticuleux, il vous posera des questions clés pour évaluer votre état de santé. L'une d'elles portera sur les médicaments que vous prenez. Étonnamment, il existe plus de cent médicaments d'ordonnance connus pour causer une prise de poids. Vous en prenez peut-être un. Parmi les coupables, mentionnons certains antidépresseurs, les médicaments contre l'hypertension, les stéroïdes, les médicaments contre le diabète, l'hormonothérapie substitutive et les médicaments contre l'épilepsie. Prenez en note ceux qui font partie de vos mesures de santé personnelles et discutez-en avec votre médecin. Apportez-lui la liste de tous vos médicaments d'ordonnance ou en vente libre et étudiez-la avec lui. Attention! Il est essentiel de ne pas cesser de prendre un médicament qui vous a été prescrit avant d'en parler d'abord à votre médecin.

Si les médicaments ne sont pas en cause, votre problème est soit d'origine hormonale ou métabolique. Je vous présente dans la section qui suit une brève description de ces affections, ainsi que les examens paracliniques nécessaires à leur diagnostic, avec la manière d'interpréter leurs résultats en fonction de votre incapacité à perdre du poids.

Hypothyroïdie

Plusieurs personnes qui tentent sans succès de maigrir souffrent d'une sous-activité de la glande thyroïde dont la production d'hormones diminue ou cesse complètement. En conséquence, le métabolisme ralentit et l'organisme commence à stocker les calories sous forme de graisses. Les symptômes d'hypothyroïdie incluent l'intolérance au froid et aux variations de température, la fatigue, la constipation, des changements à la texture de l'épiderme (pâleur, rudesse ou sécheresse), l'enrouement de la voix, la chute de cheveux et les problèmes de mémoire. Si votre médecin soupçonne que votre thyroïde est inactive, il vous soumettra à une *exploration fonctionnelle de la thyroïde*. Il s'agit d'examens qui mesurent les taux des hormones thyroïdiennes dans le sang, à savoir la TSH (thyréostimuline), la T_3 (triiodothyronine) et la T_4 (tétraiodothyronine).

Une fois que votre médecin aura le résultat de vos examens, vous aurez à lui poser certaines questions pour être en mesure de comprendre pourquoi le fonctionnement de votre thyroïde fait obstacle à vos efforts de perte de poids. Le tableau n° 9 vous aidera à interpréter vos résultats et à formuler vos questions. Un problème d'hypothyroïdie peut être traité et corrigé par une supplémentation d'hormones thyroïdiennes, prise quotidiennement à vie.

Syndrome métabolique

Le syndrome métabolique concerne principalement les affections entourant le glucose et les lipides sanguins; c'est un ensemble de dérèglements qui poussent votre organisme à transformer trop de calories en graisses. En réalité, la boulimie et le manque d'exercice sont les principaux déclencheurs de ce syndrome. Une fois que vous l'avez, vous faites face à un dilemme assez troublant. Le syndrome métabolique vous prépare pour l'infarctus, l'accident vasculaire cérébral, le diabète de type B, certains cancers et les maladies hépatiques. Comme la chimie de votre sang et votre métabolisme sont tous les deux affectés, maigrir devient de plus en plus difficile. Mais voilà, c'est précisément ce que vous devez faire pour traiter et guérir le syndrome métabolique: vous devez perdre du poids et devenir plus actif. En fait, perdre entre 5 et 10 pour cent de votre poids contribuera à aider votre organisme à mieux gérer le taux de glucose sanguin et à stimuler le métabolisme.

Les principaux éléments du syndrome métabolique incluent l'obésité androïde, l'hypertension, un taux de glucose sanguin élevé ou supérieur à la moyenne, un pourcentage élevé de triglycérides et un faible taux de « bon » cholestérol sanguin (HDL). Il n'existe pas d'examen pour dépister ce syndrome; il faut subir une série de tests pour que votre médecin puisse établir le bon diagnostic. Heureusement, la plupart d'entre eux font partie de votre examen médical annuel.

TABLEAU 9. EXPLORATION FONCTIONNELLE DE LA THYROÏDE – RÉSULTATS ET INTERPRÉTATION

EXPLORATION FONCTIONNELLE DE LA THYROÏDE	*QUE SIGNIFIENT MES RÉSULTATS?	COMMENT CES RÉSULTATS INFLUENCENT-ILS MON POIDS?
TSH	Normal: 0,5 à 5,5 Optimal: 1 à 4 Anormal: techniquement, supérieur à 5,5 mais vous pouvez avoir de la difficulté à maigrir avec un taux supérieur à 5.	Cet examen est le plus important. Un taux *élevé* signifie que votre organisme a besoin d'augmenter son activité thyroïdienne. Un résultat entre 4 et 5 peut suggérer que la TSH essaie de stimuler la thyroïde à produire de la T_3 et de la T_4 sans y parvenir. La capacité de votre organisme de brûler des calories diminue. Difficile de maigrir dans ces conditions.
T_3 et T_4	Les valeurs varient beaucoup selon les laboratoires; quoi qu'il en soit, un taux faible doit être corrigé.	Quand ces taux sont faibles, votre métabolisme est lent. En conséquence, vous ne brûlez pas suffisamment d'énergie et vos tentatives pour maigrir resteront vaines tant que vous n'aurez pas commencé le traitement que votre médecin vous prescrira.

Les valeurs peuvent varier selon les différents laboratoires, votre âge et votre sexe.

Le tableau qui suit énumère les examens à demander à votre médecin dans le cas du syndrome métabolique, les résultats possibles et l'interprétation de ces derniers en fonction de votre résistance à la perte de poids. Les déséquilibres sont généralement traités grâce au régime alimentaire, aux suppléments et à une médication appropriée. (Pour plus de renseignements sur les stratégies de traitement, consultez la section intitulée Triomphez de la résistance à la perte de poids, à la page 303.)

TABLEAU 10.
EXAMENS DE DÉPISTAGE DU SYNDROME
MÉTABOLIQUE – RÉSULTATS ET INTERPRÉTATION

EXAMENS MÉTABOLIQUES	* QUE SIGNIFIENT MES RÉSULTATS?	COMMENT CES RÉSULTATS INFLUENCENT-ILS MON POIDS?
Mesure de la taille	Mesure anormale (femme): supérieure à 89 cm (35 po) Mesure anormale (homme): supérieure à 102 cm (40 po)	Une mesure qui excède la norme est un indicateur visuel important de résistance à la perte de poids.
Glycémie à jeun	Taux optimal: 80 Taux normal: inférieur à 110 Taux anormal: supérieur à 110 Taux à risque: supérieur à 126 (indique que le risque de diabète est élevé)	Si elle se situe dans la fourchette supérieure de 100 à 109, votre organisme commence à perdre la maîtrise de son glucose sanguin. Il métabolise les glucides excédentaires sous forme de graisses, ce qui rend la perte de poids difficile.
Triglycérides	Taux normal: inférieur à 150 Taux limite supérieur: 150 à 199 Taux élevé: 200 à 499 Taux très élevé: 500 et plus	Toute valeur supérieure à 150 indique que votre organisme transforme trop de glucides en triglycérides, ce qui peut entraîner un gain de poids.
Cholestérol HDL	Taux faible: inférieur à 40 Taux élevé: supérieur à 60	Un faible taux de «bon» cholestérol HDL augmente les risques de cardiopathie. Il indique probablement un excès de glucides raffinés et de graisses saturées dans l'alimentation. Un taux inférieur à 40 chez l'homme et à 50 chez la femme se rencontre fréquemment en présence du syndrome métabolique. Plus le HDL est élevé, mieux c'est. Souvenez-vous que HDL signifie lipoprotéines de *haute densité.*
Ratio triglycérides/HDL	Normal: inférieur à 4,5 Anormal: supérieur à 4,5	S'il tombe dans la fourchette de 4 à 4,5, gardez-le à l'œil. C'est un signal d'alarme qui indique des déficiences sur le plan de la gestion du glucose sanguin et une tendance de l'organisme à stocker les lipides excédentaires sous forme de graisses.
Pression sanguine	Normale: 120/80 Près de l'hypertension: entre 120/80 et 139/89 Élevée: 140/90 ou plus	Une lecture de 130/85 ou plus est considérée comme un facteur de risque pour le syndrome métabolique et la résistance à la perte de poids qui l'accompagne généralement.

Règle générale, votre médecin portera un diagnostic de syndrome métabolique si vous souffrez de trois affections ou plus.

Déséquilibre œstrogénique

Pour les femmes, une autre possibilité consiste à vérifier le taux d'œstrogènes. Si vous avez pris la pilule contraceptive, suivi une hormonothérapie substitutive, ou les deux, votre organisme peut avoir accumulé un surplus nuisible d'œstrogènes, dont la conséquence paraît au niveau des cuisses, des hanches et des fesses. Parmi les autres symptômes, mentionnons les changements d'humeur, la sensibilité des seins, les changements menstruels (saignements), la sécheresse des organes génitaux, les bouffées de chaleur et la sueur excessive.

TABLEAU 11. ANALYSE DU TAUX D'ŒSTROGÈNES – RÉSULTATS ET INTERPRÉTATION

ANALYSE SANGUINE DE MESURE DU TAUX D'ŒSTROGÈNES	* QUE SIGNIFIENT MES RÉSULTATS?	COMMENT CES RÉSULTATS AFFECTENT-ILS MON POIDS?
Total des œstrogènes sanguins		Selon le stade de la vie, les graisses se répartissent différemment dans l'organisme: les œstrogènes sont responsables de cette situation. Dans la trentaine ou la quarantaine, les graisses s'accumulent autour des hanches et des cuisses; la pilule contraceptive peut envenimer la situation. Dans la cinquantaine ou la soixantaine, les graisses s'accumulent autour de la taille. Si vous souffrez d'un surplus d'œstrogènes, votre organisme accumule plus facilement les graisses à cause d'un ralentissement métabolique. Un surplus d'œstrogènes peut aussi augmenter l'appétit et provoquer de la rétention d'eau – deux autres raisons d'engraisser. Votre médecin pourra décider de faire des examens plus spécialisés selon votre problématique. Comme toujours, faites part à votre médecin de tous vos symptômes.
préménopause	Taux normal: 70 à 90 pg/ml** Taux anormal: supérieur à 900 pg/ml	
postménopause	Taux normal: 130 pg/ml Taux anormal: supérieur à 130 pg/ml	
homme adulte	Taux normal: 130 pg/ml ou moins Taux anormal: supérieur à 130 pg/ml	

Les valeurs peuvent varier selon les différents laboratoires, votre âge et votre sexe.
**pg/ml = picogrammes par millilitre*

Votre taux d'œstrogènes peut être vérifié grâce à une analyse d'urine ou de sang; le plus souvent, les médecins auront recours à l'analyse d'urine. Classées selon l'étape de vie, les valeurs normatives du tableau n° 11 vous aideront à comprendre les résultats de votre analyse et à poser les bonnes questions à votre médecin. Si vos résultats excèdent la valeur supérieure de chaque fourchette, vous souffrez probablement d'un déséquilibre œstrogénique. Si votre difficulté à maigrir est liée à ce type de problème, il faudra ajuster votre supplémentation œstrogénique ou l'arrêter complètement pour corriger la situation. Discutez de la question avec votre médecin.

TYPE CORPOREL ET RÉSISTANCE À LA PERTE DE POIDS

En plus des examens que je viens de décrire, vous ou votre médecin pouvez procéder à un examen visuel très simple pour vérifier votre résistance à la perte de poids. Regardez-vous dans un miroir et vous pourrez immédiatement obtenir un indice important pour expliquer votre insuccès. Comment faire? Sachez que l'endroit où les graisses se concentrent représente un bon indicateur visuel. Je sais que vous détestez faire ce que je vais vous demander, mais prenez le temps d'examiner attentivement votre corps (nu, de préférence) dans un miroir sur pied. Je vous en prie, ne sautez pas cette étape!

Avez-vous tendance à engraisser de la taille? Votre silhouette s'apparente-t-elle à celle d'une pomme? Ou ressemblez-vous plutôt à une poire, avec de l'embonpoint aux hanches et aux cuisses?

Depuis les années 1980, les médecins se servent de cet examen visuel et de votre type corporel pomme ou poire pour interpréter ce qui se passe dans le corps. L'endroit où se logent les graisses indique si vous êtes résistant à la perte de poids et pourquoi.

Le type pomme a de la difficulté à métaboliser les glucides, souvent le signe d'une production excessive d'insuline. Pour libérer le sang des glucides qui l'encombrent, votre organisme produit trop d'insuline. Les cellules adipeuses de la région abdominale étant particulièrement sensibles à cette hormone, vos graisses se logeront dans cette zone. Par ailleurs, un métabolisme ralenti par une thyroïde paresseuse provoquera une accumulation autour de la taille, plus haut et aussi ailleurs.

Emmagasiner les graisses autour des cuisses et des hanches – le type poire – peut indiquer un déséquilibre œstrogénique : en effet, l'un de ses symptômes concerne la répartition des graisses dans la partie inférieure du corps. Les graisses accumulées autour des hanches et des cuisses sont plus difficiles à déloger.

L'hypothyroïdie n'est pas associée à un type corporel en particulier. Elle augmentera cependant la prise de poids autour des hanches et des cuisses s'il y a également déséquilibre œstrogénique. Qui plus est, tout déséquilibre métabolique supplémentaire encouragera une accumulation encore plus grande des graisses à la taille. Pour finir le tableau, dans les cas d'hypothyroïdie, de syndrome métabolique et de déséquilibre œstrogénique, la résistance à la perte de poids sera renforcée par la prise de médicaments dont c'est l'un des effets secondaires.

TRIOMPHEZ DE LA RÉSISTANCE À LA PERTE DE POIDS

J'espère qu'à ce stade, vous avez compris que votre incapacité à maigrir a peut-être des causes biochimiques et physiologiques. Ce n'est pas une question d'abus de nourriture ni de manque d'exercice. Ce n'est pas une question de faiblesse émotionnelle. Et ce n'est pas votre faute.

Néanmoins, vous n'êtes pas tiré d'affaire, parce que vous savez sans l'ombre d'un doute que vous faites partie de ceux qui résistent à la perte de poids. Vous ne pouvez pas pour autant vous retirer du jeu et rester spectateur. Il ne vous faut pas non plus diminuer vos efforts pour atteindre un poids santé, ni cesser d'utiliser les sept clés. Vous ne pouvez pas avoir le beurre et l'argent du beurre. Ce que vous devez faire, c'est changer certaines choses, en termes de régime alimentaire, de mode de vie, de prise en charge médicale de votre santé, afin d'éviter que votre poids et votre santé ne vous échappent complètement.

Découvrir que vous êtes résistant à la perte de poids ne vous condamne pas à vivre obèse. C'est simplement le signe que votre organisme a changé d'une façon médicalement significative. Grâce à l'information obtenue lors de vos examens, vous savez que vous devez faire certaines modifications pour réussir à maigrir. Bien que le traitement de la résistance à la perte de poids ne fasse pas l'objet de ce livre, je ne veux pas vous laisser en plan, sans réponse ni solution.

Selon le type corporel, les besoins métaboliques seront différents. Je vous suggère donc d'étudier avec votre médecin la possibilité de prendre certains suppléments nutritionnels. Ajoutés à votre régime quotidien, ils contribueront à réduire votre résistance à la perte de poids : sans nécessairement combattre l'accumulation de graisses, ils aideront votre organisme à retrouver son équilibre métabolique.

Il existe des suppléments dont la formule scientifiquement établie peut vous aider à mieux gérer le contrôle de votre poids, de concert avec un régime alimentaire semblable à celui que je vous ai proposé et un programme régulier d'exercice. Parmi ces suppléments, mentionnons certaines herbes, des vitamines et des minéraux dont l'efficacité sur le contrôle du glucose sanguin et le métabolisme est largement reconnue dans le monde scientifique. Consultez le tableau n° 12 (page 305) pour en savoir plus sur ces nutriments, connaître les dosages les plus efficaces et déterminer lesquels conviennent à votre type corporel. Les propriétés de ces nutriments ont été établies par un solide corpus de recherche scientifique (et un dossier complet d'innocuité). Certains vous seront familiers, d'autres totalement inconnus. En choisissant les suppléments à consommer, ciblez avec votre médecin les produits contenant les quantités de nutriments recommandées dans le tableau.

En prenant connaissance de la liste, vous pourrez être un peu étourdi : « Mon Dieu! Est-ce que je vais devoir prendre une poignée de comprimés chaque jour? » Non. Plusieurs de ces nutriments – le chrome, l'iode et le vanadium, par exemple – sont déjà présents dans les suppléments de vitamines et de minéraux à dosage élevé; d'autres sont conjugués dans des suppléments spécialement conçus pour soutenir le métabolisme. En réalité, vous prendrez moins de comprimés que vous ne l'imaginez.

Les suppléments nutritionnels ne remplacent pas un mode de vie sain, une bonne maîtrise du comportement ou un traitement

TABLEAU 12.
SUPPLÉMENTS NUTRITIONNELS POUR CONTRER LA RÉSISTANCE À LA PERTE DE POIDS

NUTRIMENT	DESCRIPTION	*DOSE QUOTIDIENNE	TYPE CORPOREL
Avantages des vitamines et des minéraux pour contrer la résistance à la perte de poids			
Chrome	Minéral qui stabilise le taux de glucose sanguin	200 mcg	Pomme ou poire
Iode	Minéral présent dans les hormones thyroïdiennes	75 mcg	Pomme ou poire
Magnésium	Minéral participant à plus de 400 réactions métaboliques	400 mg	Pomme ou poire
Sélénium	Minéral qui protège les cellules des dommages	140 mcg	Pomme ou poire
Vitamine C	Antioxydant très puissant qui protège les cellules des dommages	500 mg	Pomme ou poire
Vitamine E	Antioxydant très puissant qui protège les cellules et les tissus	200 UI	Pomme ou poire
Autres nutriments potentiellement bénéfiques			
Coenzyme Q10	Composé naturel essentiel à la production d'énergie organique	100 mg	Pomme ou poire
Acide linoléique avec liaisons conjuguées	Acide gras naturel présent dans l'huile de carthame. Combiné à un régime hypocalorique et à de l'exercice, il pourrait réduire les dépôts de graisses et augmenter le rapport graisses/masse corporelle sans les graisses	2 000 mg	Pomme ou poire
Extrait de thé vert	Herbe stimulant le métabolisme	270 mg	Poire
L-carnitine	Composé semblable à une vitamine, sécrété par l'organisme et utile au métabolisme des graisses	100 mg	Pomme ou poire
Acides gras omega-3	Bons gras présents dans les poissons, ils contribuent à la santé des membranes et du cœur	500 mg	Pomme ou poire
Isoflavones de soya	Composés végétaux qui pourraient contribuer à la santé du cœur	50 mg	Poire
Vanadium	Minéral nécessaire en petite quantité ; aide à maintenir la stabilité du taux de glucose sanguin	10 mcg	Pomme

*mcg = microgrammes ; mg = milligrammes

médical. Ce ne sont pas des cures miracles pour maigrir. Par contre, si vous êtes réellement résistant à la perte de poids, la preuve scientifique est assez solide pour démontrer que, conjugués à l'exercice et à un régime alimentaire approprié, certains suppléments pourront vous aider.

Prendre des suppléments ne représente toutefois qu'une partie de votre stratégie globale. Vous pouvez faire beaucoup plus pour votre santé et votre mode de vie. Prenez connaissance, dans le tableau nº 13 (page 307), du résumé des stratégies qui vous permettront d'une part de gérer votre résistance à la perte de poids sur le plan médical et au niveau de votre mode de vie, et d'autre part de recommencer à maigrir.

En tirant profit de ces informations et en affrontant résolument ce qui se passe dans votre corps, vous verrez vos tentatives de réduction de votre poids se transformer en succès. C'est un fait : vous avez des problèmes de santé et ils doivent être corrigés. Vous avez des défis à relever. Je souhaite de tout cœur que vous soyez prêt à prendre les mesures qui s'imposent pour changer.

Avec un enjeu aussi élevé – poids, santé et estime de soi –, il vous faut agir. Comme je le dis souvent, la vie récompense l'action. Vous ne pouvez pas remettre votre état de santé entre les mains de votre médecin, et attendre passivement qu'il procède aux réparations, comme un mécanicien qui s'affaire à la mise au point d'un moteur. Prenez l'initiative et persévérez jusqu'à atteindre un poids santé. Je sais que c'est un défi exigeant, mais je vous le dis sans équivoque : faites-le parce que votre poids, votre santé et votre vie en dépendent.

Une fois sur votre lancée, vous allez acquérir une pleine maîtrise de votre apparence, de votre ressenti et de votre rendement. Toutes ces années de frustration et de culpabilité face à l'échec seront alors choses du passé ; vous atteindrez enfin un poids santé, stable et satisfaisant. Il vous faudra vous engager et faire des efforts mais, une fois que vous aurez fait le premier pas, vous aurez l'impression de vous être défait de vos œillères et de vivre une vie à la mesure de vos souhaits les plus chers.

Je veux que vous soyez enthousiaste à l'idée de reprendre le contrôle de votre poids, et de vivre différemment. Vous pouvez faire

TABLEAU 13.
STRATÉGIES POUR CONTRER LA RÉSISTANCE À LA PERTE DE POIDS SUR LE PLAN MÉDICAL ET AU NIVEAU DE VOTRE MODE DE VIE

TYPE CORPOREL	AFFECTION MÉDICALE	STRATÉGIES
Pomme ou poire	*Hypothyroïdie*	Prenez les médicaments prescrits par votre médecin. C'est la stratégie de traitement la plus importante. Soutenez le traitement médical avec un régime alimentaire optimal comme le régime à haute dépense énergétique et à rendement élevé que je propose, ainsi que des suppléments nutritionnels. Optez pour un programme d'exercice qui comprend des poids et haltères pour accélérer votre métabolisme ; si vous n'avez pas encore l'énergie pour le faire, optez pour un programme d'exercices doux comme le tai chi ou le yoga. Apprenez à gérer votre stress de manière à ne pas aggraver votre hypothyroïdie.
Pomme	*Syndrome métabolique*	Modifiez votre régime pour qu'il soit faible en lipides et en glucides, et riches en aliments naturels regorgeant de vitamines et de minéraux, comme je le suggère dans mon régime alimentaire à haute dépense énergétique et à rendement élevé. Demandez à votre médecin si la prise de suppléments de vitamines et de minéraux aidera à améliorer votre profil métabolique. Commencez un programme régulier d'exercice qui inclut aérobie et poids et haltères pour faire fondre les graisses de la région abdominale. Éliminez les dépendances comme le tabagisme et la consommation abusive d'alcool qui contribuent à aggraver le syndrome métabolique et ses symptômes. Réduisez le stress et apprenez à mieux le gérer. Il cause des déséquilibres hormonaux qui se traduisent par des kilos en trop autour de la taille. Au besoin, prenez les médicaments prescrits par votre médecin.
Poire	*Déséquilibre œstrogénique*	Augmentez l'apport en fibres de votre régime. Incorporez davantage d'aliments de soya dans votre alimentation pour aider à équilibrer vos hormones naturellement. Ajoutez à votre régime des suppléments nutritionnels qui stimulent le métabolisme. Un supplément de vitamines et de minéraux quotidien de base contribuera à corriger les déficiences causées par un surplus hormonal. Inscrivez-vous à un programme régulier d'exercice pour réduire les graisses corporelles (qui fabriquent les œstrogènes). Discutez avec votre médecin des solutions de remplacement à l'hormonothérapie substitutive.

beaucoup pour contrer votre résistance à la perte de poids : soyez prêt à collaborer avec votre médecin et à vous soumettre activement au traitement proposé. Vos kilos disparaîtront, vous serez en meilleure forme, et vous améliorerez la qualité de votre vie, que votre décision de changer aura peut-être même sauvée.

12

On gère son obésité, on n'en guérit pas

Il n'est pas question de vos tentatives, il est question de vos résultats.
La vie est un sport de contact et votre pointage s'affiche au tableau.

Dr Phil

Vous voilà maintenant en possession des sept clés qui vous ouvrent la porte d'un contrôle permanent de votre poids. Vous êtes maintenant parfaitement équipé pour maigrir jusqu'à votre poids santé et à la taille souhaitée, et rendre le processus à son terme naturel. Vous possédez les outils, les connaissances, la cible, la clarté et la motivation pour y arriver.

Permettez-moi néanmoins d'être à nouveau très franc : vous devez savoir que la majorité des gens qui atteignent le poids visé ne réussissent pas à s'y maintenir. En fait, il y a autant de gens qui essaient de maigrir qu'il y a de personnes considérées comme obèses. Le pourcentage d'obésité et le taux d'Américains au régime augmentent en parallèle.

Il est évident que plusieurs n'arrivent pas à stabiliser leur poids. Selon moi, la principale raison en est ce qu'on pourra appeler le *dérivé instinctif*. En enseignement, je me sers de la fable du scorpion et de la tortue pour illustrer mon propos. Incapable de nager, le scorpion demande à la tortue de lui faire traverser la rivière. « Pas question ! », s'écrit-elle. « Tu vas me piquer dans le cou pendant que je nage et je vais me noyer. »

Le scorpion répond : « Si je te pique, on se noie tous les deux. Pourquoi est-ce que je ferais ça ? »

« C'est vrai », acquiesce la tortue. « Grimpe. » Le scorpion monte donc sur le dos de la tortue qui s'avance dans la rivière. À mi-chemin, il pique la tortue. Alors qu'ils sont en train de couler, celle-ci gémit : « Mais pourquoi t'as fait ça ? »

Le scorpion s'excuse : « J'y peux rien. C'est dans ma nature. »

Voilà ! Pour toute créature soumise à certaines conditions, le dérivé instinctif consiste à revenir à ses tendances naturelles. Prenez un animal sauvage, prédateur depuis des siècles, modifiez artificiellement son comportement en « l'apprivoisant », et étonnez-vous ensuite quand il répond à sa programmation génétique et dévore son maître au petit déjeuner. L'animal n'est pas sauvage, il suit sa nature ! Les êtres humains sont peut-être plus intelligents (ou peut-être que non), mais ils fonctionnent de la même façon.

Laissez-moi m'expliquer davantage : vous traînez en vous des comportements acquis et incrustés depuis des années – votre façon de manger, penser, ressentir et agir. Ils sont devenus des habitudes auxquelles vous retournez instinctivement quand vous êtes stressé ou sous pression, quand vous délaissez la responsabilité de votre poids, de votre santé et de votre existence et que vous ne programmez plus consciemment et précisément votre vie. Le dicton dit juste : « Les vieilles habitudes ont la vie dure. »

Votre comportement passé et vos schémas habituels de pensées, d'émotions et de réactions représentent malheureusement les meilleurs indicateurs de votre future attitude. Donc, dans la plupart des cas, cela signifie que, si vous avez essayé de maigrir, toujours sans succès, il y a de fortes chances pour que vous viviez à nouveau l'échec. Si vous avez abusé quotidiennement de la nourriture pendant des années, il y a fort à parier que vous continuerez à le faire encore cette année. Si vous avez été inactif depuis le début de l'âge adulte, on peut prédire sans trop de risques d'erreur que vous resterez passif encore cette année. Voilà votre plus lourd fardeau, le plus grand obstacle au maintien de votre poids santé. Les courants de la vie en général et votre mode de vie en particulier conspireront pour vous faire retomber dans le mode de vie malsain et improductif que vous travaillez si fort à fuir.

Arrêtons-nous un moment : ce qui précède n'a pas à être vrai dans votre cas. Vous connaissez maintenant les raisons de vos excès et votre obésité, vous savez quoi faire pour changer et vous avez les ressources pour vous engager dans la bonne direction. Si votre passé de boulimique prédit votre avenir et que vous souhaitez créer un nouvel avenir – avec un poids santé et une meilleure image de vous-même – commencez à écrire un nouveau scénario. L'utilisation quotidienne des sept clés vous aidera à vous tisser une nouvelle histoire : les jours deviendront des semaines, les semaines des mois, les mois des années ; vous vous comporterez toujours de façon saine et productive et, avec le temps, ce comportement deviendra celui qui vous prédira un avenir dans la même lignée.

Comprenez que le succès est une cible mouvante, surtout dans un monde en perpétuel changement. Si, après avoir lu ce livre, vous mettez à profit les sept clés et leurs stratégies, vous atteindrez le poids que vous vous êtes fixé et j'en serai très heureux pour vous. Mais ne croyez pas alors que votre propension à l'obésité est disparue pour toujours. Une fois que vous vous prenez en charge sur ce plan, sachez qu'il reste beaucoup de travail à faire. Il faut des efforts, des gestes et une détermination sans faille pour se libérer des programmations négatives du passé. Or, une certaine partie de vous est toujours à l'aise avec ses anciennes façons d'être et de faire et ne veut pas changer : elle vous opposera donc une résistance féroce.

Vous avez travaillé avec persistance pour être obèse et vous créer un univers qui encourage votre obésité. Vous avez forgé votre mode de vie en laissant le champ libre aux parties perdantes de votre être qui vous empêchent de vous prendre en charge. Croyez-moi : reconnaître que vous vous sabotez ne suffira pas à régler le problème. Vous devrez maintenir votre poids santé plusieurs années avant de laisser derrière vous tout ce temps où vous avez été obèse. Votre poids dans cinq ans sera fonction de votre capacité à gérer cette problématique au jour le jour.

Je ne veux pas mettre un frein à votre enthousiasme. Grâce aux clés de ce livre, vous faites maintenant partie des personnes qui savent ce qu'il faut faire pour obtenir des résultats durables. Mais il y a une grosse différence entre savoir et faire, entre vouloir intégrer des changements et changer effectivement sa vie. Ce que vous vous apprêtez à faire s'apparente à ce que vit quelqu'un qui entre dans une salle de cinéma obscure. Au début, la noirceur est telle qu'il ne peut voir où il va, mais ses yeux s'habituent et, une fois assis, il peut voir à nouveau, et même presque normalement. Mais il n'oublie pas qu'il est dans le noir. Vous vous retrouvez exactement dans la même situation si vous abandonnez votre engagement de surveiller votre poids et cesser d'agir dans ce sens. Vous replongez dans un univers sombre et flou où les mauvais choix et les comportements autodestructeurs sont à nouveau la norme. Votre passé, vos vieilles habitudes, tout ce que vous vous êtes efforcé de rejeter alourdit encore votre univers. Vous restez là, vous vous mettez à penser que c'est normal et vous retombez dans votre ancien mode de vie. Ce n'est pas normal. Et je veux que vous fassiez partie de ceux qui ont le courage et la détermination de continuer à marcher dans la lumière.

J'espère que vous avez été stimulé par la programmation que je vous ai présentée pour atteindre et maintenir votre poids santé, par les questionnaires, les évaluations et l'application des clés et des étapes. Mais le processus n'est pas terminé. Il reste encore des zones dangereuses derrière chaque porte: vous restez vulnérable et, par le fait même, votre capacité à surveiller votre poids aussi.

Je serais malhonnête de ne pas insister sur ce point. Aussi, comme nous en sommes à la conclusion, je veux m'assurer que vous êtes conscient des dangers, que vous savez comment les aborder et conserver les acquis chèrement gagnés. Les pages qui suivent vous mettront donc froidement au fait des risques qui vous guettent à partir de maintenant. Osez les affronter courageusement et vous les maîtriserez.

DÉCEPTION

Bon. Imaginons que vous fantasmez en vous disant qu'une fois rendu à votre poids idéal, votre nouvelle apparence vous permettra d'obtenir un nouvel emploi, de rencontrer un compagnon ou une compagne et de mener une existence nouvelle. Vous vous réveillez donc un matin, mince, en forme et en santé, et aucun de vos rêves ne se matérialise. Bien sûr! C'est impossible dans le monde où nous vivons. On ne vous aime pas davantage mince. Vous n'avez pas eu d'augmentation. Votre mariage traverse toujours des écueils. Vous étiez malheureux obèse; vous êtes maintenant malheureux mince.

En ressentant de la déception, vous aurez tendance à penser : « À quoi bon ! Pourquoi avoir fait tous ces efforts pour maigrir si c'est pour vivre la même vie qu'avant ? » La vérité cachée ici est difficile à regarder en face : votre déception vous sert d'excuse pour sauver la face quand vous échouez, ce que vous essayez de faire en régressant vers vos anciennes pensées, vos anciens sentiments, vos anciens comportements et, éventuellement, votre ancienne silhouette. Si vous pensez que les problèmes du quotidien disparaîtront une fois que vous aurez atteint votre but, vous n'êtes pas réaliste et vous vous arrangez pour tout abandonner.

Vous vous imaginez peut-être en regardant d'autres gens minces – votre collègue taillée au couteau, la voisine supercanon en bikini, votre frère affichant fièrement ses biceps – que leur vie est parfaite : s'ils sont en forme, leur existence est certainement formidable. Regardez les choses en face : il faut être idiot pour mettre les gens sur un piédestal. Aucune vie n'est parfaite ici-bas.

Je vous dirai bien humblement que j'ai eu la chance et le plaisir de rencontrer plusieurs célébrités à qui j'ai souvent demandé comment on se sent quand on est connu. Vous serez surpris d'apprendre que les gens célèbres se comparent invariablement à d'autres personnes célèbres – des vedettes du même calibre – et me disent : « Je ne me sens pas du tout comme l'image qu'ils projettent. »

La célébrité ne les fait pas se sentir ainsi qu'on peut l'imaginer, lorsqu'on évoque le « glamour », la réussite, le fait d'apparaître comme un « être spécial ». La célébrité ne se vit pas de l'intérieur comme l'image qu'on s'en fait de l'extérieur. C'est la même chose dans le cas de la minceur.

Vous vivez dans un monde de rêves si vous croyez que votre état intérieur ressemblera à l'apparence extérieure des autres, et si vous entretenez des attentes irréalistes quant à ce que sera votre vie une fois que vous aurez maigri. De cette façon, vous vous organisez pour échouer. Vous devez être lucide au sujet de ce que vous attendez de vous-même et de la vie, lorsque vous utilisez les clés pour maigrir et maintenir votre poids santé par la suite.

Pour éviter de retomber dans les schémas de comportement qui vous ont gardé obèse, évacuez toute forme de fantasme ou de fiction de votre vie. Vous maigrirez et resterez mince le reste de votre vie si vos attentes sont réalistes quant à ce qui se produira une fois rendu à votre poids santé. N'entretenez pas de chimères. Bien sûr, gardez vos exigences élevées et respectez-les, mais établissez tout de même des normes réalistes. Ne vous leurrez pas sur l'importance de vos défis, sur les efforts qu'ils exigeront de vous, ni sur ce que sera votre vie quand vous serez en forme et en meilleure santé. Servez-vous de ce réalisme précieux pour définir qui vous êtes et ce que vous pouvez raisonnablement obtenir.

CROYANCES ARRÊTÉES

Si vous êtes obèse depuis longtemps, votre perception de vous-même est probablement bien ancrée, même si vous avez maigri de plusieurs kilos et portez des vêtements de taille inférieure. Cette perception se compose de *croyances arrêtées*, à savoir une image négative de vous-même, décrétée par vous juste et vraie. Certaines croyances arrêtées sont ancrées depuis l'enfance, d'autres ont été acquises plus tard. Indépendamment de leur origine, plusieurs sont le produit de l'image que vous avez de vous-même ; ce sont des hypothèses tenaces, certaines fausses ou maintenant désuètes, que vous vous êtes forgées sur vous-même au fil de votre vie. Parce que vous êtes ou avez été obèse, vous croyez que certaines choses vous sont interdites, que vous ne les méritez pas ou que vous n'avez pas les compétences pour les obtenir. Vous croyez que ces faits sont réels, vous les acceptez et les intégrez dans votre vie. J'illustrerai mon propos avec certaines croyances arrêtées qui m'ont été confiées par des personnes luttant pour vaincre leur obésité :

Je ne vaux rien.

Je suis incapable d'atteindre mes objectifs de perte de poids.

Je ne réussirai jamais professionnellement parce que je suis obèse.

C'est bon pour les gens minces.

Je me fais trop regarder quand je sors.

Je n'aurai pas l'emploi.

Je ne mérite rien de plus que ce que j'ai.

Je suis incapable d'être plus attrayant.

Les croyances arrêtées sont généralement limitatives. Vous pouvez vous les représenter comme des camisoles de force mentales qui vous restreignent et vous empêchent de vous voir autrement que gros ou imparfait. Dans cet état psychologique, vous ferez abstraction de tout changement notable (comme avoir maigri) s'il contredit vos croyances arrêtées, qu'elles ressemblent à ce qui précède ou non. Vous vous privez énormément en les laissant vous posséder. J'ai aidé des milliers d'obèses et j'en ai vu beaucoup rester prisonniers de ce schéma familier, mais oh combien frustrant, qui consiste à maigrir pour réengraisser aussitôt, parce qu'on se voit toujours obèse. Paralysé par le danger, on risque de reprendre les kilos jamais perdus psychologiquement. Même en maigrissant, on a de la difficulté à s'avouer qu'on mérite et qu'on veut davantage, à cause des chaînes étroites des croyances arrêtées. Il est stupéfiant de constater à quel point les gens réussissent à se contraindre !

En même temps, vous devez reconnaître que certaines croyances arrêtées vous récompensent. En maigrissant, vous perdez une partie de votre apparence physique et votre minceur peut se révéler menaçante et effrayante. Pendant des années, vous avez désespérément voulu maigrir et rester mince ; or, quand cela se produit, vous vous sentez mal à l'aise dans ce nouveau corps plus discret. Être gros vous a servi de bien des façons. Comme c'est une loi universelle que les gens font ce qui fonctionne, vous êtes resté obèse parce que cet état vous procurait une forme ou une autre de récompense. Vous avez peut-être utilisé votre obésité pour échapper à l'attention du sexe opposé en neutralisant votre charme sexuel. Votre excès de poids a pu vous servir à cacher votre féminité et à vous protéger de l'attention de vos collègues masculins. Votre obésité a pu aussi faire fonction d'excuse à vos échecs. Vous vous êtes dit que vous n'avez pas eu tel emploi, n'êtes pas sorti avec telle personne, et ne vous êtes pas inscrit à tel cours parce que vous êtes obèse.

À mesure que votre silhouette se transforme, votre zone tampon et vos excuses risquent de vous manquer : vous vous sentirez mal à l'aise et sur le point de presser le bouton panique. C'est compréhensible. L'inconfort vous incitera à faire des compromis et vous poussera à agir en désaccord avec vos buts santé. Si vous essayez de surveiller votre poids tout en vous cachant derrière ces mécanismes de défense, vous échouerez. Ce n'est donc pas le moment de vous débrancher ou de presser le bouton.

Si vous êtes obèse depuis longtemps, il vous faudra un certain temps avant de changer votre «état d'esprit d'obèse» et vos «croyances arrêtées». Vous devez apprendre à vous sentir bien dans ce nouveau corps mince et en santé, et vous devez en même temps apprendre à vous défaire de votre «obésité psychologique». Vous n'y arriverez pas à moins de commencer à vous conduire comme une personne mince et en santé. En agissant en fonction de votre apparence, vous vous ouvrez à l'expérience des sentiments positifs qui accompagnent ce comportement. Même si vous avez le sentiment que ce n'est pas entièrement juste, orientez-vous en ce sens en agissant simplement et positivement. Avant longtemps, vos nouvelles croyances, réalistes et confiantes, deviendront la règle plutôt que l'exception. Certains moyens vous aideront à «maigrir psychologiquement» et à vous sentir mieux dans votre peau: regardez-vous souvent dans le miroir pour vous habituer à votre nouvelle silhouette et à votre nouvelle image; affrontez courageusement les situations qui vous effrayaient auparavant (porter un maillot de bain, essayer de nouveaux vêtements, aller à une fête ou sortir dans le monde); poursuivez votre programme d'exercice en appréciant votre force et votre forme physique; aussi, saisissez au vol tout commentaire intérieur négatif et remplacez-le par des affirmations plus justes.

Soyez patient avec vous-même; c'est un processus qui prend du temps. Vous pouvez comparer la modification de vos croyances arrêtées à la rénovation d'une maison qui ne convient plus à votre mode de vie. Pour que la maison soit à nouveau confortable, vous devez arracher le papier peint, faire tomber quelques murs, remplacer des luminaires démodés ou réparer des fissures problématiques. C'est la même chose avec les croyances: vous devez décaper les idées arrêtées, vous défaire de leurs récompenses pernicieuses, mettre en échec les vieilles pensées limitatives vous persuadant que vous ne valez rien et que vous n'avez pas droit au succès, les jeter aux ordures et les remplacer par de nouvelles connaissances et des intuitions pénétrantes. C'est ainsi que vous vous ouvrirez à de nouvelles façons de vous voir qui vous apporteront d'autres récompenses. Vous pourrez dès lors vivre en paix et en harmonie avec ce nouveau corps, le vôtre.

Si vous voulez réellement changer vos croyances arrêtées, allez jusqu'au bout. Fouillez partout, sans quoi… Indépendamment des messages de votre mental, vos croyances réductrices et leurs récompenses aboutissent toujours à des comportements inacceptables qui menacent votre aptitude à garder votre poids stable. Si vous ne les délogez pas, vous compromettez votre capacité de vous adapter à ce que vous venez d'apprendre dans ce livre.

RELÂCHEMENT DE L'EFFORT

La tendance naturelle consiste soit à relâcher immédiatement son attention après avoir terminé la lecture d'un livre comme celui-ci, soit à continuer d'utiliser les techniques. Vous avez fait de réels progrès, mais ce n'est pas encore le repos du guerrier. Vous devez vous assurer d'utiliser les sept clés à long terme, pour contrebalancer l'influence négative et les défis du monde extérieur face à vos efforts pour maintenir la stabilité de votre poids.

Vous avez beaucoup maigri et vous avez atteint le poids que vous vous étiez fixé ; vous avez peut-être l'impression que vous pouvez faire face à la musique et laisser tomber vos défenses. Souvenez-vous du titre de ce chapitre : *On gère son obésité, on n'en guérit pas*. Vous ne devez jamais relâcher votre vigilance sur vos pensées, vos émotions ni vos actes. L'objectif principal doit rester le même : vigilance constante et surveillance étroite de votre poids et de votre santé en général.

À partir de maintenant, le maintien de votre poids va vous demander de vous engager dans ce que les psychologues appellent parfois « l'autosurveillance », c'est-à-dire un processus consistant à noter vos progrès et vos performances, de manière à empêcher les comportements qui vous nuisent de regagner un seul centimètre de terrain dans votre vie. Vous ne serez pas étonné d'apprendre qu'il s'est avéré que les gens pratiquant une autosurveillance régulière maintiennent plus facilement leur poids que ceux qui sont inconstants.

À mon avis, le manque d'autosurveillance est l'une des raisons pour laquelle les gens reprennent le poids perdu. Ils ne reconnaissent pas les avertissements – grammes supplémentaires, vêtements un brin plus serrés. Ils ne veulent pas voir la vérité et choisissent plutôt de nier les signes avant-coureurs qui les pousseraient autrement à corriger la situation. En refusant de reconnaître que vous avez perdu la maîtrise de vous-même, que vous mangez mal, que vous ne faites pas suffisamment d'exercice et que vous ne vous comportez pas comme vous le devriez, vous perdez un temps précieux et avec lui, de précieuses occasions d'agir rapidement et énergiquement. Prenez garde aux avertissements : vous pourrez ainsi faire un effort conscient pour compenser ou contrôler la situation. Ce dont vous ne reconnaissez pas l'existence ira en empirant jusqu'à ce que vous vous décidiez à agir.

Pour éviter cette zone dangereuse, décidez immédiatement d'une entente avec vous-même : pour rester sur la bonne voie, pesez-vous à une fréquence raisonnable – au moins une fois par semaine – mais pas obsessive. Faites-le à la même heure chaque semaine : votre poids tendant à fluctuer durant la journée, vous pourrez peser davantage le soir que le matin. Définissez un certain nombre de kilos que vous jugerez acceptable de ne pas dépasser (ex. : 2 kg ou 5 lb), et engagez-vous en ce sens. Promettez-vous de ne pas céder aux tendances autodestructrices si le pèse-personne accuse un léger excédent, mais d'agir plutôt en priorité pour réparer les dégâts. Vérifiez votre poids et votre forme corporelle en consultant les normes de poids et de forme corporelle du deuxième chapitre. Tenez un journal d'alimentation et inscrivez vos progrès en matière d'exercice dans votre journal d'exercice.

Alors que vous vous apprêtez à poursuivre sur votre lancée, je vous encourage à regarder derrière vous et à constater le magnifique travail accompli. Il est tout à fait acceptable (et même souhaitable !) de refaire les questionnaires sur le monologue intérieur, la boulimie émotionnelle, le stress, l'environnement, les habitudes alimentaires, l'exercice et le degré de soutien de votre entourage. Vous trouverez peut-être utile de les reprendre dans deux, quatre, six mois, un an ou plus. Je peux affirmer sans crainte qu'en en reprenant certains, vous réaliserez que vous n'êtes plus la même personne que celle qui a entrepris la lecture de ce livre. Vous avez commencé à orienter votre poids et votre santé dans la bonne direction, et il est certain que votre connaissance de vous-même a beaucoup progressé. Par contre, sachez que si vous n'êtes pas assez exigeant à votre égard en matière d'autosurveillance, vous affaiblirez considérablement votre capacité à rester au poids que vous aurez atteint. Je n'essaie pas de vous décourager; je veux simplement que vous regardiez les choses en face.

SITUATION DE CRISE

La vie n'étant pas dénuée d'embûches, votre existence sera toujours ponctuée de crises. Il ne s'agit pas de savoir *si*, mais *quand*. Au moment d'une crise – faillite, divorce, décès, maladie ou accident grave – vous devez exercer une vigilance accrue, car votre désir de fuir une réalité douloureuse pourra ébranler votre détermination à surveiller votre poids. En situation de crise, vous laissez de côté vos priorités et suspendez les règlements, en vous disant qu'il est normal de chercher à obtenir un soulagement immédiat à votre douleur. Une fois que ce genre de pensée chargée d'émotions entre en jeu, vous perdez votre capacité de prendre la situation en charge. Dès lors, vous imprimez à votre mouvement une impulsion régressive et permettez à vos comportements autodestructeurs de revivre et de revenir en force. Quand la nourriture et les comportements malsains vous servent d'exutoires à la réalité, il arrive que vous deveniez incapable d'agir pour résoudre la crise : vous vous êtes paralysé. En fait, vous aurez même empiré la situation. Soyons réalistes : une situation de crise n'exige-t-elle pas que vous colliez encore plus étroitement à un comportement sain, afin d'avoir l'énergie, la concentration et la clarté d'esprit pour y faire face ? Vous prendre réellement en main en situation de crise signifie que vous agirez au lieu de réagir, vous ne laisserez pas la situation paralyser votre vie, ni celle-ci partir à vau-l'eau.

La meilleure solution pour retrouver la maîtrise de soi consiste à avoir déjà un plan pour faire face aux crises qui ne manqueront pas de survenir. Si vous avez un plan et le courage, l'énergie et la détermination pour le mettre en œuvre, vous traverserez l'épreuve. Le plan dont je parle consiste à perfectionner les talents d'adaptation que vous avez adoptés et mis en pratique, tout en continuant de travailler avec les sept clés. Autrement dit, continuez ce qui vous a permis d'améliorer votre vie jusqu'à maintenant et exigez davantage de vous-même pour pouvoir faire preuve d'une plus grande faculté d'adaptation en situation de crise. Par exemple, si vous pratiquez les bases du yoga comme activité pour réduire la tension, allez plus loin en vous initiant aux formes plus avancées. Soyez prêt à vous aventurer hors de votre zone de confort et à vous en demander davantage autant physiquement, mentalement, émotionnellement que sur le plan du comportement. Ne vous dites jamais, avant d'agir, que quelque chose est impossible. Ne limitez pas vos efforts. Soyez prêt à laisser derrière vous vos façons de faire routinières, prudentes et familières, afin d'obtenir davantage de la vie. Retroussez vos manches et agissez, puis jouissez des récompenses de la forme physique et psychologique que vous avez acquise grâce à votre volonté d'oser et de vous dépasser. Lancez-vous, et vous verrez votre pouvoir personnel acquérir une nouvelle intensité. Vous aurez raffiné votre fonctionnement de manière à avoir le courage de faire des choix qui respectent votre équilibre, peu importe les situations du quotidien.

Quand vous faites face à une situation de crise – et faites-moi confiance, vous aurez à le faire – je veux que vous soyez capable de vous dire ceci :

Voilà exactement ce dont parlait docteur Phil ! Je ne me laisserai pas piéger par cette situation. Avant, ce genre de crise m'anéantissait ; maintenant, j'y vois le signal de sortir mes talents d'adaptation. Je suis prêt : plutôt que de réagir et de succomber à la boulimie et à des comportements qui mettent ma santé physique et émotionnelle en danger, je vais utiliser les moyens positifs dont je dispose pour faire face aux circonstances. Je vais aborder la situation rationnellement et la gérer sans faire de mauvais choix. Je suis en possession de mes moyens, et je n'ai aucune envie de mettre mes acquis en péril.

Note : Je crois sincèrement qu'en dépit des difficultés et de la souffrance qu'elles génèrent, les situations de crise nous rendent en fin de compte plus forts. Je suggérerai une analogie avec le séquoia géant, le plus grand de tous les arbres. Ce géant majestueux croît mieux quand de petits feux nettoient périodiquement la forêt, fournissant ainsi soleil et nutriments au sol. C'est un paradoxe : les feux peuvent endommager les arbres, mais ils assurent aussi leur survie. De la même façon, les crises ne surviennent pas à notre détriment, mais pour notre développement.

RÉCOMPENSES ET PUNITIONS

En mettant les sept clés en pratique et en suivant les étapes, restez conscient que vous pourrez vouloir vous «récompenser» par des moyens qui invalideront tous les mouvements positifs que vous aurez créés jusqu'alors. Quand les gens ne sont pas entièrement convaincus de la nécessité de changer, ils tendent à retomber dans leurs comportements indésirables et à s'en servir pour se récompenser selon les situations. Si c'est votre cas, vous avez mal défini et catégorisé le concept de «récompense».

Voici un bon exemple de ce dont je parle : l'homme qui, chaque soir, sort du travail pour aller dans un 5 à 7 où il boit quelques martinis pour se récompenser de son labeur, plutôt que de retourner chez lui passer la soirée avec sa famille. Alors qu'il s'y trouve, le 5 à 7 lui apparaît comme une récompense, mais l'impact négatif est en réalité énorme et immédiat : l'alcool qu'il ingère tue des millions de cellules cérébrales et, le lendemain, il est si mal en point qu'il est improductif au travail, dans le cas, bien sûr, où il daigne s'y présenter. Dans quelques mois ou quelques années, cet impact sera encore plus grand, car il aura sacrifié à sa récompense sa famille, sa santé, sa carrière et, en fait, sa qualité de vie en général. C'est plus incroyable que de la fiction : qui pourrait jamais considérer ce comportement malsain comme une récompense ? C'est tout sauf cela ! C'est une punition !

À l'instar de cet homme, vous aurez peut-être envie de faire quelque chose de stupide – par exemple, vous offrir un *banana split* – pour vous récompenser d'avoir suivi le plan que je vous propose. Ne faites pas ça, je vous en prie ! Ce n'est certainement pas une récompense quand vous avez mis des mois à remodeler votre attitude, votre corps et votre esprit. Ne faites pas de choix hédonistes spontanés qui affectent votre santé et annihilent vos efforts pour rester mince. Pensez à tout ce que vous perdrez en succombant à un comportement illogique, destructeur et borné : tout ce travail sain et productif des jours, des semaines et des mois précédents, effacé ! Et vous… de retour à la case départ.

Si vous voulez vous récompenser de votre comportement, utilisez des moyens appropriés, des choix sans lien avec la nourriture. En changeant les récompenses, vous changez les conséquences. Je me souviens d'une patiente qui avait mis au point un système de récompenses positives où elle puisait une meilleure conscience de sa valeur. Elle me l'a expliqué ainsi : « Avant, quand je terminais un gros projet, je me récompensais en sortant boire et manger. Mais ce n'était pas la bonne approche parce que j'y perdais ma santé, mon apparence et ma dignité. J'ai décidé de me récompenser autrement, avec des traitements faciaux, des manucures et des massages. Je prends mieux soin de moi et le résultat au niveau de l'assurance et l'image de soi est incroyable. »

Quand vous redéfinissez le concept des récompenses et des punitions, comme l'a fait cette femme, vous élevez vos capacités de gestion de vous-même à un degré supérieur. En apprenant à prendre soin de vous de manière saine et harmonieuse, la stabilité de votre poids devient plus facile à gérer et vous avez l'énergie et la motivation pour agir dans le sens requis.

ISOLEMENT

J'ai déjà abordé l'importance de certains facteurs essentiels pour maigrir et rester mince, comme l'exercice physique régulier et le soutien d'autrui dans votre démarche. Je sais que j'insiste, mais il est primordial que vous ayez un réseau de soutien. Vous en aurez besoin quand vous aurez enfin atteint le poids que vous vous êtes fixé. Ne vous isolez pas en pensant : « Je suis mince, je n'ai plus besoin de rendre des comptes ; je n'ai plus besoin d'un entraîneur, d'un coéquipier, d'un partisan, ni d'un arbitre. »

Faux ! Pour maintenir votre poids santé, vous devez vivre selon le principe qui dit que « Bonne vie et bonne compagnie font bon ménage » : vous devez vous entourer d'amis, de membres de la famille et de personnes ressources qui souscrivent aux mêmes principes que vous, bref ! des gens qui vous élèvent et non qui vous enchaînent. Autrement dit, vous ne devez pas dissoudre l'équipe que vous avez formée en travaillant avec la septième clé. Laissez-moi vous expliquer l'importance de mon propos : c'est une réalité psychologique que le changement de comportement réussit mieux s'il est appuyé par un réseau de personnes compatissantes, loyales et stimulantes, qui pensent comme vous et veulent vous voir réussir. En envisageant l'avenir, rappelez-vous que vous devez choisir non seulement vos aliments, vos gestes, vos pensées et vos sentiments, mais aussi votre cercle de soutien. Pour réussir à changer, entourez-vous de gens qui veulent vous voir réussir, et vous réussirez.

Éviter ces dangers est d'une importance primordiale pour la stabilité de votre poids. Vous pourrez avoir certaines défaillances, mais elles ne doivent ni vous décourager, ni vous détourner du but. Si vous y arrivez du premier coup, c'est tant mieux! Si vous devez vous y reprendre à dix fois, c'est tout aussi bien. Apprenez de ce que vous vivez, et vivez ce que vous avez appris. Vous avez commencé à transformer votre vie et il y a déjà une différence dans votre façon de voir le monde. Vous avez réorienté votre mouvement pour vous créer une existence passionnante, dotée d'un sens et d'un but. Il n'y a plus aucune limite à ce que vous pouvez maintenant réaliser. Rien ne peut plus vous arrêter: vous avez meilleure apparence, vous vous sentez mieux et vous vivez mieux. Continuez d'avancer dans un esprit d'optimisme.

De vous à moi

Maintenir son poids santé :
l'histoire d'une vie

L a fin de mon livre est, pour ainsi dire, le début pour vous d'une toute nouvelle façon de vivre. Quand vous faites les choses différemment, quand vous vous détachez des parties de vous-même qui font obstacle, et vous tournez vers celles qui vous rendent plus cohérent et épanoui, votre poids, votre santé et votre vie changent du tout au tout. Vous acquérez de la discipline et de la force. Vous adoptez un nouveau point de vue. Vous profitez des résultats positifs qui viennent d'une acceptation et d'un amour de soi renouvelés. Vous donnez un nouveau sens à votre vie et reprenez espoir dans l'avenir.

Vous voulez maigrir depuis longtemps : avouez qu'on ne vous a jamais offert une aussi belle occasion de le faire qu'aujourd'hui ! Je ne vous ai pas donné de régime magique. Je ne vous ai pas dit que vous deviendriez mince en sept jours. Je ne vous ai pas promis un miracle métabolique.

Je vous ai présenté les faits tels qu'ils sont : pour maigrir, pour vraiment perdre définitivement du poids, vous devez assumer entièrement et consciemment la responsabilité de vous-même et de tout ce que vous faites, pensez et ressentez. Vous devez vous servir de la maîtrise de soi pour créer la personne débordante de santé que vous méritez d'être. Si vous avez été sincère en suivant le processus, vous êtes aujourd'hui prêt à vivre une nouvelle vie et à en ressentir toute la joie.

Les sept clés pour atteindre et maintenir votre poids santé constituent un plan d'action concret mis en place pour accéder à une vie plus saine, plus riche et plus épanouie. Plus vous vous investissez dans ce plan, plus vous en retirez. Pour maintenir la stabilité de votre poids à vie, utilisez tous les outils que je vous ai offerts. Souvenez-vous des étapes et des moyens que nous avons abordés dans les différents chapitres. Si vous vous sentez régresser, servez-vous des sept clés pour agir et rétablir la situation. Atteindre votre poids santé, vous servir des clés, suivre les étapes et éviter les dangers ; si vous le voulez, c'est un aller simple grâce auquel vous n'aurez plus jamais à traîner un excédent de bagage.

Ce qui fonctionne dans votre vie fonctionne parce que vos efforts portent en ce sens. Vous réussissez parce que vous faites les bons choix, vous adoptez la bonne attitude et le bon comportement pour obtenir de bons résultats. Vous créez la vie que vous voulez. Ce choix vous appartient en propre.

Ce qui compte maintenant, c'est de continuer à bâtir une vie où chaque jour vous apporte la santé, l'énergie et l'assurance, une paix imperturbable, et du vent dans les voiles. Si vous y arrivez – et vous pouvez y arriver –, vous aurez matérialisé vos désirs en faisant les choix et en posant les gestes qui s'imposent, et parce que vous aurez fait appel à ce qu'il y a de meilleur en vous.

À votre santé !

Scénario de détente
et de libération du stress

Installez-vous dans un endroit calme, confortable et privé. Idéalement, vous vous réserverez au moins trente minutes au cours desquelles vous veillerez à ne pas être dérangé. Il pourra s'avérer difficile d'y parvenir pour certains d'entre vous, à cause du téléphone, des enfants, des engagements et de centaines d'autres choses qui exigent votre attention. En général, quand vous prenez un moment pour vous détendre, votre mémoire vient vous troubler avec le rappel de tout ce que vous « devriez » être en train de faire. Psychologiquement, c'est encore une tentative de l'ego pour monopoliser votre attention, ou une tentative d'une autre partie de vous-même qui cherche à vous empêcher de vous détendre.

Faites fi de ces messages, chassez ces pensées et continuez votre exercice. Étonnamment, trente minutes de détente profonde équivalent à deux heures de sommeil de récupération. C'est pourquoi il est important de soustraire ce précieux trente minutes aux demandes de votre entourage.

Alors que vous suivez les étapes pour vous détendre, attendez-vous à voir émerger des profondeurs de votre cerveau des distractions et des réponses émotionnelles. Pour minimiser ces réactions internes, je vous recommande fortement d'accompagner l'expérience d'une musique calmante, ou d'enregistrer le scénario de manière à «être guidé» à travers le processus plutôt que d'avoir à en mémoriser les étapes. Vous pourrez trouver utile d'inclure certains éléments de votre propre imagerie – un endroit de villégiature ou un espace tranquille –, c'est-à-dire des images intérieures qui vous aident à vous détendre. Ajoutez ces pensées à votre scénario.

Commencez par vous concentrer sur votre respiration : ne la modifiez pas, contentez-vous d'en prendre conscience. Regardez le mouvement de votre inspiration et de votre expiration. Ressentez l'expérience de l'intérieur. Pendant que vous observez votre respiration, laissez-moi vous expliquer que votre expiration permet à votre organisme de relâcher tout ce qui ne lui est plus nécessaire – air vicié, tensions, monoxyde de carbone, toxines, et même certaines souches de virus et de bactéries. Expirez donc consciemment tout ce dont vous voulez vous défaire, en particulier le stress, les peurs, et toute autre émotion déstabilisante. Libérez-les avec votre prochaine expiration. Pendant quelques minutes, exercez-vous à relâcher la tension, le stress, les émotions et les pensées dont vous n'avez plus besoin. Laissez-les aller.

Maintenant, j'aimerais ajouter qu'après avoir ainsi lâché prise au moyen de votre expiration, vous remplissez alors l'espace qui s'est créé d'un air sain et nourricier en inspirant. Visualisez cet air sain qui pénètre dans votre organisme et régénère tout ce qui a besoin de guérison physique. Faites circuler cet air partout dans votre corps. Sentez l'amour et les soins dont vous vous entourez. Inspirez cet amour en vous. Pratiquez cet exercice pendant un moment.

Vous allez maintenant équilibrer inspirations et expirations de manière à sentir l'équilibre et la détente envahir votre corps. Inspirez en comptant jusqu'à sept, 1-2-3-4-5-6-7, expirez en comptant jusqu'à sept, 1-2-3-4-5-6-7 ; inspirez en comptant jusqu'à sept, 1-2-3-4-5-6-7, expirez en comptant jusqu'à sept, 1-2-3-4-5-6-7. Continuez à inspirer et à expirer en comptant vous-même jusqu'à sept pendant au moins cinq minutes.

Observez que vous êtes en train d'équilibrer vos inspirations et vos expirations, que le stress et la tension quittent votre corps, et que vous permettez à un air sain et nourricier d'entrer en vous. Laissez sortir les toxines et accueillez les forces de guérison.

À partir de cet espace de détente, amenez votre corps à se synchroniser. Sentez-vous votre cœur battre ? Percevez-vous votre pouls, les pulsions cardiaques dans votre abdomen ou ailleurs ? Servez-vous de votre rythme cardiaque pour équilibrer votre respiration. Prenez un moment pour vérifier ce qui fonctionne le mieux pour vous. Vous ne pouvez peut-être pas aller jusqu'à sept battements ; peut-être vous rendez-vous seulement à quatre, ou trois, ou cinq. Peu importe. Servez-vous du nombre de battements qui vous convient et commencez à inspirer et à expirer en suivant ce nombre. Donnez-vous du temps pour établir l'équilibre en vous-même. Continuez ensuite pendant cinq minutes.

Avant de terminer, faites rapidement le tour de votre corps, en suivant cette séquence :

Vos pieds sont-ils plus détendus ? Sinon, relâchez-les avec votre respiration.

Vos jambes sont-elles plus détendues ? Sinon, relâchez-les avec votre respiration.

Votre bassin est-il plus détendu ? Sinon, relâchez-le avec votre respiration.

Votre abdomen est-il plus détendu ? Sinon, relâchez-le avec votre respiration.

Votre torse est-il plus détendu ? Sinon, relâchez-le avec votre respiration.

Votre dos est-il plus détendu ? Sinon, relâchez-le avec votre respiration.

Vos bras sont-ils plus détendus ? Sinon, relâchez-les avec votre respiration.

Vos mains sont-elles plus détendues ? Sinon, relâchez-les avec votre respiration.

Votre esprit est-il plus détendu ? Sinon, relâchez-le avec votre respiration.

Faites ceci en synchronisant votre respiration.

Poursuivez votre journée ; si vous avez besoin de vous détendre ou de penser à autre chose qu'à la nourriture, arrêtez-vous et refaites la séquence en entier.

Listes d'aliments

Voici deux listes partielles d'aliments qui vous aideront à faire des choix et à planifier vos repas. La première liste énumère les aliments sains ; j'ai indiqué d'un astérisque les aliments qui sont véritablement à haute dépense énergétique et à rendement élevé, c'est-à-dire qui exigent des efforts de préparation ou d'ingestion. Ces aliments sont très nutritifs et leur consommation encourage les bonnes habitudes alimentaires.

La deuxième liste comprend les aliments à faible dépense énergétique et à rendement médiocre ; facilement accessibles, ils s'ingèrent rapidement et sont pauvres en substances nutritives. Vous devez éviter ces aliments ou du moins limiter leur consommation : ils sont préjudiciables à l'organisme et ouvrent la voie à l'obésité, à la cardiopathie, au diabète et aux autres affections reliées au mode de vie.

ALIMENTS À PRIVILÉGIER :

ALIMENTS À HAUTE DÉPENSE ÉNERGÉTIQUE ET À RENDEMENT ÉLEVÉ

Glucides :
2 à 3 portions de féculents (pains, grains, céréales et/ou légumes riches en amidon)
2 fruits
4 portions de légumes

Lipides : 1 portion
Produits laitiers : 2 portions
Protéines (poissons, viandes, protéines végétales, volailles, crustacés) : 3 portions
Consultez la page 217 pour plus de détails sur le nombre de portions quotidiennes.

PROTÉINES À HAUTE DÉPENSE ÉNERGÉTIQUE ET À RENDEMENT ÉLEVÉ

Crustacés
Crabe
  *bouilli ou vapeur
  en boîte
  succédané (surimi)
*Crevettes, bouillies ou vapeur
*Homard, bouilli ou vapeur
*Huîtres
  cuites dans une sauce sans gras
  crues
Palourdes
  en boîte
  *vapeur
*Pétoncles, grillés ou vapeur

*Œufs
Blanc d'œuf
Œuf entier (pas cuit dans un corps gras)
Succédané d'œuf sous forme liquide

Poissons (grillés ou cuits au four, à moins d'avis contraire)
*Aiglefin
*Bar
*Espadon, aussi grillé
*Flétan
*Goberge
*Grand sébaste
*Mérou

*Morue
*Plie
Sardines, dans l'eau, la moutarde ou dans un autre liquide sans gras
*Saumon, aussi grillé
 en boîte
 fumé
*Tassergal
*Thon, aussi grillé
 en boîte, dans l'eau
*Truite

Produits laitiers à faible teneur en matières grasses

Fromage, à faible teneur en matières grasses ou sans gras
 brick
 cheddar
 cottage
  1 % M.G.
  2 % M.G.
  sans gras
 féta
 fromage fondu, à faible teneur en matières grasses
 mozzarella
 parmesan
 ricotta, fait de lait partiellement écrémé
 suisse
Lait
 1 % M.G.
 2 % M.G.
 babeurre, sans gras ou à faible teneur en matières grasses
 *lait en poudre sans gras reconstitué
 lait écrémé
 boisson de soya
Lait glacé, sans gras et sans sucre
Yogourt, nature (sans sucre)
 hypocalorique
 sans gras

Protéines végétales

Beurre d'arachide, hypocalorique (à consommer avec parcimonie)

*Burger ou hot-dog de soya
*Haricots (ex. : noirs, pois chiches, rouges, pintos, blancs ; voir aussi Légumes, féculents, page 340)
*Protéines végétales texturées
*Tempeh
Tofu

Viandes (grillées, à moins d'avis contraire)
*Agneau, maigre
    côtelettes
    côtes levées
    épaule
*Bœuf, maigre
    contre-filet
    filet
    haché, maigre ou très maigre
    ronde de bœuf
    surlonge
*Porc, maigre
    côtelettes
    rôti
*Veau, bifteck de côte, maigre
Viandes à casse-croûte
    jambon, hypocalorique
    saucisson de Bologne, hypocalorique (dinde)
    viandes à casse-croûte hypocaloriques ou sans gras

Volailles (cuites ou rôties, à moins d'avis contraire)
*Dinde
    hachée, maigre
    poitrine, sans peau ; aussi fumée ou rôtie à la broche
    saucisse, maigre
Poulet
    en boîte
    *haché, maigre
    *poitrine, sans peau
*Poulet Cornish, sans peau

GLUCIDES À HAUTE DÉPENSE ÉNERGÉTIQUE ET À RENDEMENT ÉLEVÉ

Céréales
Céréales cuites (féculents)
*crème de blé, instantanée
gruau, instantané
*gruau d'avoine, ordinaire ou minute
*gruau de maïs (semoule); enrichi, ordinaire ou minute
gruau de maïs, instantané
*Malt-O-Meal
*semoule de blé tendre
*son d'avoine
Céréales froides
40 % Bran Flakes
100 % Bran
*All-Bran
*All-Bran Extra Fibres
blé soufflé
*Bran Buds
Bran Checks
Corn Chex
flocons d'avoine enrichis
Fruit & Fibre
Fruitful Bran
*germe de blé, cru ou rôti (saupoudrez 15 à 30 g ou 1 à 2 c. à
soupe sur d'autres céréales)
Grape-Nuts
muesli, hypocalorique
Mueslix
Produit 19
Raisin Bran
Rice Chex
riz soufflé
Shredded Wheat
*son de blé, cru (saupoudrez 15 à 30 g ou 1 à 2 c. à soupe sur
d'autres céréales)
son de maïs

Special K
Total
Wheat Chex

Fruits
Abricots
    en boîte, dans l'eau ou le jus
    *frais
    *secs
Ananas
    en boîte, dans le jus, en morceaux, en tranches, en dés ou broyé
    *frais, en tranches ou en dés
Banane
Bleuets
    *frais
    surgelés, sans sucre
*Canneberges, séchées
Cerises
    en boîte, dans l'eau
    *fraîches
    *séchées
*Citron
*Figues, séchées
Fraises
    *fraîches
    surgelées, sans sucre
Framboises
    *fraîches
    surgelées, sans sucre
*Kiwi, frais
*Limette
*Mangue
*Melons
    cantaloup
    Casaba
    melon miel
    pastèque
Mûres
    *fraîches

surgelées, sans sucre
*Nectarine, fraîche
Oranges
en boîte, dans le jus
*fraîches
Pamplemousse
en boîte, dans le jus
*frais
*Papaye, fraîche
Pêches
en boîte, dans l'eau ou le jus
*fraîches
*séchées
surgelées, sans sucre
Poires
en boîte, dans l'eau ou le jus
*fraîches
*séchées
Pommes
*fraîches
purée, sans sucre
*séchées
Pruneaux
compote, sans sucre
*secs
Prunes
en boîte, dans le jus
*fraîches
*Raisins, frais
*Raisins secs (maximum : 1 boîte, ou 30 g ou 2 c. à soupe)
Salade de fruits, dans l'eau ou le jus
*Tangelo, frais
*Tangerine, fraîche

Jus de fruits
Ananas, sans sucre
Canneberges, hypocalorique
Cerises des Antilles
Orange, sans sucre

Pamplemousse, sans sucre
Pommes, sans sucre
Pruneaux, sans sucre
Raisin, sans sucre

Légumes, autres que féculents (crus et/ou cuits)
*Artichauts
 cœurs ou quartiers surgelés
 frais, bouillis ou vapeur
*Asperges
 en boîte
 *fraîches
 *surgelées
*Aubergine (pas frite)
Betteraves
 en boîte
 *fraîches
*Brocofleur
*Brocoli
 cru
 cuit (frais ou surgelé)
Carottes
 *crues
 *cuites (fraîches ou surgelées)
 en boîte
 jus, en boîte ou frais
*Céleri, cru
Champignons
 *cuits (frais)
 en boîte, égouttés
 *frais, crus
*Châtaignes d'eau
*Chou, vert ou rouge, frais
 cru
 cuit
*Chou cavalier, cuit (frais ou surgelé)
*Chou frisé (kale), cuit (frais ou surgelé)
Choucroute
Chou-fleur

cru
    cuit (frais ou surgelé)
*Choux de Bruxelles, cuits (frais ou surgelés)
*Concombre, cru
*Courge d'été, cuite
*Courgette
    crue
    cuite, fraîche
*Cresson
*Endive
Épinards
    *crus
    *cuits (frais ou surgelés)
    en boîte, égouttés
*Escarole
*Fanes de betteraves, cuites
*Feuilles de moutarde, cuites (fraîches ou surgelées)
*Feuilles de navet, cuites (fraîches ou surgelées)
Germes de haricots
    en boîte
    *frais
*Gombo, cuit (frais ou surgelé)
Haricots
    à parchemin, en boîte
    *à parchemin, frais ou surgelés
    jaunes, en boîte
    * jaunes, frais ou surgelés
Jus de légumes, en boîte
*Laitue, toutes les variétés
Macédoine de légumes
    *cuite, surgelée
    en boîte
*Navet, cuit (frais ou surgelé)
*Oignons, cuits ou crus
    échalottes
    gros oignons
    oignons verts
    petits oignons

*Panais, cuit
*Persil
Piments, forts, toutes les variétés
    crus
    cuits
*Poireaux, cuits
Pois, verts
    *cuits (frais ou surgelés)
    en boîte
Pois et carottes
    *cuits (frais ou surgelés)
    en boîte
*Pousses de bambou
*Pousses de luzerne
*Roquette
*Rutabaga, cuit (frais ou surgelé)
*Succotash, frais ou surgelé
Tomates
    *crues, entières ou en dés
    *cuites, fraîches
    en boîte
Tomates; produits en boîte
    jus
    pâte
    purée
    sauce

Légumes, féculents, cuits
Citrouille, en boîte
*Courge d'hiver, cuite (fraîche ou surgelée)
Haricots et légumineuses
    doliques à œil noir
        *cuits (secs ou surgelés)
        en boîte
    *fèves sojas, cuites (sèches)
    haricots de Lima
        *cuits (secs ou surgelés)
        en boîte
    haricots noirs

*cuits (secs)
   en boîte
haricots *northern*
   *cuits (secs)
   en boîte
*haricots pinto
   *cuits (secs)
   en boîte
haricots rouges
   *cuits (secs)
   en boîte
*lentilles, cuites (sèches)
petits haricots blancs, cuits (secs)
*pois cassés, verts ou jaunes, cuits (secs)
pois chiches, en boîte
*Maïs
   en boîte (en grains)
   en grains, surgelé
   épis, frais ou surgelés
*Patate douce, cuite au four (moyenne)
*Pomme de terre
   bouillie, pelée
   cuite au four (moyenne)

Pains et produits de boulangerie
Bagels
   blé entier
   son d'avoine
Craquelins
   biscotte Melba
   variétés hypocaloriques et de blé entier
Muffin
   blé entier, petit
   son, petit
Muffin anglais, blé entier
Pains
   avoine
   blé concassé
   blé entier

multicéréales
pita, blé entier
pumpernickel
raisins, enrichi
riche en fibres (*Branola*)
seigle, clair ou foncé
Pain mollet, blé entier
Tortilla, maïs

Produits céréaliers
*Céréales cuites
    amarante
    blé boulghour
    couscous
    millet
    orge perlé
    quinoa
*Pâtes (avec sauce hypocalorique ou sans gras)
    blé entier
    épinards
*Riz
    brun
    sauvage

LIPIDES À HAUTE DÉPENSE ÉNERGÉTIQUE ET À RENDEMENT ÉLEVÉ
(À CONSOMMER AVEC PARCIMONIE)

Huiles et corps gras
Huile d'arachide
Huile de carthame
Huile de colza
Huile de lin
Huile de sésame
Huile de tournesol
Huile d'olive
Huiles végétales
Margarine sans gras trans

Noix et graines (dans l'écale)
*Amandes
*Arachides
*Graines de tournesol
*Noix de Grenoble
*Noix du Brésil
*Pacanes
*Pistaches

Sauces à salade (ordinaires, hypocaloriques ou sans gras)
César
Crémeuse à la mayonnaise
Française
Fromage bleu
Italienne
Mayonnaise
Mille-Îles
Ranch
Russe
Vinaigre et huile
Note : une portion de sauce à salade ordinaire correspond à 15 ml ou
    1 c. à soupe ; pour une sauce hypocalorique ou sans gras, la
    portion sera de 30 ml ou 2 c. à soupe.

AUTRES CHOIX SANTÉ

Boissons
Boissons aux fruits, sans sucre
Café
Eau
Limonade, sans sucre
Sodas
Sodas hypocaloriques
Thé
Tisane

Choix de plats dans les fast-foods
Salade au poulet grillé
Salade César au poulet

Salade César, plat principal ou entrée
Salade du chef
Sandwich au poulet grillé

Soupes
*À l'oignon
*Aux légumes
* *Aux tomates (à l'eau)
*Aux tomates et au bœuf
*Aux tomates et aux légumes
*Consommé ou bouillon de bœuf
*Consommé ou bouillon de poulet
Minestrone
*Poulet et nouilles
*Poulet et riz

Substituts de repas
Boissons (230 calories ou moins une fois mélangées à du lait sans gras)
Tablettes (140 calories ou moins)

ALIMENTS À ÉVITER OU À CONSOMMER À L'OCCASION : ALIMENTS À FAIBLE DÉPENSE ÉNERGÉTIQUE ET À RENDEMENT MÉDIOCRE

Amuse-gueules
Bâtonnets de fromage
Bretzels
Chips, toutes variétés
Chips de maïs
Copeaux de fromage
Craquelins
Maïs soufflé, cuit dans l'huile (au micro-ondes ou sur la cuisinière)
Mini-bagels
Tortillas

Boissons
Alcoolisées
    bière

liqueurs
spiritueux
vins
Boissons et punchs aux fruits, sucrés
Boissons gazeuses
toutes les boissons gazeuses sucrées

Fast-food
Burritos, toutes variétés
Cheeseburger au bacon
Croissant fourré
Frites
Hamburger ou cheeseburger
Hamburger ou cheeseburger double
Hot-dog
Pizza
Poulet frit (morceaux)
Rondelles d'oignon
Sandwich au filet de poisson
Sandwich au jambon et au fromage
Sandwich au poisson
Sandwich au poulet frit
Sandwich au rôti de bœuf
Sandwich club à la dinde
Sandwich déjeuner sur muffin ou brioche
Sous-marins, toutes variétés
Tacos

Fruits, en boîte ou surgelés, sucrés ou dans le sirop
Abricots
Ananas
Bleuets
Compote de pommes
Fraises
Framboises
Mûres
Pêches
Poires
Pruneaux

Prunes
Salade de fruits

Huiles et corps gras
Beurre
Margarine
Shortening végétal

Jus de fruits, sucrés
Ananas
Canneberges
Orange
Pamplemousse
Pommes
Pruneaux
Raisin

Légumes, ordinaires et féculents
Épinards
    à la crème
    soufflé aux
Légumes, toutes variétés, en boîte ou surgelés, en sauce
Maïs en crème
Patates douces
    en boîte
    glacées
Pommes de terre
    à la normande
    au gratin
    en purée
    frites
    frites maison
    rissolées
    soufflées

Noix et graines (écalées)
Amandes, rôties à sec ou dans l'huile, salées, aromatisées
Arachides, toutes variétés
Graines de tournesol

Noix
Noix de cajou, rôties à sec ou dans l'huile, salées
Noix mélangées, toutes variétés
Mélanges avec fruits secs
Pécanes

Plats cuisinés
Entrées et repas pour cuisson au micro-ondes, toutes variétés

Poissons et crustacés
Poissons et crustacés frits, produits de la mer frits (ex. : bâtonnets de poisson, mini-crevettes)
Poissons frits

Produits céréaliers
Pâtes et nouilles de farine blanche
Riz blanc

Produits de boulangerie, pains, desserts et pâtisseries
Beignes
Biscuits
Carrés au chocolat
Crêpes
Croissants
Gâteau aux fruits
Gâteaux
Gaufres
Gressins
Muffins anglais (farine blanche)
Pain blanc
Pains mollets et brioches (farine blanche)
Pâtisseries danoises
Quatre-quarts
Sablés
Tacos et tortillas frites
Tartelettes pour grille-pain
Tartes
Tourtes, cobblers, renversés, croustillants

Produits laitiers
Cottage, 4% M.G.
Crème
    crème 10% M.G.
    crème 15% M.G.
    crème à fouetter
    crème à fouetter à faible teneur en matières grasses
    crème fouettée
    crème sûre
Desserts
    crème glacée faite à base de lait entier
    crème glacée molle
    flans
    pouding
    tablettes dessert surgelées
    yogourt glacé
    yogourt sucré, à base de lait entier
Fromages à base de lait entier
    bleu
    brick
    brie
    camembert
    cheddar
    fromage à la crème
    gorgonzola
    gouda
    Monterey Jack
    mozzarella
    muenster
    parmesan
    provolone
    ricotta, lait entier
    romano
    suisse
Laits et produits laitiers
    lait au chocolat
    lait concentré sucré
    lait de poule

lait entier
lait entier concentré
lait malté
laits frappés
Œufs (cuits dans le beurre ou la margarine)
Substituts
    colorant à café
    garniture à dessert
Trempettes

Sauces
Toutes variétés, en boîte ou en sachet

Soupes
Toutes les variétés de soupe à la crème

Sucre et édulcorants
Beurre de pomme
Bonbons, toutes variétés
Chocolat, toutes variétés
Confitures et gelées sucrées
Desserts à la gélatine sucrés
Guimauves
Miel
Roulés aux fruits
Sirops, toutes variétés
Sucettes glacées
Sucre, toutes variétés
« Tartinade » au caramel ou au chocolat
« Tartinade » à la guimauve

Viandes
Abats comestibles
    cervelle
    cœur
    foie
    langue
    rognons

Bœuf, coupes grasses
    côtes
    côtes et bifteck de faux-filet
    épaule
    haché
Porc
    bacon à l'érable
    bacon ordinaire
    côtes levées et longes parties des côtes
    saucisses
Veau
    côtelettes, panées et frites
    poitrine
Viandes à casse-croûte, ordinaires
    bœuf salé
    hot-dog
    jambon
    miche aux olives
    pepperoni
    saucisse à la viennoise
    saucisse bratwurst
    saucisse kielbasa
    saucisse knockwurst
    saucisses à frire
    saucisson de Bologne
    saucisson fumé, toutes variétés
    saucisson polonais

Volaille
Croquettes de dinde, panées et frites
Croquettes de poulet, panées et frites
Dinde en sauce, surgelée
Poulet frit

Journal d'exercice

S ervez-vous de ce journal pour prendre en note les détails de votre entraînement. Noter vos progrès est essentiel pour stimuler la confiance en soi, favoriser la connaissance de vos propres capacités (votre degré de compétence et de maîtrise), augmenter votre motivation et intégrer l'exercice à votre mode de vie. L'exemple ci-dessous vous montre comment enregistrer vos activités et vos performances.

JOUR DE LA SEMAINE	HEURE	ACTIVITÉ	DURÉE/INTENSITÉ DE L'EFFORT
Exemple	7 h 00	Marche	30 minutes, 3,2 km
	17 h 00	Poids et haltères	*Jambes*
			Extensions : 14 kg, 12 fois ; 18 kg, 10 fois
			Flexions : 18 kg, 9 fois ; 20 kg, 8 fois
			Abdos
			Redressements assis : 25 fois
			Thorax/Bras
			Développés-couchés : 6 kg, 12 fois ; 7 kg, 8 fois
			Développés militaires : 6 kg, 12 fois ; 7 kg, 10 fois
			Flexions : 6 kg, 12 fois ; 7 kg, 8 fois
Dimanche			

JOUR DE LA SEMAINE	HEURE	ACTIVITÉ	DURÉE/INTENSITÉ DE L'EFFORT
Lundi			
Mardi			
Mercredi			
Jeudi			
Vendredi			
Samedi			

Bibliographie

PREMIÈRE PARTIE : COMMENT ATTEINDRE ET MAINTENIR VOTRE POIDS SANTÉ

Associated Press. « Fast food pops up at nation's top hospitals », rapport de l'agence de transmission, 16 juin 2002.

Bellisle, F. « Food choice, appetite and physical activity », *Public Health Nutrition*, vol. 2, 1999, p. 357-361.

Birch, L. L. « Children's preferences for high-fat foods », *Nutrition Reviews*, vol. 50, 1992, p. 249-255.

Center for Science in the Public Interest (CSPI). « Sugar intake hit all-time high in 1999 », communiqué de presse du CSPI, 18 mai 1999.

Drewnowski, A. « Energy intake and sensory properties of food », *The American Journal of Clinical Nutrition*, vol. 62, 1995, p. 1081S-1085S.

Editor. « Intervening in the obesity epidemic », *Patient Care*, 15 août 2001, p. 92-107.

French, S. A., et al. « Environmental influences on eating and physical activity », *Annual Review of Public Health*, vol. 22, 2001, p. 309-335.

Gleick, E. *Get thin quick – an update*, Time.com, 25 octobre 1999.

Hamilton, M. A., et al. « The life stages of weight : setting achievable goals appropriate to each woman », *International Journal of Fertility*, vol. 45, 2000, p. 5-12.

Hansen, B. C. « Emerging strategies for weight management », *Postgraduate Medicine Special Report*, juin 2001, p. 3-9.

Harris, M. B., et al. « Feeling fat : motivations, knowledge, and attitudes », *Psychological Reports*, vol. 67, p. 1191-1202.

Manore, M. M. « Chronic dieting in active women : what are the health consequences ? », *Women's Health Issues*, vol. 6, 1996, p. 332-341.

Nestle, M., et al. « Halting the obesity epidemic : a public health poll », *Public Health Reports*, vol. 115, 2000, p. 12-24.

Roberts, P. « The new food anxiety », *Psychology Today*, mars-avril 1998, information sur Internet.

Turner, S. L., et al. « The influence of fashion magazines on the body image satisfaction of college women : an exploratory analysis », *Adolescence*, vol. 32, p. 603-614.

Young, L. R., et al. « The contribution of expanding portion sizes to the U. S. obesity epidemic », *Research and Practice*, 2002, p. 246-249.

DEUXIÈME PARTIE :
LES 7 CLÉS POUR ATTEINDRE ET MAINTENIR VOTRE POIDS SANTÉ

CHAPITRE 4 : Première clé – La pensée juste

Nir, Z., et al. « Relationship among self-esteem, internal-external locus of control, and weight change after participation in a weight reduction program », *Journal of Clinical Psychology*, vol. 51, 1995, p. 482-490.

Saltzer, E. B. « The weight locus of control scale : a specific measure for obesity research », *Journal of Personality Assessment*, vol. 46, 1982, p. 620-628.

CHAPITRE 5 : Deuxième clé – La guérison de vos émotions

Puhl, R., et al. « Bias, discrimination, and obesity », *Obesity Research*, vol. 9, 2001, p. 788-805.

CHAPITRE 6 : Troisième clé – Un environnement gagnant

American Cancer Society. *Cancer facts & figures*, 2002.

American Lung Association. *Trends in tobacco use*, 2002.

French, S. A., et al. « Environmental influences on eating and physical activity », *Annual Review of Public Health*, vol. 22, 2001, p. 309-335.

Goldfield, G. S., et al. « Can fruits and vegetables and activities substitute for snack foods ? », *Health Psychology*, vol. 21, 2002, p. 299-303.

Nestle, M., et al. « Behavioral and social influences on food choice », *Nutrition Reviews*, vol. 56, 1998, p. S50-64.

Poston, W. S., et al. « Obesity is an environmental issue », *Atherosclerosis*, vol. 146, 1999, p. 201-209.

Robins, L. N., et al. « Narcotic use in southeast Asia and afterward. An interview study of 898 Vietnam returnees », *Archives of General Psychiatry*, vol. 32, 1975, p. 955-961.

Rodin, J., et al. « Causes and consequences of time perception differences in overweight and normal weight people », *Journal of Personality and Social Psychology*, vol. 31, 1975, p. 898-904.

Rodin, J. « Insulin levels, hunger, and food intake : an example of feedback loops in body weight reduction », *Health Psychology*, vol. 4, 1975, p. 1-24.

Schachter, S. « Obesity and eating », *Science*, vol. 161, 1968, p. 751-756.

CHAPITRE 7: Quatrième clé – Le contrôle de vos fringales et de vos impulsions

Adams, S. O., et al. « Weight loss : a comparison of group and individual interventions », *Journal of the American Dietetic Association*, vol. 86, 1986, p. 485-490.

De Lucia-Waack, J. L. « Supervision for counselors working with eating disorders groups ; countertransference issues related to body image, food, and weight », *Journal of Counseling and Development*, vol. 77, 1999, p. 379-388.

Foreyt, J. P., et al. « Evidence for success of behavioral modification in weight loss and control », *Annals of Internal Medicine*, vol. 119, 1993, p. 698-701.

French, S. A., et al. « Environmental influences on eating and physical activity », *Annual Review of Public Health*, vol. 22, 2001, p. 309-335.

French, S. A., et al. « Fast food restaurant use among women in the Pound of Prevention study : dietary, behavioral and demographic correlates », *International Journal of Obesity*, vol. 24, 2000, p. 1353-1359.

Guertin, T. « Eating behavior of bulimics, self-identified binge eaters, and non-eating-disordered individuals : what differentiates these populations ? », *Clinical Psychology Review*, vol. 19, 1999, p. 1-25.

Keller, C., et al. « Strategies for weight control success in adults », *The Nurse Practitioner*, vol. 22, 1997, p. 33, 37-38.

Lasure, L. C., et al. « Biblical behavior modification », *Behavior Research and Therapy*, vol. 34, 1996, p. 563-566.

McCartney, J. « Addictive behaviors : Relationship factors and their perceived influence on change », *Genetic, Social and General Psychology Monographs*, vol. 121, 1995, p. 41, ff.

Pearcy, S. M., et al. « Food intake and meal patterns of weight-stable and weight-gaining persons », *American Journal of Clinical Nutrition*, vol. 76, 2002, p. 107-112.

Stunkard, A., et al. « Two forms of disordered eating in obesity : binge eating and night eating », *International Journal of Obesity*, vol. 27, 2003, p. 1-12.

CHAPITRE 8: Cinquième clé – Une alimentation à haute dépense énergétique et à rendement élevé

Brand-Miller, J. C., et al. « Glycemic index and obesity », *The American Journal of Clinical Nutrition*, vol. 76, 2002, p. 281S-285S.

Foreyt, J. P., et al. « Soup consumption as a behavioral weight loss strategy » *Journal of the American Dietetic Association*, vol. 86, 1986, p. 524-526.

Gamel, K. « Study links high-carbs to cancer », rapport de l'agence de transmission, 3 mai 2002.

Jordan, H. A., et al. « Role of food characteristics in behavioral change and weight loss », *Journal of the American Dietetic Association*, vol. 99, 1981, p. 24-29.

Kleiner, S. M., « Water : an essential but overlooked ingredient », *Journal of the American Dietetic Association*, vol. 99, 1999, p. 200-206.

Ludwig, D. S., « Dietary glycemic index and obesity », *Journal of Nutrition*, vol. 130, 2000, p. 280S-283S.

_____. « The glycemic index », *Journal of the American Medical Association*, vol. 287, 2003, p. 2414-2423.

Roberts, S. B., et al. « The influence of dietary composition on energy intake and body weight », *Journal of the American College of Nutrition*, vol. 21, 2002, p. 140S-145S.

Rolls, B. J., et al. « Foods with different satisfying effects in humans », *Appetite*, vol. 15, 1990, p. 115-126.

CHAPITRE 9: Sixième clé – L'exercice physique

Racette, S. B., et al. « Exercise enhances dietary compliance during moderate energy restriction in obese women », *The American Journal of Clinical Nutrition*, vol. 62, 1995, p. 345-349.

Saelens, B. E., et al. « The rate of sedentary activities determines the reinforcing value of physical activity », *Health Psychology*, vol. 18, 1999, p. 655-659.

Scully, D., et al. « Physical exercise and psychological well being : a critical review », *British Journal of Sports Medicine*, vol. 32, 1998, p. 111-120.

Sherwood, N. E., et al. « The behavioral determinants of exercise : implications for physical activity interventions », *Annual Review of Nutrition*, vol. 20, 2000, p. 21-44.

CHAPITRE 10 : Septième clé – Votre cercle de soutien

Patel, K. A., et al. « Impact of moods and social context on eating behavior », *Appetite*, vol. 36, 2001, p. 111-118.

TROISIÈME PARTIE :
INFORMATION ESSENTIELLE

CHAPITRE 11 : Lorsqu'on ne parvient plus à déloger ses kilos en trop

Anderson, J. W., et al. « Meta-analysis of effects of soy protein intake on serum lipids », *New England Journal of Medicine*, vol. 333, 1995, p. 276-282.

Cohen, N., et al. « Oral vanadyl sulfate improves hepatic and peripheral insulin sensitivity in patients with non-insulin-dependent diabetes mellitus », *The Journal of Clinical Investigation*, vol. 95, 1995, p. 2501-2509.

Cunningham, J. J. « Micronutrients as nutriceutical interventions in diabetes mellitus », *Journal of the American College of Nutrition*, vol. 17, 1998, p. 7-10.

Dulloo, A. G., et al. « Efficacy of a green tea extract rich in catechin popyphenols and caffeine and increasing 24-h energy expenditure and fat oxidation in humans », *American Journal of Clinical Nutrition*, vol. 70, 1999, p. 1040-1050.

_____. « Green tea and thermogenesis : interactions between catechinpolyphenols, caffeine and sympathetic activity », *International Journal of Obesity*, vol. 24, 2000, p. 252-258.

Feller, A. G., et al. « Role of carnitine in human nutrition », *Journal of Nutrition*, vol. 118, 1988, p. 541-547.

Han, L. K., et al. « Anti-obesity action of oolong tea », *International Journal of Obesity*, vol. 23, 1999, p. 98-105.

Harland, B. F., et al. « Is vanadium of human nutritional importance yet ? », *Journal of the American Dietetic Association*, vol. 94, 1994, p. 891-894.

John, R., et al. « A randomized trial comparing the effect of casein with that of soy protein containing varying amounts of isoflavones on plasma concentrations of lipids and lipoproteins », *Archives of Internal Medicine*, vol. 159, 1995, p. 2070.

Kanter, M. M., et al. «Antioxidants, carnitine, and choline as putative ergogenic aids», *International Journal of Sports Nutrition*, vol. 5, 1995, p. S120-131.

Kendler, B. S., et al. «Carnitine: an overview of its role in preventive medicine», *Preventive Medicine*, vol. 15, 1986, p. 373-390.

Minchoff, L. E., et al. «Recognition and management of this metabolic disorder in primary care» (syndrome X), *The Nurse Practitioner*, vol. 21, 1996, p. 74-80.

Nielson, F. «Requirements for vanadium and impact on human health», Food and Nutrition Board Forum, présenté à la rencontre annuelle de la Federation of American Societies for Experimental Biology, Washington, DC, 17-21 avril 1999.

Otto, R. M., et al. «The effects of L-carnitine supplementation on endurance exercise», *Medicine and Science in Sports and Exercise*, vol. 19, 1987, p. S68.

Reaven, G. M. «Diet and syndrome X», *Current Atherosclerosis Reports*, vol. 2, 2000, p. 503-507.

Rimm, A. A., et al. «A weight shape index for assessing risk of disease», *Journal of Clinical Epidemiology*, vol. 41, 1988, p. 459-465.

Roberts, S. B., et al. «The influence of dietary composition on energy intake and body weight», *Journal of the American College of Nutrition*, vol. 21, 2002, p. 140S-145S.

Singh, R. B., et al. «Effect of hydrosoluble coenzyme Q10 on blood pressures and insulin resistance in hypertensive patients with coronary artery disease», *Journal of Human Hypertension*, vol. 13, 1999, p. 203-208.

Singh, R. B., et al. «Serum concentration of lipoprotein (a) decreases on treatment with hydrosoluble coenzyme Q10 in patients with coronary artery disease: discovery of a new role», *International Journal of Cardiology*, vol. 68, 1999, p. 23-29.

Weber, C., et al. «Antioxidative effect of dietary coenzyme Q10 in human blood plasma», *International Journal for Vitamin and Nutrition Research*, vol. 64, 1994, p. 311-315.

Willard, M. D., «Obesity: types and treatment», *American Family Physician*, vol. 43, 1991, p. 2099-2108.

INDEX

TABLE DES MATIÈRES